GESUNDHEITSSYSTEMFORSCHUNG

Herausgegeben von W. van Eimeren und B. Horisberger

Joachim Neipp

Der optimale Gesundheitszustand der Bevölkerung

Methodische und empirische Fragen einer Erfolgskontrolle gesundheitspolitischer Maßnahmen

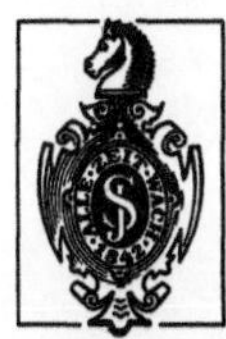

Springer-Verlag Berlin Heidelberg New York
London Paris Tokyo

Dr. Joachim Neipp
Alfred-Weber-Institut der Universität Heidelberg
Grabengasse 14
6900 Heidelberg 1
Bundesrepublik Deutschland

ISBN-13:978-3-540-17527-8 e-ISBN-13:978-3-642-71889-2
DOI: 10.1007/978-3-642-71889-2

CIP-Kurztitelaufnahme der Deutschen Bibliothek
Neipp, Joachim W.: Der optimale Gesundheitszustand der Bevölkerung : method. u. empir. Fragen e. Erfolgskontrolle gesundheitspolit. Massnahmen / Joachim Neipp. – Berlin ; Heidelberg ; New York ; London ; Paris ; Tokyo : Springer, 1987.
(Gesundheitssystemforschung)
ISBN-13:978-3-540-17527-8

2119/3145-543210

Für Christiane

Vorwort

Die Gesundheitspolitik in der Bundesrepublik Deutschland wird insbesondere in den letzten 10 Jahren von dem Dilemma geprägt, einerseits den Anstieg der Ausgaben im Gesundheitswesen zu dämpfen und andererseits den medizinischen Fortschritt in Maßnahmen zur Verbesserung des Gesundheitszustandes der Bevölkerung umzusetzen. Für die Lösung dieses Dilemmas kommt der Frage, bis zu welcher Kostenhöhe solche Maßnahmen durchgeführt werden sollten, eine zentrale Rolle zu. Sie steht daher auch im Mittelpunkt einer nahezu verwirrenden Fülle wissenschaftlicher Publikationen, die auf verschiedenen Konzeptionen beruhen und zu unterschiedlichen Ergebnissen kommen. Ein weiteres Charakteristikum dieser Veröffentlichungen ist, daß meist nur Teillösungen erarbeitet werden.

Diese Arbeit stellt den Versuch dar, aus den vorliegenden Ansätzen und Modellen zu Teilbereichen der oben dargestellten Frage eine in sich geschlossene Konzeption für die Bewertung gesundheitspolitischer Maßnahmen zu entwerfen, die unter Berücksichtigung der spezifischen Gegebenheiten des Gesundheitswesens in der Bundesrepublik Deutschland operationalisiert werden kann. Ziel der Arbeit ist es also, die theoretische und vor allem die empirische Basis der gesundheitspolitischen Entscheidungen zu erweitern.

Der Grundstein der Arbeit wurde während meiner Tätigkeit als Assistent von Prof. Dr. Maria Blohmke am Institut für Sozial- und Arbeitsmedizin der Universität Heidelberg gelegt. In dieser Zeit konnte ich mich in die Gebiete der Sozialmedizin und der Epidemiologie einarbeiten, die für die Zielsetzung der Arbeit eine wesentliche Bedeutung besitzen. Frau Prof. Dr. Maria Blohmke hat mich dabei als verständnisvolle und stets gesprächsbereite Mentorin nachhaltig gefördert. Dafür schulde ich ihr großen Dank.

Im Sommersemester 1984 wurde die Arbeit von der Wirtschaftswissenschaftlichen Fakultät der Universität Heidelberg als Habilitationsschrift angenommen. Sie wurde zudem mit dem Wissenschaftlichen Preis Gesundheitsökonomie 1984 des Bundesministers für Arbeit und Sozialordnung ausgezeichnet. Bei ihrer Entstehung haben mich viele Personen und Institutionen tatkräftig unterstützt, wofür ich mich herzlich bedanke. Der Bundesverband der Ortskrankenkassen, der Bundesverband der Betriebskrankenkassen und das Statistische Bundesamt halfen mir bei der Beschaffung und Aufbereitung der Daten. Die Mitarbeiter des Rechenzentrums der Universität Heidelberg, allen voran Gerhard Rathmann und Bernd Spoer, erfüllten während der EDV-Arbeiten ohne großes Aufheben meine vielen Sonderwünsche. Wertvolle Hinweise erfuhr ich von Prof. Dr. Hans Jürgen Jaksch, Privatdozent Dr. Gerhard Wagenhals, Dr. Gunter Stephan und Privatdozent Dr. Friedrich Breyer, der mich in einer ständigen Diskussion an die theoretischen Grundzüge der Arbeit erinnerte, wenn ich mich im Dickicht der gesundheitspolitischen Einzelprobleme zu verlieren drohte. Prof. Dr. Maria Blohmke las die ersten drei Kapitel der Arbeit und Privatdozent Dr. Friedrich Breyer das gesamte Manuskript. Von ihrer Kritik haben Inhalt und Stil der Arbeit wesentlich profitiert.

Mein besonderer Dank gilt meinem akademischen Lehrer Prof. Dr. Franz-Ulrich Willeke. Durch sein geduldiges Zuhören, seine ungezählten Ratschläge und seine stetige Ermunterung hat er zu dieser Arbeit in unschätzbarem Maße beigetragen.

Heidelberg, im August 1984 Joachim Neipp

Inhaltsverzeichnis

1 Ausgangspunkt, Zielsetzung und Vorgehensweise

1.1 Ausgangspunkt und Zielsetzung

Im Zentrum der gesundheitspolitischen Diskussion stehen seit etwa 10 Jahren die "Kostenexplosion" im Gesundheitswesen und die Versuche der "Kostendämpfung". Ausgelöst wurde diese Diskussion vor allem durch den Ausgabenzuwachs bei der Gesetzlichen Krankenversicherung zu Beginn der 70er Jahre. Als herausragende Reaktion auf diesen Ausgabenzuwachs wurde 1977 das "Krankenversicherungs-Kostendämpfungsgesetz" erlassen mit dem Ziel, die Ausgaben der Gesetzlichen Krankenversicherung in Zukunft nicht stärker wachsen zu lassen als die Einkommen der Versicherten.

Den Wert des Verhältnisses zwischen den Ausgaben der Gesetzlichen Krankenversicherung und dem Einkommen der Versicherten nach oben zu begrenzen, ist jedoch eine sehr problematische Zielsetzung. Denn sie impliziert, daß der gegenwärtige Verhältniswert als Optimalwert oder zumindest als Höchstwert angesehen wird. Selbst wenn jedoch dieser Wert für das derzeitige Einkommen der Versicherten der Höchstwert wäre, muß er es bei einer Veränderung des Einkommens nicht notwendigerweise bleiben. Wäre nämlich Gesundheit ein superiores Gut, wie gelegentlich behauptet wird (vgl. Herder-Dorneich 1976, S. 20), dann würde diese Begrenzung des Ausgabenzuwachses den Präferenzen der Versicherten widersprechen (vgl. Hamm 1980, S. 11 f.; Metze 1982, S. 50 f.).

Die Kernfrage der Diskussion ist somit die Frage nach der optimalen oder zumindest der maximalen Ausgabenhöhe der Gesetzlichen Krankenversicherung und im Gesundheitswesen überhaupt. Gefragt wird also letztlich nach der allokativen Effizienz der Leistungserstellung im Gesundheitswesen. Die Antwort auf diese Frage besitzt für die Gesundheitspolitik erhebliche Bedeutung, und zwar unabhängig davon, wie das Gesundheitswesen organisiert ist. Selbst wenn die Versorgung der Bevölkerung mit den Leistungen des Gesundheitswesens vollständig über Märkte erfolgt und somit die Ausgaben für diese Leistungen nicht mehr direkt über staatliche Entscheidungen, sondern im wesentlichen über Märkte gesteuert werden, wird eine Antwort darauf gebraucht, um die Auswirkungen möglicher Marktunvollkommenheiten abschätzen zu können.

Betrachtet man die bisherigen Arbeiten zu der oben gestellten Frage, so zeigt sich, daß sie zwar Aussagen zu einzelnen Aspekten enthalten, eine umfassende Antwort jedoch weitgehend schuldig bleiben. Diese Einschätzung wird auch dadurch nicht widerlegt, daß es inzwischen eine Vielzahl von Kosten-Nutzen-Analysen und Kosten-Effektivitäts-Analysen vor allem für einzelne Leistungen des Gesundheitswesens oder einzelne gesundheitspolitische Maßnahmen gibt.[1] Denn diesen Arbeiten kann aus mehreren Gründen, die wir in einem späteren Abschnitt dieses Kapitels betrachten wollen, nur eine sehr eingeschränkte Aussagefähigkeit zugestanden werden.

Obwohl also der allokativen Effizienz der Leistungserstellung im Gesundheitswesen eine zentrale Bedeutung für die Gesundheitspolitik zukommt, müssen die Möglichkeiten einer Bewertung der Leistungserstellung nach diesem Kriterium als sehr begrenzt angesehen werden. Diese Konstellation ist der Ausgangspunkt unserer Arbeit. Ihre Zielsetzung besteht darin, die theoretischen und auch die empirischen Grundlagen für eine Bewertung der allokativen Effizienz der Leistungserstellung im Gesundheitswesen zu erweitern und damit insbesondere die Aussagefähigkeit von Kosten-Nutzen-Analysen und Kosten-Effektivitäts-Analysen als ökonomischen Entscheidungshilfen im Planungsprozeß zu verbessern.

Nachdem wir den Ausgangspunkt der Arbeit und die darin verfolgte Zielsetzung in einer ersten Näherung angesprochen haben, wollen wir im folgenden darstellen, *welche Grundlagen* einer Bewertung der allokativen Effizienz der Leistungserstellung im Gesundheitswesen wir bisher für unzureichend halten und *welche Erweiterungen* dieser Grundlagen wir anstreben. Dazu werden wir zunächst die verwendeten Begriffe wie etwa "Gesundheitspolitik" oder "Gesundheitswesen" präziser formulieren, bei denen wir uns bisher auf ein allgemeines Vorverständis gestützt haben.

Unter "Gesundheitspolitik" sei im folgenden derjenige Bereich politischen Handelns verstanden, der die Sicherung, Förderung und Wiederherstellung von Gesundheit und die soziale Sicherung für Kranke und Behinderte zum Ziel hat. Mit dieser Definition schließen wir uns den weitgehend übereinstimmenden Aussagen zum Inhalt dieses Begriffs in den Äußerungen staatlicher Institutionen, von Parteien und Verbänden wie auch in der wissenschaftlichen Literatur an (vgl. Bundesminister für Jugend, Familie und Gesundheit 1971, S. 11; Brück u. Eichner 1974, S. 129 f. ; Rosenberg 1975, S. 4 f. ; Thiemeyer 1981, S. 576; Wittkämper 1982).

Unter dem Begriff "Gesundheitswesen" lassen sich alle Personen und Institutionen zusammenfassen, die Leistungen zur Sicherung, Förderung und Wiederherstellung von Gesundheit und zur sozialen Sicherung von Kranken und Behinderten erbringen. Bei diesen Leistungen unterscheiden wir zwischen "Gesundheitsleistungen", deren Ziel die Verbesserung des Gesundheitszustandes einzelner Personen und der Bevölkerung insgesamt sind, und "Krankheitsfolgeleistungen", die das Arbeitseinkommen bei Krankheit und Behinderung ersetzen.

---

[1] Vgl. dazu die in 1.4 genannten Arbeiten und die Arbeiten von Zweifel (1978), Dinkel u. Schulze-Röbbecke (1982) sowie Graham u. Vaupel (1983).

Ihren Niederschlag findet die Gesundheitspolitik in einem System von Rahmenbedingungen und Richtlinien, die für eine Vielzahl ständig zu treffender Entscheidungen gebraucht werden, um die wirtschaftlichen Aktivitäten der Personen und Institutionen des Gesundheitswesens zu steuern. So muß etwa im Gesundheitswesen der Bundesrepublik Deutschland laufend geprüft werden, welche Leistungen zu den Pflichtleistungen der Gesetzlichen Krankenversicherung gerechnet werden sollen oder wie hoch der Bedarf an Krankenhausbetten anzusetzen ist. Damit verbunden ist die Festsetzung der Haushalte für die Institutionen des Gesundheitswesens (etwa der gesetzlichen Krankenkassen). Dies wiederum beeinflußt die Höhe der Beiträge an die Sozialversicherungsträger und die Höhe der Steuern.

Diese Entscheidungen haben sowohl für den einzelnen als auch gesamtwirtschaftlich erhebliche Bedeutung. Die Bedeutung für den einzelnen ergibt sich zunächst daraus, daß sein verfügbares Einkommen durch die Festlegung der Beitragshöhen und auch durch die Entscheidungen über die Pflichtleistungen der Sozialversicherungsträger berührt wird. Die Entscheidungen zu Umfang und Struktur der medizinischen Versorgung beeinflussen darüber hinaus Art und Erfolg der Behandlung bei Erkrankungen bis hin zu den Überlebenschancen in bestimmten Situationen: Reichen beispielsweise die Kapazitäten für Intensivbehandlungen nicht aus, so kann dies für Unfallopfer zum Tode führen. Die gesamtwirtschaftliche Bedeutung läßt sich veranschaulichen durch die Höhe der Ausgaben für Gesundheits- und Krankheitsfolgeleistungen: im Jahre 1980 beliefen sie sich auf 200,5 Mrd. DM. Davon entfielen 142,2 Mrd. DM auf Gesundheitsleistungen. Die "Produktion von Gesundheit" erreichte damit einen Wert von 9,5 % des Bruttosozialprodukts in Höhe von 1484 Mrd. DM (Statistisches Bundesamt 1982).

Wir werden uns im folgenden auf die Gesundheitsleistungen konzentrieren und die Krankheitsfolgeleistungen vernachlässigen. Diese Abgrenzung begründen wir damit, daß wir die Krankheitsfolgeleistungen als integralen Bestandteil aller Maßnahmen zur Sicherung eines von der Gesellschaft als notwendig empfundenen Einkommens ansehen. Daher sollten die Krankheitsfolgeleistungen auch im Rahmen einer allgemeinen Politik der Einkommenssicherung betrachtet werden. Als spezifische Aufgabe der Gesundheitspolitik sehen wir nach dieser Abgrenzung an, die Rahmenbedingungen und Richtlinien für die Entscheidungen im Gesundheitswesen so zu setzen, daß die Gesundheitsleistungen effizient bereitgestellt werden. Die Erweiterung des Angebots an Gesundheitsleistungen um eine Leistung oder die Reduzierung des Angebots um eine Leistung bezeichnen wir dabei als "gesundheitspolitische Maßnahme".

Mit Hilfe der bisher festgelegten Definitionen können wir nun die Frage nach der allokativen Effizienz gesundheitspolitischer Maßnahmen präziser formulieren. So haben wir Gesundheitsleistungen dadurch gekennzeichnet, daß sie die Verbesserung des Gesundheitszustandes einzelner Personen und der Bevölkerung insgesamt zum Ziel haben. Gesundheitspolitische Maßnahmen haben wir dadurch charakterisiert, daß sie das Angebot an Gesundheitsleistungen erweitern oder reduzieren. Als "Leistung" einer gesundheitspolitischen Maßnahme ist daher ihre Auswirkung auf den Gesundheitszustand einzelner Personen und der Bevölkerung insgesamt anzusehen. Erhöht diese Leistung die gesellschaftliche Wohlfahrt, ist die Maßnahme "allokativ effizient".[2]

Zu fragen ist jetzt also, *unter welchen Bedingungen* die Veränderung des Gesundheitszustandes der Bevölkerung durch eine gesundheitspolitische Maßnahme die gesellschaftliche Wohlfahrt erhöht. Dazu muß man sich vergegenwärtigen, daß die Erweiterung des Angebots an Gesundheitsleistungen zunächst Ressourcen erfordert, die somit nicht mehr für die Produktion anderer Güter zur Verfügung stehen, und daß die Reduzierung des Angebots an Gesundheitsleistungen zunächst Ressourcen freisetzt, die somit zusätzlich für die Produktion anderer Güter zur Verfügung stehen. Auch als Ergebnis gesundheitspolitischer Maßnahmen sind Veränderungen in der Verteilung der Ressourcen zu erwarten, etwa durch die Einsparung anderer Gesundheitsleistungen. Zudem kann eine Maßnahme die Ausstattung der Volkswirtschaft mit Ressourcen durch ihre Auswirkung auf den Gesundheitszustand der Bevölkerung verändern. Gelingt es zum Beispiel durch eine zusätzliche Gesundheitsleistung, den Tod eines Erwerbstätigen zu verhindern, so wird die Ausstattung der Volkswirtschaft mit dem Produktionsfaktor Arbeit erhöht.

Die (zu erwartenden) Auswirkungen einer gesundheitspolitischen Maßnahme auf die Ausstattung der Volkswirtschaft mit Ressourcen und deren Verteilung definieren wir jetzt als die Kosten der Maßnahme, verwenden also, der üblichen Vorgehensweise folgend, die Konzeption der Opportunitätskosten (vgl. Williams 1974 a, S. 179, 1974 b, S. 364; Andel 1977, S. 482; Klarman 1982, S. 488). Diese Opportunitätskosten der Maßnahme sind nun ihrer Leistung gegenüberzustellen. Sind die Opportunitätskosten nicht größer als der Wert, den die Gesellschaft für die Leistung der Maßnahme zu tragen bereit ist, wird die gesellschaftliche Wohlfahrt durch die Maßnahme erhöht, und wir bezeichnen die Maßnahme als "allokativ effizient" oder abkürzend als "effizient" (vgl. Weissenböck 1974, S. 8; Leu 1978, S. 480; Metze 1982, S. 9).

Zur Vereinfachung der weiteren Überlegungen bezeichnen wir die Gegenüberstellung von Leistung und Opportunitätskosten einer Maßnahme mit dem Ziel, ihre Effizienz oder Ineffizienz zu ermitteln, als "Bewertung" einer gesundheitspolitischen Maßnahme. Die Bewertung einer Maßnahme (ihre Untersuchung auf den Beitrag zur gesellschaftlichen Wohlfahrt) setzt nach den bisherigen Überlegungen voraus, daß wir a) als Leistung der Maßnahme die von ihr verursachte Veränderung des Gesundheitszustandes einzelner Personen und der Bevölkerung insgesamt berechnen können, daß wir b) die Opportunitätskosten der Maßnahme berechnen können, und daß wir c) ermitteln können, wie hoch die Opportunitätskosten maximal sein dürfen, damit sie von der Gesellschaft gerade noch akzeptiert werden.

Es ist offensichtlich, daß diese drei Voraussetzungen nur dann zu erfüllen sind, wenn man den Gesundheitszustand einzelner Personen und der Bevölkerung ins-

2 Zur eingehenderen Diskussion der verschiedenen Aspekte des Effizienzbegriffs vgl. Sohmen (1976, S. 2 f.).

gesamt messen kann. Dabei gehen wir davon aus, daß die Messung des Gesundheitszustandes der Bevölkerung voraussetzt, daß der Gesundheitszustand einzelner Personen gemessen werden kann, und sprechen daher zukünftig nur noch von der Messung des Gesundheitszustandes der Bevölkerung. Weiter gehen wir davon aus, daß die Messung des Gesundheitszustandes der Bevölkerung auch besagt, daß man die Veränderung des Gesundheitszustandes messen kann, und werden daher den Zusatz "und seiner Veränderung" weglassen.

Es zeigt sich nun, daß diese erste Voraussetzung jeder Bewertung gesundheitspolitischer Maßnahmen nicht als erfüllt angesehen werden kann. Denn trotz einer Vielzahl von Ansätzen zur Messung des Gesundheitszustandes der Bevölkerung - so nennt schon van Eimeren (1978, S. 135) die Zahl von 150 Titeln in der internationalen Literatur - gibt es gegenwärtig kein allgemein akzeptiertes Modell für diese Fragestellung.[3] Als erstes Ziel haben wir uns daher gesetzt, ein Modell zur Messung des Gesundheitszustandes zu entwickeln, das unter Berücksichtigung der spezifischen Gegebenheiten des Gesundheitswesens in der Bundesrepublik Deutschland operationalisiert werden kann.

Kann man den Gesundheitszustand der Bevölkerung messen, so ist als nächstes ein Modell erforderlich, das es erlaubt, die Auswirkungen gesundheitspolitischer Maßnahmen auf den Gesundheitszustand der Bevölkerung zu berechnen. Modellanalysen sind dabei deshalb notwendig, weil nicht jede beobachtete Veränderung des Gesundheitszustandes einer einzelnen Maßnahme zugerechnet werden kann (vgl. Williams 1974 a, S. 197, 1974 b, S. 364; Leu 1978, S. 484; Gäfgen 1980, S. 186). Dies hat zwei Hauptursachen: Zum einen wirken auf den Gesundheitszustand eine ganze Reihe von Faktoren ein, so daß eine einzelne Maßnahme nur ein Faktor unter vielen ist, zum anderen wirken sich die Maßnahmen teilweise erst mit erheblicher zeitlicher Verzögerung aus.

Die Anzahl der Faktoren, die neben den gesundheitspolitischen Maßnahmen auf den Gesundheitszustand der Bevölkerung einwirken, wird natürlich um so größer und ihre Beachtung um so wichtiger, je mehr man sich bei der Abgrenzung der gesundheitspolitischen Maßnahmen an der medizinischen Versorgung der Bevölkerung orientiert. So zeigten McKeown u. Lowe (1977, S. 6 f.), daß für die Entwicklung der Mortalität in England und Wales seit Beginn der Registrierung der Todesfälle im Jahre 1838 die Erhöhung des Lebensstandards, die verbesserte Hygiene und erst an dritter Stelle die medizinische Versorgung verantwortlich waren. Mehrere Querschnittsanalysen haben ebenfalls ergeben, daß Unterschiede sowohl in der Mortalität als auch in der Morbidität hauptsächlich durch andere Faktoren als die medizinische Versorgung determiniert sind. Dabei wird vor allem auf die Bedeutung des Einkommens, der Bildung und individueller Verhaltensweisen hingewiesen (vgl. Auster et al. 1969; Stewart 1971; Fuchs 1974, S. 46 f. ; Grossman 1975, 1982; Benham u. Benham 1975; Comstock u. Tonascia 1977; Cochrane et al. 1978; Thaler u. Selfrin 1981; Taubman u. Rosen 1982; van de Ven u. van der Gaag 1982; Sindelar 1982; Leu u. Schaub 1983). Es ist allerdings zu beachten, daß diese

---

[3] Einen Überblick über die vorliegenden Ansätze geben wir in 1.3.

Größen möglicherweise nicht voneinander unabhängig sind und zudem das Einkommen nur als "Proxy-Variable" für gesundheitsrelevante Faktoren anzusehen ist. Zudem ist die Ursache-Wirkung Beziehung nicht notwendigerweise eindeutig: so kann ein niedriges Einkommen auch die Folge eines schlechten Gesundheitszustandes sein (vgl. Bartel u. Taubman 1979; Lee 1982).

Verzögerungen in der Auswirkung gesundheitspolitischer Maßnahmen auf den Gesundheitszustand der Bevölkerung können sogar dazu führen, daß selbst bei "erfolgreichen" Maßnahmen der Gesundheitszustand kurzfristig sinkt. Gelingt es zum Beispiel durch Früherkennungsuntersuchungen, eine Krankheit bereits Jahre vor ihrem tödlichen Ausgang zu erkennen, die Patienten zu heilen und ihr Leben über den Zeitpunkt dieses sonst eintretenden tödlichen Ausgangs hinaus zu verlängern, so verschlechtert sich der Gesundheitszustand zunächst (gemessen an den zusätzlich erforderlichen Behandlungen der entdeckten Krankheiten). Der Rückgang der Mortalität und damit die Verbesserung des Gesundheitszustandes können dagegen erst nach einigen Jahren beobachtet werden, wenn die inzwischen geheilten Patienten ohne die erfolgte Behandlung gestorben wären.

Nachdem wir durch diese Überlegungen die Notwendigkeit unterstrichen haben, die Auswirkungen gesundheitspolitischer Maßnahmen auf den Gesundheitszustand der Bevölkerung durch Modellanalysen zu berechnen, bleibt nur noch festzustellen, daß wegen des Fehlens eines allgemein akzeptierten Modells zur Messung des Gesundheitszustandes natürlich auch ein darauf aufbauendes Modell fehlt, das die Auswirkungen gesundheitspolitischer Maßnahmen auf den Gesundheitszustand der Bevölkerung zu berechnen erlaubt. Unabhängig davon ist festzustellen, daß es für die Frage der Auswirkungen gesundheitspolitischer Maßnahmen auf den Gesundheitszustand der Bevölkerung eine Reihe von Modellen gibt. Sie müssen jedoch an unser Modell zur Messung des Gesundheitszustandes angepaßt werden. Die Entwicklung eines Modells zur Berechnung der Auswirkungen gesundheitspolitischer Maßnahmen auf den Gesundheitszustand der Bevölkerung aus den vorliegenden Ansätzen, das mit dem zuvor entwickelten Modell zur Messung des Gesundheitszustandes konsistent ist, haben wir uns daher als zweites Ziel gesteckt.

Liegen einmal die Modelle zur Messung des Gesundheitszustandes der Bevölkerung und zur Berechnung der Auswirkungen gesundheitspolitischer Maßnahmen auf den Gesundheitszustand vor, so kann die Leistung einer Maßnahme ermittelt werden. Für die Bewertung dieser Leistung und damit der Maßnahme selbst verbleiben somit noch zwei Aufgaben: die Opportunitätskosten der Maßnahme zu bestimmen und zu prüfen, ob die Maßnahme bei den gegebenen Opportunitätskosten effizient ist und daher durchgeführt werden sollte. Auch hierzu gibt es zahlreiche Ansätze. Wie wir jedoch bereits erwähnt haben, müssen diese Ansätze als unbefriedigend angesehen werden, weil sie in den meisten Fällen nur Teilaspekte der Problematik umfassen. Als Ausgangspunkt für die Entwicklung einer umfassenderen Konzeption scheinen sie uns allerdings durchaus geeignet. Auf diesen Ansätzen aufbauend ein umfassendes Modell zur Bewertung gesundheitspolitischer Maßnahmen zu entwickeln, das mit den beiden anderen Modellen zusammen eine in sich konsistente Konzeption für die Bewertung dieser Maßnahmen bildet, ist daher unsere dritte Zielsetzung.

Insgesamt werden somit in dieser Arbeit drei Problemkreise behandelt: wie der Gesundheitszustand der Bevölkerung gemessen werden kann, wie die Auswirkungen gesundheitspolitischer Maßnahmen auf den Gesundheitszustand zu berechnen sind und wie man gesundheitspolitische Maßnahmen bewerten kann. Das Schwergewicht der Überlegungen zu diesen Problemkreisen wird dabei darauf liegen, aus den zahlreichen Modellen zu einzelnen Fragestellungen, die noch dazu auf den verschiedensten Konzeptionen beruhen, eine in sich geschlossene Konzeption für die Bewertung gesundheitspolitischer Maßnahmen zu entwerfen, die unter Berücksichtigung der spezifischen Eigenschaften des Gesundheitswesens der Bundesrepublik Deutschland operationalisiert werden kann. Einen Überblick über die wichtigsten der vorliegenden Konzeptionen und Modelle zu einzelnen Fragen vermitteln wir im folgenden, wobei wir mit der grundlegenden Frage beginnen wollen, wie denn der Begriff "Gesundheit" operationalisiert werden kann.

1.2 Alternative Ansätze zur Operationalisierung des Begriffs "Gesundheit"

Das grundsätzliche Problem der Messung des Gesundheitszustandes der Bevölkerung ist, daß es eine "Unzahl von Möglichkeiten" (Williams 1981, S. 273) gibt, den Zustand "Gesundheit" zu charakterisieren. Die am weitesten gehende Definition des Begriffs ist dabei von der Weltgesundheitsorganisation (World Health Organization, WHO) erarbeitet worden. Nach ihr ist Gesundheit "der Zustand vollständigen körperlichen, geistigen und sozialen Wohlbefindens und nicht nur das Freisein von Krankheit oder Gebrechen" (World Health Organization 1976, S. 1). Diese Definition ist jedoch kaum zu operationalisieren und erscheint uns auch als Grundlage der Gesundheitspolitik äußerst problematisch. Legte man nämlich den Begriff "Wohlbefinden" weit aus, würde die Bevölkerung nahezu ausschließlich aus Kranken bestehen. Die Definition wird daher auch nicht von allen Trägern gesundheitspolitischer Entscheidungen akzeptiert. Es besteht jedoch ein Konsens zwischen den verschiedenen Trägern insoweit, als den Begriffen Gesundheit und damit auch Krankheit eine soziale Komponente zugestanden wird (vgl. Brück u. Eichner 1974, S. 128 f. ; Burghardt 1975; Rosenberg 1975, S. 4 f. ; Wittkämper 1982).

Als eine Folge der Uneinigkeit zwischen den Trägern gesundheitspolitischer Entscheidungen über den Begriff Gesundheit beruht auch die Gesetzgebung nicht auf einheitlichen Definitionen, so daß die Konkretisierung für die Rechtspraxis von der Rechtsprechung und der Rechtswissenschaft selbst durchgeführt werden mußte. Dabei wurde mit dem "Leitbild des gesunden Menschen" ebenfalls ein recht vager Begriff zugrunde gelegt. Eine Abweichung von diesem Leitbild wird als Regelwidrigkeit aufgefaßt. Krankheit liegt dann vor, wenn diese Regelwidrigkeit behandlungsbedürftig ist (vgl. Grundner-Culemann 1980; Jung 1982, S. 2 f.). Mit der "Regelwidrigkeit" und der "Behandlungsbedürftigkeit" werden der Definition der Krankheit (und damit natürlich auch der Gesundheit) also zwei unbestimmte Rechtsbegriffe zugrunde gelegt.

Für die Messung des Gesundheitszustandes der Bevölkerung kann die Konkretisierung des Gesundheitsbegriffs von zwei grundsätzlich verschiedenen Konzeptionen her erfolgen. Die traditionelle medizinische Konzeption konzentriert sich auf die Krankheit als pathologische Abweichung realer Werte verschiedener physiologischer Variablen von Normwerten (vgl. Cochrane 1972). Nicht oder nur wenig gefragt wird nach den sozialen Auswirkungen einer Krankheit, wie zum Beispiel der Arbeitsunfähigkeit. Diese Vorgehensweise wird in der Literatur im allgemeinen mit dem Begriff "Krankheitenkonzept" gekennzeichnet. Sie eignet sich vorwiegend für epidemiologische Fragestellungen, also etwa nach der Verteilung von Krankheiten in der Bevölkerung und der Analyse ihrer Determinanten.

Bei der vorwiegend aus den Sozialwissenschaften hervorgegangenen alternativen Konzeption wird davon ausgegangen, daß Gesundheit nicht Selbstzweck, sondern Voraussetzung individueller Aktivitäten ist. Krankheit liegt danach dann vor, wenn das Individuum in der Ausübung seines normalen gesellschaftlichen Rollenverhaltens beeinträchtigt wird (vgl. Helberger 1976, S. 32 f. ; Kriedel 1980, S. 338). Hier stehen also die sozialen Auswirkungen der Krankheit im Vordergrund. Dieses Konzept wurde vom U. S. National Center for Health Statistics entwickelt (Schach 1985, S. 38) und wird in der angelsächsischen Literatur in der Regel mit "restricted activity concept" oder "disability concept" bezeichnet. Wir folgen hier der Übersetzung Helbergers (1976, S. 32 f.), der dafür den Terminus "Beeinträchtigungskonzept" vorschlägt

Die Messung des Gesundheitszustandes der Bevölkerung nach dem Beeinträchtigungskonzept bietet somit gegenüber der Messung nach dem Krankheitenkonzept den Vorteil, daß die sozialen Auswirkungen von Krankheit nachgewiesen werden. Damit stehen der Gesundheits- und der Sozialpolitik Informationen darüber zur Verfügung, wie man diese Auswirkungen durch gesundheits- und sozialpolitische Maßnahmen kompensieren kann (z. B. durch die Krankheitsfolgeleistungen) und welche Kosten dabei entstehen. Wir halten diese Informationen für wesentlich und sehen daher das Beeinträchtigungskonzept als geeigneten Ausgangspunkt für die Entwicklung unserer eigenen Konzeption an.

Als Nachteil der Messung des Gesundheitszustandes der Bevölkerung nach dem Beeinträchtigungskonzept gegenüber der Messung nach dem Krankheitenkonzept ist zu werten, daß nur die Beeinträchtigungen gemessen werden, nicht jedoch, durch welche Krankheiten diese Beeinträchtigungen jeweils verursacht wurden. Da die meisten gesundheitspolitischen Maßnahmen zur Verbesserung des Gesundheitszustandes der Bevölkerung in der Bekämpfung einzelner Krankheiten bestehen (vgl. Newhouse u. Friedlander 1980, S. 201), besteht mit dem Beeinträchtigungskonzept auch keine Möglichkeit, diejenige Veränderung des Gesundheitszustandes zu berechnen, die sich aus der vollständigen oder teilweisen Elimination einer oder mehrerer Krankheit(en) als Ursache der Beeinträchtigungen ergibt. Wir werden daher das Beeinträchtigungskonzept insofern erweitern, als wir die einer Beeinträchtigung zugrundeliegenden einzelnen Krankheiten mit erfassen. Unsere Konzeption kann daher als eine epidemiologische Erweiterung des Beeinträchtigungskonzepts bezeichnet werden.

Die grundlegende Problematik einer Operationalisierung des Beeinträchtigungskonzepts und damit auch unserer Konzeption besteht darin, daß eine Fülle normativer Entscheidungen getroffen werden muß. So sind zunächst die Tätigkeiten auszuwählen, an denen das "normale" gesellschaftliche Rollenverhalten gemessen werden soll. Danach müssen die "Einschränkungen" in der Ausübung der einzelnen Tätigkeiten definiert werden. Und schließlich müssen die Einschränkungen der einzelnen Tätigkeiten zu einer "Beeinträchtigung des Gesundheitszustandes" aggregiert werden, was eine Gewichtung der einzelnen Tätigkeiten und ihrer Einschränkungen erfordert. Elsner (1980) bezeichnet die Einzelkomplexe daher als Selektions-, Aggregations-, Gewichtungs- und Bewertungsprobleme. Die größten Schwierigkeiten bereiten dabei Verknüpfung und Gewichtung der Tätigkeiten und ihrer Einschränkungen (vgl. Patrick et al. 1973 a, S. 6; Andreae 1981, S. 13). Wir halten jedoch trotz der erheblichen Probleme an dieser Konzeption fest und werden zu zeigen versuchen, nach welchen Verfahren die Probleme gelöst werden können.

1.3 Alternative Ansätze zur Erfassung des Gesundheitszustandes der Bevölkerung

Der erste überlieferte Bericht über den Gesundheitszustand der Bevölkerung liegt mehr als 2000 Jahre zurück: um 460 v. Chr. beschrieb Hippokrates die Natur und das Aufkommen der Krankheiten. Der nächste nennenswerte Ansatz erfolgte dann erst im 17. Jahrhundert durch den Londoner John Graunt. Er beschrieb die Todesfälle und Todesursachen auf der Grundlage des in London nach Pestepidemien eingeführten Verzeichnisses der Todesfälle. 1837 erweiterte dann der britische Epidemiologe William Farr diese Berichterstattung um Angaben zur Morbidität. In diese Zeit fiel auch die Einführung gezielter Erhebungen der Morbidität in Großbritannien, die eine breitere Basis zur Erfassung des Gesundheitszustandes schufen. Dabei ist zu beachten, daß bereits in den ersten Erhebungen die Arbeitsunfähigkeit erfaßt wurde und somit erste Ansätze des Beeinträchtigungskonzeptes zu verzeichnen sind. Nach und nach wurden auch in anderen Ländern derartige Berichte erstellt (Katz et. al. 1973, S. 40 f.).

Neben der räumlichen Ausbreitung der Berichterstattung war auch ein inhaltlicher Wandel zu beobachten: Stand in den frühen Arbeiten das Krankheitenkonzept im Vordergrund, so liegt den meisten heutigen Berichten das Beeinträchtigungskonzept zugrunde. Auf dessen Basis wurden in den letzten 20 Jahren zudem mehrere Modelle zur Messung des Gesundheitszustandes entwickelt.[4] Allgemein kann man z. Z. in Berichten über den Gesundheitszustand wie auch in empirischen Untersuchungen zu den Determinanten des Gesundheitszustandes 3 grundsätzlich verschiedene Vorgehensweisen beobachten:

---

4 Zur Übersicht über die Modelle vgl. Torrance (1976 a), Balinsky u. Berger (1975) und Chen u. Bryant (1975).

- Beschränkung auf die *Beschreibung* des Gesundheitszustandes durch eine Reihe von Indikatoren
- *Messung* des Gesundheitszustandes durch *nur eine* Variable
- *Messung* des Gesundheitszustandes durch *mehrere* Variablen

Wir wollen im weiteren die Grundzüge der Vorgehensweisen darstellen. Bei der Beschränkung auf die *Beschreibung* des Gesundheitszustandes durch eine Reihe von Indikatoren besteht weitgehende Übereinstimmung darin, als Indikatoren die Länge des Lebens, gemessen an der durchschnittlichen Lebenserwartung, sowie einige Indikatoren der gesundheitlichen Qualität des Lebens zu verwenden (vgl. Henke 1977, S. 40). Ein Beispiel für diese Vorgehensweise ist das SPES-Indikatorentableau (Sozialpolitisches Entscheidungs- und Indikatorensystem für die Bundesrepublik Deutschland). In seiner ersten Version wurde der Gesundheitszustand durch die Dimensionen Lebenserwartung, gesundheitliche Qualität des Lebens, Unterschiede in Länge und gesundheitlicher Qualität des Lebens sowie subjektive Zufriedenheit mit der Gesundheit erfaßt. Für die gesundheitliche Qualität des Lebens wurden die Indikatoren Arbeitsunfähigkeitstage je Person und Jahr, Krankenhaustage je Person und Jahr, Invalidisierungsquote und Aufnahmequote in psychiatrische Anstalten herangezogen. Daneben wurden schichtenspezifische Unterschiede über das Invaliditätsgefälle zwischen Arbeitern und Angestellten beschrieben (vgl. Zapf 1977 a, 1977 b, 1978; Ballerstedt et al. 1977, S. 437). Später wurde dieses System um Angaben aus dem Mikrozensus zu kranken und unfallverletzten Personen sowie um Daten zur Behinderung erweitert. Außerdem wurde zusätzlich die Mortalität nach ausgewählten Todesursachen ausgewiesen (vgl. Ballerstedt u. Glatzer 1979, S. 63 f.).

Weitere Beispiele derartiger Indikatorensysteme sind die in den letzten 20 Jahren von internationalen Organisationen (Europäische Gemeinschaft, Organisation for Economic Cooperation and Development - OECD, Vereinte Nationen) und nationalen Regierungen (in Großbritannien, Japan, den USA und ansatzweise in der Bundesrepublik Deutschland) verfolgten Projekte.[5] Eine umfangreiche Liste gesundheitspolitisch relevanter Indikatoren wurde auch von Helberger u. Sörgel (1980) entwickelt.

Charakteristisch für diese Systeme ist, daß der Gesundheitszustand als ein Element der Lebensqualität oder der gesamtgesellschaftlichen Wohlfahrt verstanden wird und die Indikatoren zum Gesundheitszustand der Bevölkerung demzufolge in ein weitreichendes System von Indikatoren zur Beschreibung dieser Wohlfahrt eingebettet sind. Entstanden sind diese Systeme aus der Kritik am Sozialprodukt als Maßstab der Wohlfahrt einer Gesellschaft und dem Motiv, den politischen Entscheidungen eine breitere empirische Basis zur Verfügung zu stellen (Leipert 1978, S. 21 f.; Wille 1980). Da sie auch als Gegenstück zu einer eindimensionalen Wohlfahrtsmessung mit Hilfe des Sozialprodukts entstanden sind, wird eine Ag-

5 Zum Inhalt und Stand der einzelnen Projekte vgl. Leipert (1975, S. 253f., 1978, S. 55f.), Krämer (1975), Zapf (1976), Helberger (1976, S. 33f.), Statistisches Amt der Europäischen Gemeinschaften (1980), Zwer (1981), Stache (1981), Organisation for Economic Cooperation and Development (1982).

gregation der Indikatoren abgelehnt, wie Leipert (1975, S. 250) begründet: "Zum anderen wird gerade durch die Absicht der Konstruktion einer globalen Maßzahl der Vorzug eines Systems sozialer Indikatoren aufgegeben, die Ergebnisse des gesellschaftlichen Leistungsprozesses erkennbar und nachvollziehbar an einer differenzierten Zielstruktur ... zu messen."

Eine Eigenschaft derartiger Systeme ist offensichtlich: der kardinale Vergleich verschiedener Gesundheitszustände etwa im Zeitablauf ist nur bei Konstanz aller Indikatorenwerte möglich. Bei gleichgerichteter Bewegung aller Indikatorenwerte kann nur festgestellt werden, daß sich der Gesundheitszustand verbessert oder verschlechtert hat. Schon der nur ordinale Vergleich von 2 Gesundheitszuständen erfordert neben der gleichen Richtung der Veränderungen, daß sich alle Werte proportional gleich ändern. Bewegen sich jedoch die Werte verschiedener Indikatoren gegenläufig, so ist keinerlei Aussage darüber möglich, ob sich der Gesundheitszustand verbessert oder verschlechtert hat oder ob er konstant geblieben ist. *Gemessen* werden kann der Gesundheitszustand der Bevölkerung durch diese Systeme daher nicht.

Nach dieser Betrachtung der ersten Vorgehensweise für die Berichterstattung über den Gesundheitszustand der Bevölkerung und die Untersuchungen seiner Determinanten kommen wir nun zur zweiten Vorgehensweise, der Messung des Gesundheitszustandes durch nur eine Variable. Ein insbesondere im internationalen Vergleich gebräuchliches Maß ist dabei die Länge des Lebens, die häufig über bestimmte Mortalitätsraten gemessen wird. Dem liegt die Hypothese zugrunde, daß Unterschiede in der Mortalität Unterschiede des Gesundheitszustandes wiedergeben (Balinsky u. Berger 1975, S. 285). Ein weiteres Maß auf der Basis nur einer Variablen wird oft in ökonomischen Arbeiten verwendet: die Selbsteinstufung des Gesundheitszustandes der Individuen in die Kategorien exzellent, gut, mittelmäßig und schlecht (vgl. Manning et al. 1982, S. 144).

Wir halten diese Vorgehensweise bei der Messung des Gesundheitszustandes der Bevölkerung im Hinblick auf die Zielsetzung - Bewertung gesundheitspolitischer Maßnahmen - zwar für grundsätzlich zulässig, aber nur wenig geeignet. Gegen die Berücksichtigung der Länge des Lebens als einziger Variablen wenden wir ein, daß die Gesundheitspolitik nicht nur die Aufgabe hat, den Individuen eine maximale Länge des Lebens zu ermöglichen, sondern daß auch deren gesundheitliches Wohlbefinden Gegenstand der Gesundheitspolitik ist. Die Beschränkung auf die Länge des Lebens würde daher nur dann nicht zu größeren Fehlern führen, wenn sich die Veränderungen der Länge des Lebens und seiner gesundheitlichen Qualität zumindest stets in derselben Richtung bewegten. Davon kann jedoch nicht ausgegangen werden.

Veränderungen in der Länge des Lebens und in seiner gesundheitlichen Qualität brauchen deshalb nicht in derselben Richtung zu verlaufen, weil die einzelnen Krankheiten sehr unterschiedlich auf die Länge des Lebens und seine gesundheitliche Qualität einwirken. So gibt es Krankheiten, die vornehmlich als Todesursachen auftreten, wogegen andere hauptsächlich die gesundheitliche Qualität des Lebens beeinflussen (Schaefer u. Blohmke 1978, S. 145). Gelingt es nun, eine

Krankheit auszuschalten, die vornehmlich als Todesursache aufgetreten ist, so wird sich die Länge des Lebens erhöhen. In den zusätzlichen Lebensjahren können aber auch zusätzliche Beeinträchtigungen des Gesundheitszustandes auftreten oder bereits vorhandene Beeinträchtigungen weiter bestehen (vor allem chronische Erkrankungen). Dies kann dazu führen, daß die Länge des Lebens zunimmt, seine gesundheitliche Qualität jedoch abnimmt. Umgekehrt wird bei der erfolgreichen Bekämpfung einer Krankheit, die hauptsächlich die gesundheitliche Qualität des Lebens beeinflußt, nicht notwendigerweise seine Länge verändert. Daher muß auch die Messung des Gesundheitszustandes durch eine Selbsteinschätzung als nur wenig geeignet angesehen werden.

Wir halten es daher für unumgänglich, für die Messung des Gesundheitszustandes mehrere Variablen heranzuziehen, die sowohl die Länge des Lebens als auch seine gesundheitliche Qualität umfassen. Die Entwicklung eines Maßes für den Gesundheitszustand der Bevölkerung kann daher nur nach der dritten der oben dargestellten Vorgehensweisen erfolgen. Sie werden wir im folgenden näher betrachten.

Bei der *Messung* des Gesundheitszustandes durch *mehrere* Variablen werden aus den Variablen nach verschiedenen Verfahren Indizes konstruiert. Zu unterscheiden sind dabei zeitpunktbezogene Indizes, zeitraumbezogene Indizes und Gesundheitserwartungsindizes. Bei zeitpunktbezogenen Indizes können naturgemäß nur Variablenwerte für die zu einem Stichtag lebenden Personen erfaßt werden, so daß in diesen Indizes die Mortalität nicht zum Ausdruck kommt. Dieser Nachteil kann zwar bei den zeitraumbezogenen Indizes vermieden werden, aber die Wiedergabe unterschiedlicher Altersstrukturen in der Mortalität und der Morbidität beim Vergleich zweier Gesundheitszustände ist nur eingeschränkt möglich. Eine aussagefähige Wiedergabe der Länge des Lebens und seiner gesundheitlichen Qualität ist daher nur durch Gesundheitserwartungsindizes zu erreichen (vgl. Torrance 1976 a, S. 991 f.). Diese Indizes werden wir daher auch als einzige näher betrachten.

Kennzeichnend für die Gesundheitserwartungsindizes ist, daß als erstes die realisierten Lebensjahre "qualitätsbereinigt" werden, indem man die Zeiten berücksichtigt, in denen die gesundheitliche Qualität des Lebens beeinträchtigt ist. Mußte zum Beispiel eine Person ein ganzes Jahr stationär behandelt werden und betrachtet man die "Lebensqualität" während einer stationären Behandlung als um die Hälfte vermindert, so wird dieses Lebensjahr nur zur Hälfte gezählt. Auf der Basis solcher qualitätsbereinigter Lebensjahre ("quality adjusted life years" - QALYs) wird dann in Anlehnung an die durchschnittliche Lebenserwartung eine beeinträchtigungsfreie Lebenserwartung ("disability-free life expectancy") ermittelt (vgl. Berg 1973 a; Jazairi 1976, S. 37 f.; Weinstein u. Stason 1977; Colvez u. Blanchet 1983). Konzeptionelle Arbeiten hierzu wurden hauptsächlich von Fanshel u. Bush (1970), Fanshel (1972), Chiang u. Cohen (1973), Patrick et al. (1973 a) sowie von Sanders, Sullivan und Berg geleistet (vgl. Torrance 1976 a, S. 1000; Colvez u. Blanchet 1983, S. 224). In der Bundesrepublik Deutschland konstruierte Kriedel (1980) nach dieser Konzeption ein Modell für die Bewertung von Epilepsieambulanzen. An diese Arbeiten knüpfen unsere Überlegungen zur Entwicklung eines Maßes für den Gesundheitszustand der Bevölkerung an und damit auch die Überlegungen zur Berechnung der Auswirkungen gesundheitspolitischer Maßnahmen auf den Gesundheitszustand.

1.4 Alternative Ansätze zur Bewertung gesundheitspolitischer Maßnahmen

Bei der Bewertung gesundheitspolitischer Maßnahmen lassen sich im allgemeinen zwei grundsätzlich verschiedene Konzeptionen beobachten: der Humankapitalansatz und die Konzeption der maximalen Zahlungsbereitschaft ("willingness-to-pay"). Die beiden Konzeptionen unterscheiden sich dabei durch eine prinzipiell andere Sicht der Eigenschaften des Gutes "Gesundheit". Wir werden im folgenden die beiden Konzeptionen darstellen und dabei insbesondere auf diesen Unterschied eingehen.

Ausgangspunkt für den gebräuchlicheren Humankapitalansatz sind in der Regel die volkswirtschaftlichen Kosten der Krankheiten. Eine gesundheitspolitische Maßnahme ist nach dieser Konzeption dann effizient, wenn es durch sie gelingt, diese Kosten zu senken. Üblicherweise werden die volkswirtschaftlichen Kosten unterteilt in direkte, indirekte und intangible Kosten. Als direkte Kosten werden die Ausgaben für die medizinische Versorgung betrachtet, als indirekte die Verminderung eines potentiell möglichen Sozialprodukts durch den Arbeitsausfall wegen Arbeitsunfähigkeit, Invalidität oder vorzeitiger Todesfälle (vgl. Andreae 1981, S. 18). Als intangible Kosten werden diejenigen bezeichnet, die sich einer Bewertung weitgehend entziehen wie zum Beispiel die Schmerzhaftigkeit einer Beeinträchtigung (vgl. Klarman 1974, S. 176; Taylor 1980, S. 52). Sie werden in der Regel vernachlässigt.[6]

Obwohl selbst die Ermittlung der direkten Kosten nicht problemlos ist (vgl. Scitovsky 1982), liegen die hauptsächlichen Schwierigkeiten dieser Vorgehensweise doch bei der Bestimmung der indirekten Kosten und hier wiederum der Kosten der "vorzeitigen" Todesfälle. Denn bereits die Bestimmung "vorzeitiger" Todesfälle ist problematisch, wie wir im nächsten Kapitel zeigen werden. Deren Bewertung erfolgt denn auch innerhalb dieses Ansatzes nach zwei verschiedenen Verfahren, die ihrerseits wieder mehrere Varianten aufweisen. Diese Problematik werden wir daher in den Mittelpunkt der weiteren Erörterungen stellen.

Im ersten Verfahren wird der vorzeitige Todesfall nach dem Beitrag zu einem potentiell möglichen Sozialprodukt bewertet, den der oder die Gestorbene noch hätte leisten können. Gemessen wird dieser Beitrag in der verbreitetsten Variante des Verfahrens durch den Gegenwartswert der entgangenen Markteinkommen. Bei-

---

6 Auch hier werden also Opportunitätskosten zugrunde gelegt, ohne daß dies in der Regel explizit definiert wird. Wir werden uns an dieser Stelle der Terminologie der betrachteten Arbeiten anschließen und weiter von "Kosten" sprechen, obwohl damit Opportunitätskosten gemeint sind.

spiele hierfür sind die Arbeiten von Rice (1967), Rice u. Cooper (1967)[7], Cooper u. Rice (1976)[8] sowie Rice u. Hodgson (1980). Als wesentlich problematischer ist dagegen die Verwendung des durchschnittlichen Beitrags zum Bruttosozialprodukt bei Jahn u. Schaefer (1965) und Longmore u. Rehahn (1975) anzusehen, weil bei dieser Vorgehensweise der marginale Beitrag zum Bruttosozialprodukt zugrunde gelegt werden müßte (vgl. Bundesminister für Arbeit und Sozialordnung 1978, S. 76 f.). Als völlig unzureichend muß dagegen die pauschale und für jeden Todesfall identische Bewertung bei Oppenheimer (1976) und Goerttler (1976) betrachtet werden, da das Alter beim Tod und die zu erwartende zusätzliche Lebensdauer berücksichtigt werden sollten.

Mit dem ersten Verfahren wird also der Verlust an Ressourcen zu erfassen versucht, den eine Gesellschaft als Ganzes durch den Tod eines Individuums erleidet (Zeckhauser 1975, S. 433). Diese gesellschaftlichen Auswirkungen sollen auch mit dem zweiten Verfahren erfaßt werden. Allerdings wird hier auf den Verlust an Ressourcen abgestellt, der sich auf die übrigen Mitglieder der Gesellschaft auswirkt: vom Gegenwartswert des entgangenen Markteinkommens wird der Gegenwartswert des entgangenen Konsums der Gestorbenen abgezogen (Mishan 1971, S. 688 f., 1983, S. 321 f.). Dieses Verfahren ist besonders problematisch, wird damit doch implizit angenommen, daß das "gerettete" Individuum nicht zur Gesellschaft zählt (Weisbrod 1968, S. 35 f.), da sonst sein zusätzlich möglicher Konsum ebenfalls berücksichtigt werden müßte (Brüngger 1974, S. 20).

Die grundsätzliche Problematik beider Verfahren ist somit, daß das Leben eines Menschen danach bewertet wird, ob er (noch) Markteinkommen erzielt oder nicht. Pointiert zum Ausdruck kommt diese Problematik im zweiten Verfahren, bei dem nur die für andere übrigbleibenden Teile des Markteinkommens gezählt werden: hier würde das Leben eines Rentners negativ bewertet, da er kein Markteinkommen mehr erzielt und noch dazu von anderen Transferzahlungen erhält und so deren Markteinkommen verringert. Die Wohlfahrt der Gesellschaft würde durch seinen Tod also erhöht.

Weisbrod (1968), Cooper u. Rice (1978) und auch andere (vgl. Prest u. Turvey 1968, S. 194) haben nun versucht, diese Problematik zu umgehen, indem sie "Schattenlöhne" für einen Teil derjenigen Tätigkeiten berechnet haben, die nicht in den Arbeitsmarkt eingehen. So wurde zum Beispiel der Wert der Hausfrauentätigkeit mit dem Marktpreis vergleichbarer Tätigkeiten in die Berechnungen einbezogen oder mit dem Markteinkommen, das eine Hausfrau bei Erwerbstätigkeit hätte erzielen können. Solange dies jedoch nicht für alle Tätigkeiten erfolgt, die außerhalb des Arbeitsmarktes ausgeübt werden, müssen diese Erweiterungen des traditionellen Sozialproduktkonzepts sehr skeptisch beurteilt werden.

Grundsätzlich wird im Humankapitalansatz also das Gut "Gesundheit" als Investitionsgut angesehen, das zusammen mit andern Inputs in die Produktion derjeni-

---

7 Ein (gekürzter) Wiederabdruck dieser Arbeit ist in Rhoads (1980) enthalten.

8 Diese Arbeit wurde später vom Wissenschaftlichen Institut der Ortskrankenkassen übersetzt und auszugsweise veröffentlicht (Cooper u. Rice 1978).

gen Güter eingeht, die in den Nutzenfunktionen der Individuen enthalten sind (vgl. Paglin 1974, S. 432). Nicht berücksichtigt wird nach diesem Ansatz somit, daß ein Individuum das Gut "Gesundheit" auch als Konsumgut betrachten kann, das in seiner Nutzenfunktion enthalten ist und dem er einen eigenen Wert zumißt. Es ist kaum anzunehmen, daß der Gegenwartswert der entgangenen Einkommen oder der Beitrag eines Individuums zur Wohlfahrt der anderen gemessen nach dem zweiten Verfahren diese Wertschätzung wiedergibt (Schelling 1968, S. 149 f.; Linnerooth 1979, S. 71). Damit wird durch diese Größen auch nicht der Betrag wiedergegeben, den ein Individuum für eine Maßnahme zur Reduzierung des Mortalitätsrisikos und damit zur Vermeidung vorzeitiger Todesfälle zu zahlen bereit ist.

Das Fehlen einer Beziehung zwischen der Zahlungsbereitschaft für lebensverlängernde Maßnahmen und der gemessenen Größe muß auch bei zwei weiteren Verfahren vermutet werden, die weder dem Humankapitalansatz noch der Konzeption der maximalen Zahlungsbereitschaft zugeordnet werden können: der Bewertung eines Todesfalles nach dem entgangenen Konsum und nach der Höhe abgeschlossener Lebensversicherungen. So läßt eine Bewertung nach dem entgangenen Konsum wie die Bewertung nach den beiden oben genannten Verfahren alle emotionalen Faktoren außer Betracht. Und die Höhe abgeschlossener Lebensversicherungen gibt an, wie hoch die Kompensation der Angehörigen des Versicherten sein soll und drückt damit eher seine Wertschätzung anderer aus. Zudem hängt die Höhe der Lebensversicherung eines Individuums auch von der Fähigkeit ab, die dafür erforderlichen Prämien zu bezahlen (Weisbrod 1968, S. 36 f.; Mishan 1971, S. 690 f., 1983, S. 324 f.; Zeckhauser 1975, S. 433).

Nach diesen Betrachtungen zum Humankapitalansatz und einigen Verfahren, die keiner der beiden grundsätzlichen Konzeptionen für die Bewertung gesundheitspolitischer Maßnahmen zugeordnet werden können, wenden wir uns nun der Konzeption der maximalen Zahlungsbereitschaft zu. Nach ihr wird der Wert des Lebens daran gemessen, welchen Betrag die Mitglieder der Gesellschaft für seine Rettung zu zahlen bereit sind (Thaler u. Rosen 1975, S. 265). Diese Konzeption ist daher stets dann einer Bewertung vorzeitiger Todesfälle zugrunde zu legen, wenn man das Gut "Gesundheit" als Konsumgut betrachtet und von der wohlfahrtstheoretischen Konzeption der Paretooptimalität ausgeht (Mishan 1971, S. 691 f., 1983, S. 325 f.) Eine gesundheitspolitische Maßnahme ist danach genau dann effizient, wenn es durch sie gelingt, mindestens eine Person besser zu stellen, ohne eine andere Person schlechter zu stellen.

Bei der empirischen Ermittlung der maximalen Zahlungsbereitschaft wurden bisher nur Werte dafür ermittelt, welchen Betrag ein Individuum selbst für eine Reduzierung des Mortalitätsrisikos zu zahlen bereit ist. Nun muß aber davon ausgegangen werden, daß die Reduzierung des Mortalitätsrisikos eines Individuums - und damit natürlich auch die Verbesserung des Gesundheitszustandes - externe Effekte hat (vgl. Culyer 1971 a, 1971 b; Pauly 1972, S. 9 f.; Zeckhauser 1975, S. 427 f.; Dorfman 1979, S. 63 f.), die bei der Bewertung gesundheitspolitischer Maßnahmen zu berücksichtigen sind. Insbesondere sind bei einer Veränderung des Gesundheitszustandes der Bevölkerung Auswirkungen auf das Humankapital zu erwarten, so daß bei der Bewertung der Maßnahmen auch kapitaltheoretische Aspekte zu berücksichtigen sind (Mushkin 1962; Fuchs 1966, S. 86 f.; Gäfgen 1980, S. 180; Arnold 1980, S. 383). Auch Thaler u. Rosen (1975, S. 265 f.), Conley (1976, S. 45) und Blomquist (1981, S. 163) weisen darauf hin, daß der gesellschaftliche Wert eines reduzierten Mortalitätsrisikos höher liegt als der individuelle Wert. Konkrete Vorstellungen darüber, wie die externen Effekte in die Konzeption der maximalen Zahlungsbereitschaft zu integrieren sind, finden sich jedoch nur selten. So schlägt Zeckhauser (1975, S. 435) vor, einen Nettobeitrag des Individuums zur Wohlfahrt der übrigen Mitglieder der Gesellschaft (etwa das entgangene Markteinkommen abzüglich des eigenen Konsums) zu dem Betrag zu addieren, den das Individuum und seine Familie für die Reduzierung des Mortalitätsrisikos zu zahlen bereit sind.

Unsere Konzeption für die Bewertung gesundheitspolitischer Maßnahmen soll auf der Konzeption der maximalen Zahlungsbereitschaft aufbauen, da wir dem Gut "Gesundheit" einen eigenständigen Wert zuweisen. Von dieser grundsätzlichen Entscheidung ausgehend werden wir untersuchen, welche externen Effekte einer Veränderung des Gesundheitszustandes bei der Bewertung gesundheitspolitischer Maßnahmen zu berücksichtigen sind und wie die relevanten Effekte in diese Konzeption integriert werden können.

1.5 Vorgehensweise

Bei der Gliederung der weiteren Analysen dieser Arbeit orientieren wir uns an den drei Zielsetzungen, die im ersten Abschnitt genannt wurden: Messung des Gesundheitszustandes der Bevölkerung, Berechnung der Auswirkungen gesundheitspolitischer Maßnahmen auf den Gesundheitszustand und Bewertung gesundheitspolitischer Maßnahmen. Jeder dieser drei Problemkreise wird in einem Kapitel behandelt. Hinzu kommt ein abschließendes Kapitel, in dem wir die Ergebnisse der Arbeit zusammenfassend beurteilen.

Der Messung des Gesundheitszustandes der Bevölkerung nach dem Beeinträchtigungskonzept ist das Kapitel 2 gewidmet. Dazu stellen wir zunächst die Konzeption des Modells dar (2.1). Zur Vorbereitung der Operationalisierung des Modells werden wir anschließend die wichtigsten methodischen Probleme des Beeinträchtigungskonzeptes diskutieren (2.2). Die Operationalisierung des Modells durch Morbiditätsindikatoren erfolgt dann im dritten Abschnitt (2.3). Abschließend werden wir im vierten Abschnitt die empirischen Werte für die Jahre 1968-1978 berechnen (2.4).

Die Beschränkung der empirischen Berechnungen auf die Jahre 1968-1978 ergab sich daraus, daß für das zu formulierende Modell zur Berechnung der Auswirkungen gesundheitspolitischer Maßnahmen auf den Gesundheitszustand der Bevölkerung krankheitsbezogene Daten gebraucht werden. Dabei muß gewährleistet sein, daß diese Krankheiten innerhalb des gesamten Beobachtungszeitraums nach vergleichbaren Kriterien abgegrenzt sind. Den deutschen Statistiken zu Mortalität und Morbidität liegt nun die von der WHO entwickelte International Classification of Diseases (ICD) zugrunde, die in regelmäßigen Abständen den Entwicklungen im Gesundheitswesen angepaßt wird.[9] Im Jahre 1979 wurde die Fassung der 9. Revision in Kraft gesetzt (Bundesminister für Jugend, Familie und Gesundheit 1978), nachdem vorher von 1968 an die Fassung der 8. Revision gegolten hatte. Nicht alle Datenquellen wurden jedoch gleichzeitig auf die neue Version umgestellt: so weist das Statistische Bundesamt seine Statistiken bereits von 1979 an nach der neuen Version aus, wogegen die Träger der Sozialversicherung noch an der 8. Revision festhielten. Da eine Fortführung der Zeitreihen über die Revision hinweg nahezu unmöglich ist (vgl. Schneider et al. 1978; Christian 1979), hatten wir somit die Wahl zwischen den Zeiträumen 1968-1978 und 1980-1982. Trotz erheblicher Probleme bei der Verfügbarkeit der Daten entschieden wir uns für die erste Periode, da uns die Zeitspanne von 3 Jahren bei der zweiten zu kurz erschien, um irgendwelche Entwicklungen erkennen zu können.

Den Betrachtungen zur Messung des Gesundheitszustandes der Bevölkerung in Kap. 2 folgen in Kap. 3 die auf den bisherigen Ergebnissen aufbauenden Analysen zur Frage, wie man die Auswirkungen gesundheitspolitischer Maßnahmen auf den Gesundheitszustand berechnen kann. Dabei gehen wir davon aus, daß durch die zusätzlichen (oder entfallenden) Gesundheitsleistungen in der Regel eine oder mehrere Krankheiten als Ursache von Mortalität und Morbidität ganz oder teilweise ausgeschaltet werden (bzw. als Ursache von Mortalität und Morbidität an Bedeutung gewinnen). Die Konzeption unseres Modells hierzu wird daher von der Frage ausgehen, wie sich der Gesundheitszustand der Bevölkerung verändert, wenn eine oder mehrere Krankheiten ganz oder teilweise als Ursache von Mortalität und Morbidität eliminiert worden sind (3.1). Zur Vorbereitung der empirischen Berechnungen betrachten wir im Anschluß daran die wichtigsten methodischen Probleme krankheitsbezogener Analysen (3.2). Abschließend berechnen wir für die Jahre 1968-1978 die möglichen Veränderungen des Gesundheitszustandes, wenn alternativ verschiedene Krankheitsgruppen als Ursache von Mortalität und Morbidität eliminiert worden wären (3.3).

Die Überlegungen zur Bewertung gesundheitspolitischer Maßnahmen in Kap. 4 bauen insofern auf den Ergebnissen der vorherigen Kapitel auf, als dort das Verfahren für die Leistungsmessung entworfen wurde, dem sich nun der Entwurf des Verfahrens zur Leistungsbewertung anschließt. Dazu entwickeln wir zunächst die Konzeption des Modells (4.1) und beschäftigen uns dann mit den Fragen, wie die Opportunitätskosten gesundheitspolitischer Maßnahmen (4.2) und die maximale Zahlungsbereitschaft für gesundheitspolitische Maßnahmen (4.3) empirisch bestimmt werden können. Im Gegensatz zu den vorigen Kapiteln werden wir hier jedoch keine empirischen Werte berechnen, da keine geeigneten Daten aufbereitet vorliegen. Im abschließenden Kap. 5 werden wir dann die Ergebnisse unserer Arbeit zusammenfassend beurteilen.

[9] Zur historischen Entwicklung dieser Systematik und ihren Klassifikationsprinzipien vgl. Statistisches Bundesamt (1968, S. 13 f.), Richterich (1969) und Bundesminister für Jugend, Familie und Gesundheit (1978, S. 9 f.).

2 Messung des Gesundheitszustandes der Bevölkerung

Bei den Überlegungen zur ersten Zielsetzung der Arbeit, ein Modell zur Messung des Gesundheitszustandes der Bevölkerung zu entwerfen, wollen wir uns auf diejenigen Eigenschaften des Modells konzentrieren, die für eine Bewertung gesundheitspolitischer Maßnahmen notwendig sind. Nicht vergessen sei dabei jedoch, daß die Messung des Gesundheitszustandes auch für weitere Fragestellungen der Gesundheitspolitik von Bedeutung ist. So wird sie etwa für die Untersuchung der Determinanten des Gesundheitszustandes benötigt. Aus den Ergebnissen dieser Analysen kann zum Beispiel abgeleitet werden, welche Maßnahmen am dringendsten erforderlich sind und wo daher Forschungsschwerpunkte gesetzt werden sollten. Zudem kann aus der Beobachtung des Gesundheitszustandes der Bevölkerung und seiner Entwicklung die Notwendigkeit gesundheitspolitischer Maßnahmen gegenüber der Notwendigkeit von Maßnahmen in anderen Bereichen der Politik abgewogen werden. Diese Aspekte der Messung des Gesundheitszustandes werden wir daher so weit wie möglich ebenfalls berücksichtigen.

2.1 Konzeption des Modells

2.1.1 Grundsätzlicher Aufbau des Modells

In diesem Unterabschnitt geht es zunächst um die Anforderungen an das Modell zur Messung des Gesundheitzustandes der Bevölkerung, die sich aus den wichtigsten Verwendungen seiner Ergebnisse und den für jedes Maß geltenden statistisch-methodischen Normen ergeben. Als zweites werden wir dann die Grundzüge unseres Modells skizzieren. Dabei greifen wir auf die Ergebnisse der Erörterungen in 1.3 zurück, nach denen das Maß für den Gesundheitszustand sowohl die Länge des Lebens als auch seine gesundheitliche Qualität wiedergeben sollte.

Aus der Überlegung, daß die empirischen Werte des Gesundheitszustandes der Bevölkerung den Gesundheitspolitiker auch in die Lage versetzen sollten, die Dringlichkeit gesundheitspolitischer Maßnahmen gegenüber der Dringlichkeit von Maßnahmen in anderen Bereichen der Politik abzuwägen, folgt, daß zunächst die Referenzsituation eines optimalen Gesundheitszustandes zu formulieren ist. Denn erst der Vergleich des realisierten Gesundheitszustandes mit einem wie auch immer definierten optimalen Gesundheitszustand zeigt dem Gesundheitspolitiker, in welchem Ausmaß Verbesserungen des Gesundheitszustandes noch möglich sind. Aus dem Vergleich mit der Zielerreichung in anderen Bereichen der

Politik kann er daraufhin den Stellenwert der Gesundheitspolitik innerhalb der gesamten Politik abwägen.

Es muß jedoch darauf hingewiesen werden, daß die Notwendigkeit, einen optimalen Gesundheitszustand zu definieren, nicht heißt, daß der optimale Gesundheitszustand notwendigerweise anzustreben ist. Denn je nachdem, wieviele Ressourcen man zum Erreichen eines bestimmten Gesundheitszustandes aufwenden und damit alternativen Verwendungen entziehen muß, wird sich möglicherweise ein darunter liegender als gesamtgesellschaftlich optimal erweisen. Zu unterscheiden ist also zwischen dem optimalen Gesundheitszustand und dem Gesundheitszustand im gesamtgesellschaftlichen Optimum.

Sowohl die Abwägung des Stellenwertes der Gesundheitspolitik innerhalb der gesamten Politik als auch die Bewertung gesundheitspolitischer Maßnahmen verlangen nun, daß die Abweichungen des realisierten Gesundheitszustandes der Bevölkerung vom optimalen und damit auch Veränderungen des Gesundheitszustandes *kardinal* gemessen werden können. Besonders deutlich wird dies bei der Bewertung gesundheitspolitischer Maßnahmen: Da die verschiedenen Maßnahmen in der Regel unterschiedliche Veränderungen des Gesundheitszustandes bewirken, ist die Bewertung nur auf der Basis von Opportunitätskosten pro Einheit der Veränderungen möglich.

Nach dieser Ableitung der Anforderungen an das Maß für den Gesundheitszustand der Bevölkerung, die aus der Verwendung der berechneten Werte des Gesundheitszustandes resultieren, wenden wir uns nun den Anforderungen aus den statistisch-methodischen Normen zu, die für jedes Maß gelten. So fordert Menges (1982, S. 167) die Eigenschaften Plausibilität, Anschaulichkeit, Einfachheit und inhaltliche Adäquation. Die ersten drei Eigenschaften sprechen dabei weitgehend für sich. Es ist lediglich anzumerken, daß ein anschauliches Maß in der Regel auch einfach sein muß und umgekehrt, so daß diese beiden Eigenschaften als nicht unabhängig voneinander anzusehen sind. Inhaltlich adäquat ist ein Maß dann, wenn der zu messende Sachverhalt auch tatsächlich erfaßt ist.

Weitere wichtige Normen nennt Wright (1979, S. 20) mit den Eigenschaften Validität, Reliabilität und Sensitivität. Die Eigenschaften Validität und inhaltliche Adäquation entsprechen sich dabei weitgehend. Reliabel oder zuverlässig ist ein Maß, wenn seine Werte reproduzierbar sind, und es ist sensitiv oder sensibel, wenn Veränderungen der gemessenen Größe auch zu Änderungen im Wert des Maßes führen. Miller (1973) nennt einige weitere Normen wie Verfügbarkeit der Daten und die Verwendbarkeit der Ergebnisse sowohl für die Ermittlung von Prioritäten für gesundheitspolitische Programme als auch für Evaluierungen der Leistungen des Gesundheitswesens und der Allokation der Ressourcen. Daß die Verwendung der Modellergebnisse bei der Konstruktion des Modells beachtet werden muß, betont auch Härö (1979) und gebraucht hierfür den Begriff des "content planning".

Die größten Schwierigkeiten bei der Operationalisierung dieser Begriffe bereiten zweifelsohne die Validität und die inhaltliche Adäquation. Da diese Begriffe sachlich sehr ähnlich sind, betrachten wir sie im folgenden vereinfachend als synonym und verwenden nur noch den Begriff der Validität. Ein erster Ansatz, ihre Konkretisierung zu erleichtern, ist die nähere Spezifizierung in Inhalts-, Konstrukt- und Kriterienvalidität (vgl. Brennecke 1981 a, S. 20). Auch dies vermag jedoch die Probleme nur wenig zu verringern. Da wir aber gerade diesem Kriterium eine zentrale Bedeutung beimessen, werden wir in Anlehnung an Reynolds et al. (1974), Kaplan et al. (1976) und Colvez u. Blanchet (1983) anhand der berechneten empirischen Werte für den Gesundheitszustand der Bevölkerung in 2.4 untersuchen, inwieweit ihm das hier entwickelte Maß genügt. Die übrigen geforderten Eigenschaften werden wir zwar beachten, aber nicht explizit weiter darauf eingehen.

Als wichtigste Ergebnisse der bisherigen Erörterungen lassen sich somit festhalten, daß ein optimaler Gesundheitszustand der Bevölkerung definiert werden muß, daß die Abweichung des realisierten Gesundheitszustandes vom optimalen kardinal gemessen werden muß und daß sowohl die Länge des Lebens als auch seine gesundheitliche Qualität in das Maß eingehen müssen. Da die Länge des Lebens und seine gesundheitliche Qualität am besten in einem Gesundheitserwartungsindex (den man auch als Index der zu erwartenden Gesundheit bezeichnen kann) verknüpft werden können, werden wir einen solchen Index konstruieren.

Als ersten Schritt definieren wir den optimalen Gesundheitszustand der Bevölkerung. Dazu nehmen wir in einer ersten Näherung an, es gebe eine biologisch determinierte Altersgrenze A*, die nicht überschritten werden kann. Wir nehmen weiter an, diese Altersgrenze sei für alle Individuen einer Bevölkerung identisch. Der optimale Gesundheitszustand ist unter diesen Voraussetzungen dann erreicht, wenn alle Individuen bis zum Erreichen der Altersgrenze A* ohne Einschränkungen ihres Rollenverhaltens leben. Abweichungen vom Optimum ergeben sich somit genau dann, wenn Individuen vorzeitig sterben und/oder die Qualität ihres Lebens beeinträchtigt ist. Die Qualität des Lebens ist dabei nach unserer Abgrenzung dann beeinträchtigt, wenn ein Individuum sein normales gesellschaftliches Rollenverhalten krankheitsbedingt nur eingeschränkt ausüben kann, wobei wir auch Verletzungen (zum Beispiel durch Unfälle) und Behinderungen als Krankheiten betrachten.

2.1.2 Das Maß H' für die Länge des Lebens

Beschränken wir die weiteren Überlegungen zunächst auf die Länge des Lebens. Für die Kennzeichnung des Optimalzustandes kann jetzt als erstes berechnet werden, wieviele Lebensjahre eine Bevölkerung realisiert, wenn alle Personen die Altersgrenze A* erreichen. Dies sind die maximal möglichen Lebensjahre. Sterben nun Personen vor Erreichen von A*, ist die Zahl der realisierten Lebensjahre kleiner als die Zahl der maximal möglichen. Die Abweichung vom Optimum kann demnach durch das Verhältnis der Zahl der realisierten Lebensjahre zur Zahl der maximal möglichen gemessen werden.

Betrachten wir dazu Abb. 2.1. Auf der Bevölkerungsachse (BEV) bezeichnet L^0 die Zahl der Personen in der Ausgangssituation (etwa eines Geburtsjahrgangs). Auf der Zeitachse (t) bezeichnet A* die biologisch determinierte Länge des Lebens. Die

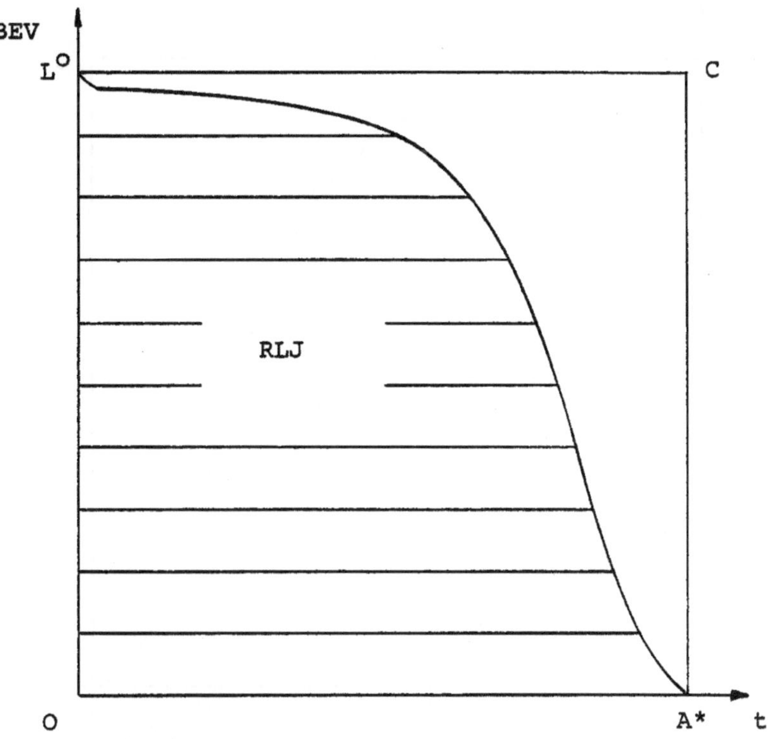

Abb. 2.1. Maximal mögliche und realistische Lebensjahre

Zahl der maximal möglichen Lebensjahre wird dann durch die Fläche des Rechteckes OL^0CA^* dargestellt. Treten Todesfälle vor dem Erreichen der Altersgrenze A^* auf, so ergibt sich eine Kurve von L^0 nach A^*, die man positiv als "Überlebensfunktion" oder negativ als "Absterbefunktion" bezeichnen kann. Jeder Punkt auf der Kurve gibt an, wieviele Personen in einem bestimmten Alter noch am Leben (oder schon gestorben) sind. Wir haben aus den Mortalitätsdaten des Jahres 1978 einen ungefähren Verlauf der Kurve abgeleitet. Die Fläche RLJ unter der Kurve, bei angenommener Stetigkeit der Funktion zu berechnen als Integral von $t=0$ bis $t=A^*$, gibt somit die Zahl der realisierten Lebensjahre wieder.

Das Verhältnis H' der Fläche RLJ zur gesamten Fläche des Rechteckes OL^0CA^* kann nun als Maß für die Länge des Lebens angesehen werden. Der Wert von H' liegt zwischen 0 und 1: ein Wert von 0 bedeutet, daß alle Personen unmittelbar nach der Geburt sterben (sie realisieren kein einziges Lebensjahr); ein Wert von 1 kennzeichnet den Optimalzustand (alle Personen leben bis zur Altersgrenze A^*). Bei dieser Vorgehensweise tritt das (beispielsweise aus der Messung von Einkommensverteilungen mittels Lorenz-Kurven bekannte) Problem auf, daß unterschiedliche Funktionsverläufe zu identischen Werten von RLJ und damit von H' führen können. Eine solche Situation ist in Abb. 2.2 dargestellt. Die durchgezogene Kurve kennzeichnet eine hohe Sterblichkeit in jungen Jahren und eine relativ geringe in den älteren; die gestrichelte Kurve charakterisiert den umgekehrten Fall. Der Wert von H' ist gegenüber diesem Unterschied indifferent.

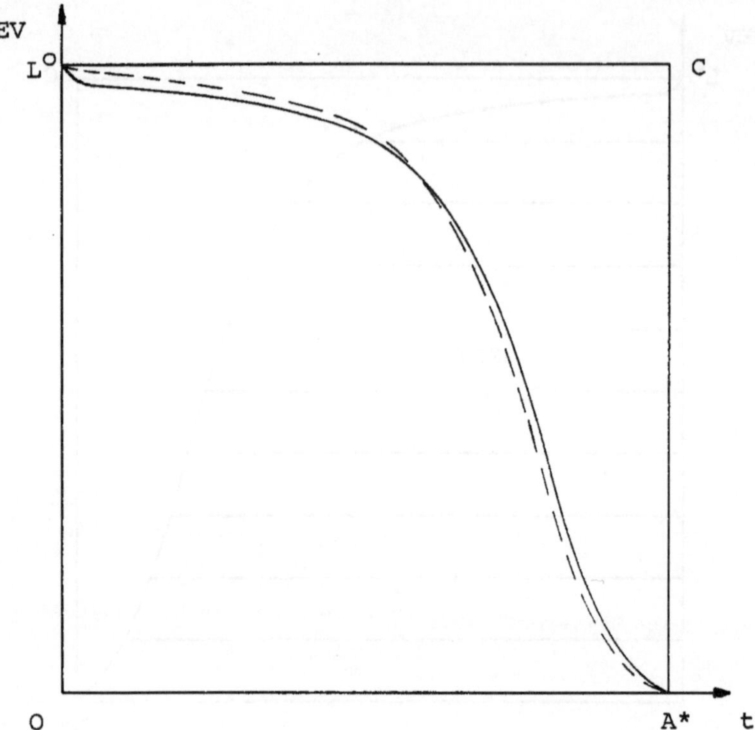

Abb. 2.2. Alternative Verteilungen der realisierten Lebensjahre

Die bisher dargestellte Vorgehensweise setzt also implizit voraus, daß jedes Lebensjahr denselben Wert besitzt, unabhängig davon, von wem es realisiert wird, und unabhängig davon, wie alt eine Person bereits ist. Die oben dargestellte Definition des Maßes H' ist also nur zulässig, wenn

a) die Addition der Lebensjahre verschiedener Personen und
b) die Addition der Lebensjahre einer Person

zulässig sind (vgl. Kriedel 1980, S. 346 f.). Das Maß H' ist daher für die Messung der Komponente Länge des Lebens bei der Messung des Gesundheitszustandes der Bevölkerung nur dann geeignet, wenn auch für die Gesundheitspolitik jedes Lebensjahr denselben Wert besitzt. Für den Erfolg der Gesundheitspolitik muß also irrelevant sein, ob 10 Personen je 1 Jahr älter werden oder 1 Person 10 Jahre, und es muß gleichfalls unerheblich sein, ob das realisierte Alter einer Person von 15 auf 16 Jahre steigt oder von 75 auf 76 Jahre. Begründen kann man dies damit, daß ein Lebensjahr unabhängig von Alter, Geschlecht oder sozioökonomischem Status einen intrinsischen Wert besitzt, der für alle Individuen gleich hoch ist (vgl. Williams 1981, S. 276).

Die Voraussetzung, daß jedes Lebensjahr denselben Wert besitzt, kann jedoch nicht notwendigerweise als gegeben angesehen werden. Ein Abweichen von dieser Voraussetzung läßt sich mit zwei Argumenten begründen:

a) Da wir realistischerweise nicht von einem für alle Individuen gleichen biologisch determinierten Grenzalter ausgehen können (vgl. Manton 1982, S. 189 f.), die Definition des optimalen Gesundheitszustandes aber ein exogenes Grenzalter erfordert, muß es normativ gesetzt werden. Legt man dieses Grenzalter A^0 nahe an das empirische Höchstalter, um das Optimum so realitätsnahe wie möglich zu gestalten, so kann es prinzipiell von einigen Individuen überschritten werden. In diesem Fall werden die Lebensjahre bis A^0 mit dem Faktor 1 gewichtet, diejenigen nach A^0 mit dem Faktor 0.
b) Sind die Ressourcen für das Gesundheitswesen begrenzt und reichen nicht aus, allen Menschen die Realisierung ihres maximal erreichbaren Alters zu ermöglichen, so läßt sich die Zielsetzung vertreten, möglichst vielen Menschen das Erreichen eines bestimmten Alters A+ zu ermöglichen, und nicht, einigen wenigen das Erreichen eines möglichst hohen Alters. Auch hier werden die Lebensjahre bis A+ mit dem Faktor 1 gewichtet, diejenigen nach A+ mit dem Faktor 0.

Eine unterschiedliche Bewertung realisierter Lebensjahre ist also aus zwei grundsätzlich verschiedenen Gründen möglich: der maßtheoretisch begründeten Setzung einer exogenen Grenze und der Absicht, den optimalen Gesundheitszustand unter Berücksichtigung der begrenzten Ressourcen zu definieren. Denkbar ist es dabei, daß zwei Grenzen gleichzeitig gesetzt werden: ein möglichst hohes A^0, um die Anzahl der maximal möglichen Lebensjahre so realistisch wie möglich zu berechnen, und ein durch die zur Verfügung stehenden Ressourcen bedingtes A+, um die Abweichung der Anzahl tatsächlich realisierter Lebensjahre von den mit diesen Ressourcen realisierbaren zu messen.

Die Notwendigkeit, ein Grenzalter normativ zu setzen und die Lebensjahre nach diesem Alter zu vernachlässigen, ist natürlich ein Nachteil der bisher dargestellten Konzeption. Es ist daher zu prüfen, ob es nicht alternative Vorgehensweisen gibt, die ausreichende Informationen für den Gesundheitspolitiker bringen, ohne daß ein Grenzalter gesetzt werden muß.

Die wichtigste alternative Vorgehensweise hierzu ist in der Verwendung der durchschnittlichen Lebenserwartung als Maß für die Länge des Lebens zu sehen. Sie ist ein kardinales Maß und erlaubt somit den kardinalen Vergleich mehrerer Werte des Gesundheitszustandes der Bevölkerung. Daher kann sie auch bei der Bewertung gesundheitspolitischer Maßnahmen eingesetzt werden. Man kann nun argumentieren, daß diese Aussagen für die Gestaltung der Gesundheitspolitik ausreichen, da es in der Regel ohnehin nur um marginale Änderungen des Gesundheitszustandes geht und daher die Kenntnis eines – möglicherweise weit entfernt liegenden – optimalen Zustandes nur einen geringen Wert besitzt. In diesem Falle könnte man sich auf ungefähre Vorstellungen davon beschränken. Zudem könnte man eine optimale durchschnittliche Lebenserwartung nach welchen Kriterien auch immer setzen und die realisierte durchschnittliche Lebenserwartung *nachträglich* damit vergleichen.

Der Vorteil dieser Vorgehensweise ist eine klare Trennung des Messens auf der einen Seite und der politischen Setzung eines optimalen Wertes auf der anderen. Dagegen enthält die Konzeption des Maßes H' die Normierung der realisierten

Werte am optimalen Wert als konstitutives Element. Demzufolge ist die durchschnittliche Lebenserwartung ein in dieser Hinsicht werturteilsfreies Maß, wogegen bei der Größe H' Maß und Normierung am politisch gesetzten Optimum miteinander verschmolzen sind.

Hält man daher an der Normierung des realisierten Gesundheitszustandes am optimalen fest, was wir aus den bereits dargestellten Gründen für notwendig halten, so bieten sich für die Messung der Länge des Lebens im wesentlichen zwei Vorgehensweise an: die Verwendung des Maßes H' oder die Verwendung der durchschnittlichen Lebenserwartung und deren nachträgliche Normierung an einer optimalen durchschnittlichen Lebenserwartung. Die erste Vorgehensweise hat dabei den Vorteil einer in sich geschlossenen Konzeption, die zweite Vorgehensweise hat den Vorteil, daß bei der Normierung der realisierten durchschnittlichen Lebenserwartung an der optimalen alle Lebensjahre berücksichtigt werden.

Beim Vergleich dieser beiden Möglichkeiten sind neben den bisher vorgetragenen methodischen Argumenten noch zwei weitere Gesichtspunkte zu beachten. So ist für den Vergleich zum einen relevant, welches Grenzalter gesetzt wird und wieviele Lebensjahre damit vernachlässigt werden. Denn je weniger Lebensjahre vernachlässigt werden, desto geringer wiegt die Vernachlässigung. Zum anderen ist für den Vergleich relevant, wie man bei der Bewertung gesundheitspolitischer Maßnahmen verfährt. Vernachlässigt man dort die Opportunitätskosten für die Verlängerung des Lebens über das Grenzalter hinaus ebenfalls, so wird das Gewicht der Vernachlässigung von Lebensjahren weiter gesenkt.

Wir haben uns entschieden, das Maß H' für die Messung der Länge des Lebens zu verwenden. Dabei werden wir das Grenzalter A^0 so setzen, daß das Gewicht der vernachlässigten Lebensjahre möglichst gering wird. Zudem werden wir bei der Bewertung gesundheitspolitischer Maßnahmen diejenigen Opportunitätskosten nicht berücksichtigen, die für zusätzliche Lebensjahre über der Altersgrenze A^0 notwendig werden. Nachdem diese Entscheidungen getroffen sind, wollen wir als nächstes untersuchen, nach welchem Verfahren das Grenzalter A^0 aus der empirischen Mortalität gewonnen werden kann.

Für die Bestimmung einer "normalen" Länge des Lebens oder eines Grenzalters aus der empirischen Mortalität gibt es mehrere Ansätze. So wurde von W. Lexis ein auf der Altersverteilung der Gestorbenen beruhendes Verfahren zur Trennung von "natürlichen" und "vorzeitigen" Todesfällen entwickelt (nach Flaskämper 1962, S. 347 f.). Ausgangspunkt für seine Überlegungen war die charakteristische Gestalt der Mortalitätsverteilung. Sie wird bestimmt von der relativ hohen Säuglingssterblichkeit, einem nachfolgenden Absinken bis zum Minimum im Alter von etwa 12 Jahren, einem Anstieg von dort an bis zum Maximum bei etwa 78 Jahren und einer anschließenden Abnahme. Im Umkreis des Maximums weist die Verteilung dabei die Form der Normalverteilung auf.

Lexis prüfte nun die Übereinstimmung zwischen der Altersverteilung der Gestorbenen und der Normalverteilung. Er fand, daß die empirischen Werte rechts vom Maximum nur geringe Abweichungen von der Normalverteilung aufwiesen. Dies traf für die Werte links vom Maximum vor allem wegen der Säuglingssterblichkeit nur für wenige Altersgruppen zu. Er teilte nun die Sterbefälle in drei Gruppen nach aufsteigendem Alter ein: diejenigen bis zum Minimum bezeichnete er als "jugendliche" Sterbefälle; diejenigen vom Minimum an bis vor die Altersgruppen, in denen die Häufigkeit der Sterbefälle etwa der Normalverteilung entspricht, bezeichnete er als "vorzeitige" Todesfälle; diejenigen in den Altersgruppen, in denen die Häufigkeit der Normalverteilung entspricht, repräsentieren eine "normale" Lebensdauer.

Eine auf der Entwicklung der durchschnittlichen Lebenserwartung beruhende Methode wurde von Fries (1980) formuliert. Er ging von der Lebenserwartung bei der Geburt, der 20- und der 65jährigen in den USA aus. Die Werte dieser Lebenserwartungen vom Jahre 1900 an approximierte er durch jeweils eine theoretische Funktion. Die so gewonnenen drei Funktionen schnitten sich im Jahre 2045 bei einer "idealen" durchschnittlichen Lebenslänge von rund 85 Jahren.

Nach dem Kriterium, wieviele Personen einer Bevölkerung noch am Leben sind, setzte Geißler (1980 a, S. 37 f.) die Grenze bei 90 Jahren. Dieses Alter wird nur von 3,4 % aller Männer und 8,9 % aller Frauen eines Geburtsjahrganges erreicht. Mit derselben Argumentation entschieden sich auch Fanshel u. Bush (1970) für dieses Alter. Patrick et al. (1973 a, 1973 b) unterstellten dagegen eine Standard-Lebenslänge von 100 Jahren. Die Zielsetzung einer Untersuchung der zum Tode führenden Krankheiten führte bei Romeder u. McWhinnie (1977) zu einem Höchstalter von 70 Jahren: sie argumentierten, daß die Bestimmung der Todesursache bei noch älteren Menschen besonders schwierig sei.

Von diesen Konzeptionen scheint uns die Festlegung des Grenzalters nach dem Kriterium, wieviele Personen eines Geburtsjahrganges dieses Alter erreichen, als zweckmäßigste. Wir schließen uns dabei der Setzung von Patrick et al. (1973 a, 1973 b) an und wählen ein Grenzalter von 100 Jahren. In diesem Alter sind die Anteilswerte der Überlebenden mit 0,1 % bei den Männern und 3,8 % bei den Frauen[1] so gering, daß wir eine Vernachlässigung der von diesen Personen noch realisierten Lebensjahre für vertretbar halten.

Formal läßt sich unsere Vorgehensweise zur Konstruktion des Maßes H' für die Länge des Lebens wie folgt darstellen:

Es seien:

L^0 der Ausgangsbestand der Bevölkerung (beispielsweise ein Geburtsjahrgang);

A^0 das exogene Grenzalter;

RLJ (i) die im Alter i realisierten Lebensjahre.

---

1 Eigene Berechnungen für das Jahr 1978. Zu Rechengang und Datenquellen vgl. 2.4.

Dann ist:

$$H' = \frac{1}{L^0 * A^0} \sum_{i=1}^{A^0} RLJ\,(i) \qquad (2.1)$$

Den Algorithmus zur Berechnung der RLJ (i) selbst werden wir darstellen, wenn wir die empirischen Werte für die Bundesrepublik von 1968 bis 1978 berechnen (2.4). An dieser Stelle wollen wir die Überlegungen zur Länge des Lebens abschließen.

2.1.3 Das Maß H für den Gesundheitszustand der Bevölkerung

Auf den Definitionen des optimalen Gesundheitszustandes der Bevölkerung und des Maßes H' für die Länge des Lebens aufbauend ein Maß H für den Gesundheitszustand der Bevölkerung zu entwerfen, ist der Gegenstand der nun folgenden Analysen. Dazu ist es erforderlich, das Maß H' um den Aspekt der gesundheitlichen Qualität des Lebens zu erweitern, also eine "Qualitätsbereinigung" der realisierten Lebensjahre vorzunehmen.

Für diese Qualitätsbereinigung sei daran erinnert, daß die Beeinträchtigung der gesundheitlichen Qualität des Lebens an der Einschränkung des normalen gesellschaftlichen Rollenverhaltens durch Krankheiten gemessen wird. Wir nehmen nun an, daß die zahlreichen möglichen Einschränkungen zu j Beeinträchtigungsniveaus zusammengefaßt werden können. Jedes Beeinträchtigungsniveau setze die Lebensqualität um einen Gewichtungsfaktor q (j) herab. Von den realisierten Lebensjahren RLJ (i) werden dann jeweils BJ (i, j) Jahre auf dem j-ten Beeinträchtigungsniveau durchlebt. Dadurch vermindern sich die realisierten Lebensjahre jeweils um q (j) * BJ (i, j) Lebensjahre. Der formale Aufbau unseres Maßes H für den Gesundheitszustand läßt sich daher unter Fortführung der Überlegungen zu H' wie folgt darstellen:

Es seien:

BJ (i, j) die im Alter i auf dem Beeinträchtigungsniveau j durchlebten Jahre;

q (j) der Gewichtungsfaktor für das Beeinträchtigungsniveau j.

Dann ist:

$$H = \frac{1}{L^0 * A^0} \left[\sum_{i=1}^{A^0} RLJ\,(i) - \sum_{i=1}^{A^0} \sum_{j=1}^{n} q\,(j) * BJ\,(i,j) \right] \qquad (2.2)$$

$$= H' - \frac{1}{L^0 * A^0} \sum_{i=1}^{A^0} \sum_{j=1}^{n} q\,(j) * BJ\,(i,j) \qquad (2.2a)$$

Analog zur Vorgehensweise im vorigen Unterabschnitt beschränken wir uns auch hier auf die Darstellung der Grundzüge des Modells. Die konkrete Definition der BJ (i, j) wird in Abschnitt 2.4 erfolgen, wo der Algorithmus zur Berechnung der qualitätsbereinigten Lebensjahre ausführlich beschrieben ist.

Die Berechnung empirischer Werte haben wir vorgenommen, um die methodischen Überlegungen zu verdeutlichen. Es geht uns also nicht darum, aus den berechneten Werten konkrete Schlüsse für die Beurteilung der Gesundheitspolitik im Beobachtungszeitraum zu ziehen. Die Berechnungen beruhen ausnahmslos auf vorliegenden Statistiken, weil wir mit den Berechnungen auch zeigen wollen, wie weit die hier entwickelte Konzeption auf der Grundlage bestehender Statistiken realisiert werden kann und welche Erweiterungen der empirischen Basis gesundheitspolitischer Entscheidungen wir für erforderlich halten.

2.2 Methodische Probleme des Beinträchtigungskonzepts

Nachdem wir uns bisher mit den theoretischen Grundlagen des Modells beschäftigt haben, werden wir uns im folgenden mit den methodischen Problemen auseinandersetzen, die sich bei der Operationalisierung des Modells aus den Eigenschaften des Beeinträchtigungskonzepts ergeben. Bei diesen Problemen lassen sich im wesentlichen zwei Gruppen unterscheiden: Probleme, die sich bei der Bildung von Beeinträchtigungsniveaus aus den Einschränkungen des normalen gesellschaftlichen Rollenverhaltens ergeben, und Probleme, die sich bei der Gewichtung der Beeinträchtigungsniveaus ergeben.

2.2.1 Bildung von Beeinträchtigungsniveaus

Die Bildung von Beeinträchtigungsniveaus verlangt, daß a) Aktivitäten festgelegt werden, die ein normales gesellschaftliches Rollenverhalten beschreiben, b) Einschränkungen der einzelnen Aktivitäten definiert werden und c) die Einschränkungen der einzelnen Aktivitäten zu Beeinträchtigungsniveaus aggregiert werden. Die sich dabei ergebenden Probleme und die vorliegenden Ansätze zu ihrer Lösung bilden den Gegenstand der folgenden Analysen. Beobachten kann man dabei in der Literatur zwei Vorgehensweisen, von denen die erste durch die sukzessive Bearbeitung der oben genannten drei Schritte gekennzeichnet ist. Sie werden wir als erstes beispielhaft anhand der Arbeit von Patrick et al. (1973 a) beschreiben, wobei wir nur Auszüge wiedergeben wollen.

Im ersten Schritt dieser Arbeit werden die wesentlichen Aktivitäten nach Alter und sozialem Status definiert. Für die unter 6jährigen ist die soziale Rolle dabei die eines Vorschülers, die wesentliche Aktivität stellt also der Besuch der Vorschule dar. Die 6- bis 17jährigen sind Schüler mit der wesentlichen Aktivität des Schulbesuchs. Die 18- bis 64jährigen sind entweder erwerbstätig oder führen den Haushalt. Die 65jährigen und älteren sind Rentner und führen den eigenen Haushalt.

Im zweiten Schritt werden drei Aktivitätengruppen gebildet, in denen diese wesentlichen und weitere ergänzende Tätigkeiten zusammengefaßt sind: soziale Aktivitäten, Mobilität und körperliche Aktivitäten. Die Aktivitäten zur Mobilität beziehen sich auf die Fähigkeit zur Benutzung individueller oder öffentlicher Verkehrsmittel; die körperlichen Aktivitäten darauf, ob sich eine Person frei bewegen kann oder ob sie an einen Rollstuhl gefesselt oder bettlägerig ist. Für jede der drei Aktivitätengruppen werden Aktivitätsniveaus definiert. Das höchste Niveau der sozialen Aktivitäten ist beispielsweise gegeben, wenn das Individuum seine Rollen wie oben dargestellt ausfüllt und daneben weitere Aktivitäten (Einkaufen, Sport, religiöse und kulturelle Betätigungen) ohne Einschränkung entfalten kann. Das niedrigste Niveau ist gegeben, wenn keine dieser Aktivitäten durchgeführt werden kann und zudem Hilfe beim Ankleiden, Baden oder Essen benötigt wird. Insgesamt werden für die drei Aktivitätengruppen 14 Aktivitätsniveaus beschrieben.

Im dritten Schritt werden durch Kombination der Aktivitätsniveaus der einzelnen Aktivitätengruppen Funktionsniveaus konstruiert. Das höchste Funktionsniveau ist dadurch gekennzeichnet, daß jede der drei Aktivitätengruppen auf dem höchsten Niveau durchgeführt werden kann. Ein mittleres Funktionsniveau ist zum Beispiel durch folgende Aktivitätsniveaus gekennzeichnet: eine Person kann die wesentlichen Aktivitäten wie Schulbesuch, Erwerbstätigkeit und Haushaltsführung nicht ausüben, wohl aber die ergänzenden zur Selbstversorgung wie Zubereitung des Essens oder Waschen (soziale Aktivitäten); sie ist an das Haus oder die Wohnung gebunden (Mobilität), innerhalb des Hauses oder der Wohnung kann sie sich jedoch frei bewegen (körperliche Aktivitäten). Insgesamt wurden 29 Funktionsniveaus definiert.

Die Beziehung zwischen den Funktions- und den Beeinträchtigungsniveaus läßt sich nun folgendermaßen ausdrücken: Gibt ein Funktionsniveau an, auf welchem Niveau die verschiedenen Aktivitäten (noch) durchgeführt werden können, so gibt ein Beeinträchtigungsniveau an, wie sehr die Aktivitäten eingeschränkt sind. Das niedrigste Funktionsniveau entspricht also dem höchsten Beeinträchtigungsniveau und umgekehrt.

In einigen Studien werden für die Bildung von Beeinträchtigungsniveaus noch wesentlich zahlreichere und enger abgegrenzte Aktivitäten herangezogen als in der oben genannten Studie. So zitiert Culyer (1976, S. 35 f.) eine Übersicht von Wright, nach der in 10 Studien über die Lage älterer Menschen 23 verschiedene Tätigkeiten verwendet wurden. Beispielhaft seien hier genannt: Waschen der Hände und des Gesichts, Knöpfe und Reißverschlüsse schließen, Ankleiden, Schneiden der Zehennägel, Essen zubereiten und Treppensteigen. Ebenfalls sehr in die Tiefe gehend ist das von Mowbray (1979, S. 47 f.) dargestellte Modell Kauferts.

Es ist offensichtlich, daß derartig detaillierte Beschreibungen der Tätigkeiten spezielle Erhebungen erfordern und nur für Untersuchungen begrenzter Populationen geeignet sind. Bei der Betrachtung einer Bevölkerung insgesamt ist dagegen eine allgemeinere Definition der Beeinträchtigungsniveaus unumgänglich.

Eine solche allgemeinere Definition der Beeinträchtigungsniveaus kennzeichnet die zweite Vorgehensweise, der wir uns nun zuwenden.

Besonders deutlich ist sie in der Konzeption von Jazairi (1976) realisiert. Er plädiert für nur 3 Beeinträchtigungsniveaus, die sich zudem nicht alle an einzelnen Aktivitäten orientieren: langfristige Unterbringung in Institutionen des Gesundheitswesens, langfristige Unterbringung in Institutionen außerhalb des Gesundheitswesens und kurzfristige Beeinträchtigungen (ebenda, S. 34 f.). Hier wird also nur bei den kurzfristigen Beeinträchtigungen auf einzelne Aktivitäten Bezug genommen.

Weitere Beispiele für Arbeiten nach dieser Vorgehensweise sind die von Fanshel u. Bush (1970) und von Fanshel (1972), in denen 11 Beeinträchtigungsniveaus vorgeschlagen werden. Die Extreme bilden dabei zum einen das vollständige Wohlbefinden nach der Definition der WHO und zum anderen der Tod. Die einzelnen Niveaus werden danach gebildet, in welchem Ausmaß ein Individuum seine normalen Tätigkeiten ausüben kann, in welchem Ausmaß ärztliche Behandlung erforderlich ist (beispielsweise ambulant oder stationär) und wie groß die Wahrscheinlichkeit ist, wieder gesund zu werden. Deutlich weniger Beeinträchtigungsniveaus schlägt White (1967, S. 851) mit 5 Abstufungen vor, die als die "5 d's" bekanntgeworden sind (Schach 1985, S. 35): "death, disease, disability, discomfort, dissatisfaction".

Wir halten es grundsätzlich für erforderlich, die Beeinträchtigungsniveaus für die Messung des Gesundheitszustandes der Bevölkerung nach der zweiten Vorgehensweise zu bilden, da uns der Erhebungsaufwand bei der ersten Vorgehensweise unvertretbar hoch erscheint. Deren Anwendung halten wir nur bei der Messung des Gesundheitszustandes eng begrenzter Populationen für möglich, wenn zum Beispiel für diese Populationen spezielle gesundheitspolitische Maßnahmen durchgeführt werden sollen.

Nach dieser grundsätzlichen Entscheidung für die zweite Vorgehensweise bei der Bildung von Beeinträchtigungsniveaus soll noch auf eine wesentliche Bedingung hingewiesen werden, die eingehalten werden sollte: Die Beeinträchtigungsniveaus sind so abzugrenzen, daß sich ein Individuum zu jeder Zeit nur auf einem Niveau befinden kann (vgl. Kriedel 1980, S. 341). Ist dies nicht gegeben, so läßt sich der Gesundheitszustand der Bevölkerung nur unter Zuhilfenahme weiterer Annahmen eindeutig beschreiben.

Um dies zu zeigen, nehmen wir an, als Beeinträchtigungsniveaus seien der Krankenhausaufenthalt und die Erwerbsunfähigkeit gewählt. Da eine Person sowohl erwerbsunfähig als auch im Krankenhaus sein kann, sind folgende Kombinationen denkbar: Krankenhausaufenthalt ohne Erwerbsunfähigkeit, Erwerbsunfähigkeit ohne Krankenhausaufenthalt, Erwerbsunfähigkeit mit Krankenhausaufenthalt. Wir nehmen nun weiter an, daß die Daten zu den Krankenhausaufenthalten und Erwerbsunfähigkeiten nicht zu einer eindeutigen Abgrenzung zusammengeführt werden können. Dann ist es möglich, daß zwar für verschiedene Zeiträume dieselben Werte für Krankenhausaufenthalte und Erwerbsunfähigkeiten ausgewiesen werden, die erwerbsunfähigen Personen jedoch unterschiedlich oft stationär behandelt werden mußten.

Betrachtet man das Zusammentreffen von Krankenhausbehandlung und Erwerbsunfähigkeit als schwerwiegender als das Eintreten einer dieser Formen der Einschränkung des normalen Rollenverhaltens allein, so gibt ein Maß für den Gesundheitszustand den oben angeführten Unterschied nicht notwendigerweise korrekt wieder. Betrachten wir dazu zwei Situationen, in denen jeweils 20 durch Krankenhausaufenthalte beeinträchtigte Lebensjahre und 20 durch Erwerbsunfähigkeit beeinträchtigte Lebensjahre ausgewiesen werden. In der ersten Situation seien 20 Personen jeweils ein Jahr im Krankenhaus behandelt worden und 20 andere Personen seien jeweils ein Jahr erwerbsunfähig gewesen. In der zweiten Situation seien 20 Personen gleichzeitig jeweils ein Jahr im Krankenhaus behandelt und erwerbsunfähig gewesen, die anderen 20 Personen seien dagegen im gesamten Beobachtungszeitraum vollkommen gesund gewesen.

Wir nehmen nun an, ein Krankenhausaufenthalt allein reduziere die Lebensqualität um 60 %, die Erwerbsunfähigkeit allein um 20 %. Durch das Zusammentreffen von Krankenhausaufenthalt und Erwerbsunfähigkeit werde die Lebensqualität um 90 % reduziert. Der Wert des Maßes H ist für beide Situationen gleich, da in seine Berechnung nur die Krankenhausjahre und die Erwerbsunfähigkeitsjahre eingehen, ohne daß berücksichtigt wird, wessen Lebensjahre beeinträchtigt sind. Von den betroffenen Individuen aus gesehen ergibt sich aber sehr wohl ein Unterschied: Von den 40 realisierten Lebensjahren bleiben in der ersten Situation $20 * 0{,}4 + 20 * 0{,}8 = 24$ qualitätsbereinigte Lebensjahre übrig, in der zweiten Situation $20 * 1{,}0 + 20 * 0{,}1 = 22$ qualitätsbereinigte Lebensjahre.

Der Wert des Maßes H gibt also die Verringerung der Lebensqualität nur dann korrekt wieder, wenn das Zusammentreffen von Krankenhausaufenthalt und Erwerbsunfähigkeit nach der Gewichtung der Betroffenen die Lebensqualität um 80 % reduzieren würde. In diesem Fall würden sich für die zweite Situation $20 * 1{,}0 + 20 * 0{,}2 = 24$ qualitätsbereinigte Lebensjahre ergeben, der konstante Wert des Maßes H die Gewichtungen der Betroffenen also korrekt widerspiegeln.

Allgemein muß somit das Zusammentreffen mehrerer Beeinträchtigungsniveaus von den Betroffenen durch Addition der Gewichte der einzelnen Beeinträchtigungsniveaus gewichtet werden, wenn sich eine Person gleichzeitig in mehreren Beeinträchtigungsniveaus befinden kann, da sonst der Wert des Maßes H die Gewichtung nicht korrekt wiedergibt. Von dieser Vorgehensweise bei der Gewichtung kann man jedoch nicht notwendigerweise ausgehen, sie muß vielmehr explizit angenommen werden. Anzustreben ist daher stets eine eindeutige Abgrenzung der Beeinträchtigungsniveaus.

Als letzten Punkt der Betrachtungen zur Bildung von Beeinträchtigungsniveaus weisen wir noch darauf hin, daß bei der Messung des Gesundheitszustandes nur über die Einschränkung des normalen Rollenverhaltens die sogenannten intangiblen Faktoren wie die psychische Belastung der Familienangehörigen schwer erkrankter Personen oder die Schmerzhaftigkeit von Krankheiten vernachlässigt werden. Der Vorschlag von Williams (1974 a, 1974 b), letzteren Aspekt durch Differenzierung nach Einschränkung und Schmerzhaftigkeit zu berücksichtigen, hat jedoch einen erheblichen Nachteil: Die Anzahl der zu gewichtenden Beeinträchtigungsniveaus steigt multiplikativ. Damit wachsen aber auch die Probleme bei der Gewichtung der Niveaus erheblich an. Wir halten diesen Nachteil für schwerwiegender als den Verzicht auf die explizite Einbeziehung solcher ohnehin nur schwer operationalisierbarer Faktoren. Statt dessen schlagen wir vor, eine durchschnittliche Belastung durch derartige Faktoren in die Beschreibung der zu gewichtenden Beeinträchtigungsniveaus aufzunehmen.

Die Messung des Gesundheitszustandes der Bevölkerung sollte also von globalen Definitionen der Beeinträchtigungsniveaus ausgehen, die eine eindeutige Zuordnung jedes Individuums zu genau einem Niveau erlauben. Dabei sollte die Anzahl der Niveaus zwar ausreichend sein, um das gesamte Spektrum möglicher Einschränkungen abzudecken, aber möglichst klein gehalten werden, um ihre Gewichtung nicht zu erschweren. Unsere konkrete Vorgehensweise bei der Bildung der Beeinträchtigungsniveaus wird natürlich in hohem Maße durch die Entscheidung bestimmt, vorliegende Daten heranzuziehen. Es wird zu zeigen sein, ob daraus Beeinträchtigungsniveaus gebildet werden können, die sowohl die gesamte Bevölkerung umfassen als auch eine eindeutige Zuordnung der Individuen erlauben (s. 2.3).

2.2.2 Gewichtung der Beeinträchtigungsniveaus

Nach den Überlegungen zur Bildung von Beeinträchtigungsniveaus werden wir uns von nun an mit der Problematik ihrer Gewichtung beschäftigen. Dabei können wir uns auf eine Reihe von Vorschlägen zu Gewichtungsverfahren stützen, die sich in drei Gruppen einteilen lassen: Gewichtung nach ökonomischen Kriterien, Ableitung der Gewichte direkt aus den Einschränkungen ausgewählter Aktivitäten und durch Befragung der Bevölkerung. Bei der Befragung der Bevölkerung wird dann noch unterschieden nach den Kriterien dafür, wer befragt wird, nach welcher Erhebungstechnik vorgegangen wird und wie die Fragen aussehen, die bei der Erhebung verwendet werden. (vgl. Fanshel u. Bush 1970, S. 1036 f.; Balinsky u. Berger 1975, S. 289 f.; Wright 1979, S. 23 f.). Wir werden im folgenden die vorgeschlagenen Methoden kurz beschreiben und bewerten. Im Anschluß daran werden wir unsere Vorgehensweise wählen und erläutern.

Bei der Gewichtung nach *ökonomischen Kriterien* werden die Beeinträchtigungen nach den Wohlfahrtsverlusten gemäß dem Humankapitalansatz oder dem Konzept der maximalen Zahlungsbereitschaft bewertet.[2] Dies hat den Vorteil, daß sich Veränderungen des Gesundheitszustandes uno actu in Wohlfahrtsänderungen niederschlagen. Wir schließen uns dieser Vorgehensweise jedoch nicht an, weil wir unterscheiden wollen zwischen dem Gesundheitszustand bzw. zusätzlicher Gesundheit einerseits und dem Preis, den die Bevölkerung für die zusätzliche Gesundheit zu zahlen bereit ist, andererseits.

---

2 Zum Humankapitalansatz und zur Konzeption der maximalen Zahlungsbereitschaft vgl. 1.4 sowie Abt (1977).

Die Gewichte direkt aus den *Einschränkungen bestimmter Aktivitäten* abzuleiten, verlangt als erstes die Bildung von Bevölkerungsgruppen, die hinsichtlich ihrer sozialen Rolle homogen sind. Diese Rollen werden in Aktivitäten umgesetzt und deren Einschränkungen gemessen. Es ist offensichtlich, daß bei dieser Methode normative Entscheidungen in erheblichem Ausmaß erforderlich sind.

Als erstes müssen bei diesem Verfahren die Bevölkerungsgruppen definiert und die rollenspezifischen Aktivitäten ausgewählt werden. Dies bedarf zweifellos der normativen Setzung. Nehmen wir weiter an, daß die Einschränkungen dichotom gemessen werden, dann muß anschließend das Ergebnis quantifiziert werden. Auch hierfür sind normative Setzungen notwendig.

Wir halten daher diese Vorgehensweise für ungeeignet, da sie kein Verfahren zur Bildung von Gewichten ist, sondern solche Gewichtungen selbst erfordert. Sie kann lediglich die Bildung der Gewichte erleichtern, indem sie anschauliche Beschreibungen der Aktivitäten und ihrer Einschränkungen liefert.

Normative Entscheidungen von Experten fließen natürlich auch bei der *Befragung der Bevölkerung* ein, da sie die Beeinträchtigungsniveaus definieren, die von der Bevölkerung dann gewichtet werden sollen. Wir wollen im folgenden zwei solcher Erhebungen beispielhaft darstellen und an ihnen die dabei auftretenden methodischen Probleme erörtern. Die erste wurde von Kriedel (1980) in Konstanz durchgeführt. Er befragte 100 Personen schriftlich zur Gewichtung von Beeinträchtigungen durch Epilepsie. Die zweite Befragung wurde von Berg (1973 b) in den USA zur Gewichtung von Bettlägerigkeit gegenüber vollständiger Gesundheit durchgeführt.

Kriedel verwendete 5 Funktionsniveaus: 1) volle Funktionsfähigkeit, 2) Funktionsfähigkeit mit Symptomen, 3) reduzierte Funktionsfähigkeit, 4) Abhängigkeit und 5) Tod. Das Rollenverhalten wurde durch "normale" Aktivitäten konkretisiert, für deren Spezifikation er 4 Gruppen nach dem Kriterium Alter bildete: 1) Kind (0-6 Jahre; "normale" Aktivität: Spielen), 2) Lernender (7-18 Jahre; Schule, Berufsausbildung), 3) Erwachsener (19-65 Jahre; Arbeit in Beruf oder Haushalt), 4. Rentner (über 65 Jahre; Freizeit, Selbstversorgung). Die Befragten sollten die Funktionsniveaus durch Vergabe von Punkten auf einer Skala von 0-100 Punkten zweimal bewerten: einmal für eine angenommene Dauer der Beeinträchtigung auf dem jeweiligen Niveau von einem Jahr und einmal für eine angenommene Dauer der Beeinträchtigung auf dem jeweiligen Niveau von 10 Jahren. Die Werte der Niveaus (1) und (5) wurden per definitionem auf 1 und 0 festgelegt.

Von den 100 ausgewählten Personen füllten 54 den Fragebogen vollständig aus. Dem Funktionsniveau (2) gaben sie bei angenommener Dauer von einem Jahr den Wert 0,77 und bei angenommener Dauer von 10 Jahren den Wert 0,59; dem Niveau (3) die Werte 0,53 bzw. 0,35; dem Niveau (4) die Werte 0,31 bzw. 0,12 (S. 350).

Umgekehrt formuliert bedeutet dies, daß die das Niveau (2) definierenden Einschränkungen ein Gewicht von 0,23 erhielten, wenn sie ein Jahr anhielten, und von 0,41, wenn sie 10 Jahre dauerten. Als weitere Interpretation dieser Ergebnisse läßt sich sagen: wenn ein Individuum 10 Jahre im Funktionsniveau (4) zubringen muß, ist seine Gesundheit um 88 % eingeschränkt.

Berg (1973 b, S. 122 f.) erhob die Gewichtung der Bettlägerigkeit nach zwei methodisch verschiedenen Ansätzen. Im ersten stellte er 279 Personen die Frage: "Nehmen Sie an, Sie hätten eine schwere chronische Erkrankung. Sie verkürzt zwar nicht Ihr Leben, fesselt Sie aber für den Rest Ihres Lebens an das Bett. Es gibt nun eine Operation, mit der Sie geheilt werden können. Diese Operation ist jedoch nicht ungefährlich, so daß Sie möglicherweise während der Operation sterben. Wie groß muß die Wahrscheinlichkeit des Erfolges mindestens sein, damit Sie sich ihr unterziehen?"

Die Befragung ergab einen Mittelwert von 0,25. Nur geringfügig mehr als die Hälfte der Personen würde eine Erfolgswahrscheinlichkeit von 0,29 oder weniger akzeptieren. Berg schließt daraus, daß sie ein normales Leben 3- bis 4mal so hoch einschätzen wie eines mit Bettlägerigkeit. Er unterteilte die Befragten nach sozioökonomischen Kriterien, wie Alter, Familienstand, Religionszugehörigkeit, Einkommen, und fand, daß die Medianwerte bei Männern niedriger waren als bei Frauen, bei jüngeren niedriger als bei älteren, und bei Katholiken und Juden niedriger als bei Protestanten (S. 123 f.).

In einem zweiten Ansatz stellte Berg 211 Personen die Frage: "Sie kommen zu einem brennenden Haus. Sie wissen, daß im Erdgeschoß drei bettlägerige Personen wohnen und im obersten Geschoß ein berufstätiger Mann. Alle vier sind im selben Alter, haben einen ähnlichen Lebenslauf und sind alleinstehend. Sie können nur entweder die drei Kranken oder den Berufstätigen retten. Wen retten Sie?" 65 % der Befragten wählten den Berufstätigen.

Auch bei dieser Erhebung wurden die Befragten nach sozioökonomischen Kriterien in Gruppen aufgeteilt. Die Anteilswerte derer, die den Berufstätigen wählten, lagen bei den Frauen höher als bei den Männern, bei den Alleinstehenden höher als bei den Verheirateten und bei den Juden höher als bei den Katholiken und den Protestanten. Die Ergebnisse der beiden Erhebungen implizieren nach Berg, daß der Wert des Lebens bei Bettlägerigkeit weniger als ein Drittel eines normalen Lebens beträgt (S. 124).

Diese Erhebungen zeigen jedoch auch die erheblichen Probleme, mit denen eine solche Vorgehensweise behaftet ist. So lag der geforderte Wert der Erfolgswahrscheinlichkeit der Operation (Frage 1) bei den Frauen (Medianwert: 0,5) höher als bei den Männern (Medianwert: 0,25). Daraus folgt, daß die Frauen bei dieser Fragestellung einem Leben bei Bettlägerigkeit einen höheren Wert beimessen als die Männer. Bei der Wahl der zu rettenden Person(en) aus dem brennenden Haus (Frage 2) entschieden sich jedoch mehr Frauen (78 %) für die Rettung des Berufstätigen als Männer (64 %). Danach würden die Frauen dem Leben bei Bettlägerigkeit einen niedrigeren Wert zuweisen als die Männer.

Der wesentliche Unterschied zwischen den beiden Fragestellungen ist, daß bei der ersten die Befragten (hypothetisch) selbst betroffen waren, wogegen sie bei der zweiten über die Rettung Dritter zu entscheiden hatten. Offensichtlich ist es möglich, daß Personen bei solchen Unterschieden dieselbe Situation verschieden bewerten. Dies wirft die grundsätzliche Frage auf, *wessen* Präferenzordnung für die Gewichtung herangezogen werden soll. Hierzu werden drei unterschiedliche Standpunkte vertreten: die Präferenzordnung der Zielgruppen gesundheitspolitischer Maßnahmen, die Präferenzordnung der Bevölkerung insgesamt und die Präferenzordnung von Repräsentanten der Bevölkerung.

Die Gewichtung von Beeinträchtigungen durch die Präferenzen der *Zielgruppen* gesundheitspolitischer Maßnahmen vertritt zum Beispiel Berg (1973 b, S. 128 f.). Dem wird jedoch eine Reihe von Argumenten entgegengehalten. So wird dieses Verfahren äußerst problematisch, wenn die Zielgruppen Kinder oder geistig behinderte Menschen sind. Hier müßten Repräsentanten für diese Menschen (Eltern oder sonstige Angehörige, Vormünder) befragt werden. Aber bis zu welchem Alter kann ein Kind oder von welchem Grad der Behinderung an kann ein geistig behinderter Mensch nicht für sich entscheiden?

Die Gewichtung von Beeinträchtigungen durch die Präferenzen der *gesamten Bevölkerung* wird zum Beispiel von Bush vorgeschlagen. Er begründet dies mit den oben genannten Problemen bei der Gewichtung nach den Präferenzen der Zielgruppen und auch mit dem Argument, daß die Angehörigen der Zielgruppen ihre Beeinträchtigungen so hoch gewichten, daß sie alle Ressourcen an sich ziehen (vgl. Bush et al. 1973, S. 200). Das letzte Argument von Bush wird untermauert durch die Ergebnisse der Studie von Rosser u. Kind (1978, S. 352 f.), nach denen Betroffene und Nichtbetroffene dieselben Beeinträchtigungen erheblich anders gewichteten. Befragt wurden Patienten mit somatischen Erkrankungen und Patienten mit mit psychischen Erkrankungen, Krankenschwestern in Kliniken für somatische Erkrankungen und Krankenschwestern in Kliniken für psychische Erkrankungen, freiwilliges Krankenhauspersonal und Ärzte. Die größten Differenzen traten zwischen Patienten und Ärzten auf, wobei die Patienten die Beeinträchtigungen wesentlich höher gewichteten.

Ein wesentlicher Einwand gegen Befragungen der gesamten Bevölkerung ist, daß die Vorstellungskraft der Befragten nicht ausreicht, um die simulierten Situationen zu erfassen (Berg 1973 b, S. 130). Daher treten Fanshel u. Bush (1970, S. 1039) sowie Fanshel (1972, S. 324) für die Gewichtung der Beeinträchtigungen nach den Präferenzen von *Repräsentanten der Bevölkerung* ein, wobei als Erhebungstechnik der paarweise Vergleich im Rahmen eines modifizierten Delphi-Verfahrens verwendet werden sollte.[3] Sie plädieren für die Befragung von Entscheidungsträgern im Gesundheitswesen. Begründet wird dies nicht nur dadurch, daß diese Entscheidungsträger besser informiert sind als die Bevölkerung insgesamt (einer der

[3] Beim Delphi-Verfahren werden Experten mehrfach befragt. Im Anschluß an jede Befragung werden die Ergebnisse ermittelt und beispielsweise in Form von Mittelwerten den Experten bei der nachfolgenden Erhebung zur Kenntnis gebracht. Dadurch ist damit zu rechnen, daß sich die Antworten angleichen, da die Befragten zunehmend von derselben Informationsbasis ausgehen (vgl. Page 1982, S. 224)

Hauptgründe für die Anwendung der Delphi-Technik; vgl. Menges 1982, S. 380 f.), sondern daß sie auch die Ergebnisse in Entscheidungen umsetzen müssen und daher ein besonders hohes Interesse an ihrer adäquaten Entstehung haben.

Die Befragung von Repräsentanten der Bevölkerung hat zwar den Vorteil, daß dieser Personenkreis im allgemeinen besser informiert und im Treffen normativer Entscheidungen geübter sein dürfte als die Bevölkerung insgesamt, wirft jedoch die Frage der sozialen Verantwortlichkeit auf (Wright 1979, S. 24). Selbst wenn diese Frage geklärt ist, indem man beispielsweise die Präferenzen gewählter Parlamentarier zugrunde legt, kann nicht gewährleistet werden, daß die Präferenzen der Bevölkerung wiedergegeben werden. Denn man darf nicht übersehen, "daß bei der Entscheidung bestimmter Probleme die Mehrheit der Wähler durchaus anderer Ansicht sein kann als die Mehrheit des Parlamentes" (Bernholz 1977, S. 582).Um dies zu zeigen, nehmen wir als zu befragende Repräsentanten die Bundestagsabgeordneten an.

Die Entscheidung für die Wahl eines bestimmten Abgeordneten beruht auf einer ganzen Reihe von Gründen, und seine Präferenzen bei der Gewichtung von Beeinträchtigungsniveaus sind nur ein Aspekt von vielen. Da anzunehmen ist, daß die Gesamtheit der übrigen Aspekte höher bewertet wird als diese Präferenzen, ist nicht auszuschließen, daß die Präferenzen der Abgeordneten nicht die der Bevölkerung widerspiegeln. Dieser Fall kann selbst dann eintreten, wenn den Wählern und den Gewählten dieselben Informationen zur Verfügung stehen und alle in gleichem Maße im Fällen von Entscheidungen geübt sind. Wir halten daher die Befragung der Bevölkerung selbst für die bessere Vorgehensweise. Die Gewichtung der Beeinträchtigungsniveaus nach den Präferenzen der Zielgruppen gesundheitspolitischer Maßnahmen halten wir für nicht angebracht, weil die Verteilung der Ressourcen des Gesundheitswesens auf verschiedene Maßnahmen die gesamte Bevölkerung betrifft und diese Entscheidung daher auch nach den Präferenzen der gesamten Bevölkerung getroffen werden sollte.

Nachdem wir die Entscheidung darüber gefällt haben, wer befragt werden sollte, wenden wir uns nun der Problematik zu, nach welcher Erhebungstechnik vorgegangen werden sollte. Eine häufig vorgeschlagene Technik ist die des paarweisen Vergleichs. Für diese Technik wird zum einen als Kriterium die Dauer der Beeinträchtigung herangezogen, zum anderen die Größe der betroffenen Populationen. Bei der ersten Methode wird das folgende Szenarium entwickelt: "Stellen Sie sich vor, es gebe eine Gruppe von N^1 Personen in einem Beeinträchtigungsniveau B^1 und eine gleich große Gruppe von N^2 Personen in einem Beeinträchtigungsniveau B^2. Wenn Sie alle verfügbaren Ressourcen für die Gruppe in B^1 verwenden, werden alle Personen dieser Gruppe nach einer Zeit T^1 vollkommen gesund werden und für den Rest ihres Lebens bleiben. Die Personen der anderen Gruppe bleiben im Beeinträchtigungsniveau B^2. Wenn Sie dagegen alle verfügbaren Ressourcen für die Gruppe in B^2 verwenden, werden alle Personen dieser Gruppe nach einer Zeit T^2 vollkommen gesund werden und bleiben. Die Personen der anderen Gruppe bleiben im Beeinträchtigungsniveau B^1. Wie groß muß das Verhältnis $T^1 : T^2$ sein, damit Sie zwischen den beiden Allokationen indifferent sind?" Bei der zweiten Methode werden die Zeiten T^1 und T^2 als identisch angenommen und nach dem Verhältnis der Gruppengrößen $N^1 : N^2$ gefragt (Fanshel u. Bush 1970, S. 1044 f.; Fanshel 1972, S. 324 f.).

Das grundsätzliche Problem einer Bildung der Gewichte durch den paarweisen Vergleich ist die schnell wachsende Zahl notwendiger Vergleiche, wenn die Anzahl der Beeinträchtigungsniveaus groß wird: es ergeben sich $n * (n-1)/2$ Paare. Dies wird insbesondere von McKenna et al. (1981, S. 97) hervorgehoben. Für die 29 von Patrick et al. (1973 a) verwendeten Beeinträchtigungsniveaus müßten zum Beispiel 406 Vergleiche durchgeführt werden.

Neben der Technik des paarweisen Vergleichs werden noch die Vergabe von Punkten auf einer normierten Skala ("category rating"), die von Neumann-Morgenstern-Methode ("standard gamble method") und die sogenannte "time trade-off method" vorgeschlagen (Wright 1979, S. 24). Bei dem ersten der genannten Verfahren wird den Befragten eine Skala von Werten vorgegeben, beispielsweise von 1 bis 10. Die verschiedenen Beeinträchtigungsniveaus werden dann anhand dieser Skala gewichtet. Dieses Verfahren ist das einfachste der möglichen Erhebungsmethoden. Bei der von Neumann-Morgenstern-Methode wird nach der Wahrscheinlichkeit gefragt, mit der eine Verbesserung eines bestimmten Gesundheitszustandes eintreten muß, um sich einer Behandlung mit unsicherem Ausgang (Tod oder Verbesserung des Gesundheitszustandes) zu unterziehen. Ein Beispiel für die Anwendung dieser Methode ist die erste Fragestellung von Berg (vgl. S. 33). Bei der dritten Vorgehensweise wird gemessen, welche Verkürzung des Lebens jemand zu akzeptieren bereit ist, um damit ein niedrigeres Beeinträchtigungsniveau zu erhalten.

Ein Vergleich dieser drei Verfahren wurde von Patrick et al. (1973 b) und Torrance (1976 b) durchgeführt. Dabei zeigte sich in der erstgenannten Studie, daß die Time-trade-off-Methode nach den Kriterien Verständlichkeit, Validität und Reliabilität am besten abschnitt. Die Vergabe von Punkten auf einer normierten Skala erwies sich als schlechtestes Verfahren. Allerdings waren die Unterschiede teilweise nicht signifikant (Torrance 1976 b). Demgegenüber ergab die Arbeit von Patrick et al. (1973 b), daß die Ergebnisse dieser Technik konsistent sind mit denen des paarweisen Vergleichs und daß die Reliabilität des Verfahrens hoch war. Die Autoren schlossen daraus, daß es auch für die Befragung größerer Personengruppen geeignet ist. Dies zeigte sich auch in der Studie von Kaplan et al. (1976), die 1974 rund 1300 Personen und 1975 rund 1000 Personen in San Diego (USA) mit dieser Methode befragten.

Wir schlagen als Erhebungsmethode die Vergabe von Punkten auf einer normierten Skala ("category rating") vor. Für diese Wahl sprechen vor allem die niedrigeren Kosten gegenüber den anderen Verfahren. Das schlechtere Abschneiden im Vergleich zur Time-trade-off-Methode und der von Neumann-Morgenstern-Methode in der Arbeit von Torrance (1976 b) scheint uns diesen Vorteil nicht aufzuwiegen, zumal das Verfahren nach den Arbeiten von Patrick et al. (1973 b) und Kaplan et al. (1976) erheblich besser beurteilt werden kann.

Als letztes bleibt nun die Art der Fragen anzusprechen, die bei der Erhebung verwendet werden sollten. Hier halten wir es für angebracht, für jedes Beeinträchtigungsniveau einen Tag mit realistischen Einschränkungen des normalen Rollenverhaltens darzustellen. Bei dieser Darstellung sollte auch die bei einem Beeinträchtigungsniveau am häufigsten auftretende Krankheit genannt werden, damit intangible Faktoren wie zum Beispiel die Schmerzhaftigkeit zum Ausdruck gebracht werden können.

Als letzter Punkt soll noch angesprochen werden, daß wir grundsätzlich nur von Werten der Gewichtungsfaktoren ausgehen, die > 0 und $\leqq 1$ sind. Daß sie stets > 0 sein müssen, ist offensichtlich. Denn eine Beeinträchtigung als so leicht zu definieren, daß sie nicht als Abweichung von der vollständigen Gesundheit empfunden wird, widerspricht der Definition der Beeinträchtigung. Und die Werte werden stets < 1 sein, wenn keine Beeinträchtigung so hoch eingeschätzt wird, daß sie den Wert des Lebens an sich aufhebt.

Die Beschränkung der Gewichtungsfaktoren auf Werte von <1 bedarf der normativen Setzung, da nach den empirischen Arbeiten von Rosser u. Kind (1978), Torrance et al. (1982) und Lathrop u. Watson (1982) Beeinträchtigungen als schwerwiegender als der Tod bewertet werden können. Ein weiteres Argument für Werte von > 1 sind Selbstmorde. Auch sie zeigen, daß Menschen in bestimmten Situationen den Tod einem Weiterleben vorziehen (Rosser u. Watts 1978, S. 531). Eine solche Gewichtung schließen wir jedoch aus und beschränken uns auf Werte < 1.

2.3 Operationalisierung des Modells durch Indikatoren der Morbidität

Im letzten Abschnitt wurden die methodischen Probleme diskutiert, die sich aus den Eigenschaften des Beeinträchtigungskonzepts für jedes Modell zur Messung des Gesundheitszustandes der Bevölkerung ergeben. Nun wollen wir untersuchen, wie man den Gesundheitszustand in der Bundesrepublik Deutschland messen kann, wenn man sich nur auf vorliegende Statistiken stützen will. Den vorliegenden Statistiken zur Morbidität ist dabei gemeinsam, daß sie die Auswirkungen der Krankheiten auf die Inanspruchnahme von Gesundheitsleistungen und Krankheitsfolgeleistungen wiedergeben. Wir bezeichnen diese Leistungen daher im folgenden als "Morbiditätsindikatoren", da sie durch den Nachweis der in Anspruch genommenen Leistungen die Auswirkungen von Krankheiten zeigen.

2.3.1 Datenquellen zur Morbidität

Im folgenden geben wir einen Überblick über die vorliegenden Statistiken, wobei wir auch ihre wichtigsten Eigenschaften ansprechen. Dabei berücksichtigen wir, daß nach den Ergebnissen der bisherigen Überlegungen die Statistiken krankheitsspezifische Daten enthalten müssen. Zudem beschränken wir uns auf periodisch erscheinende Statistiken, da der Gesundheitszustand regelmäßig gemessen werden soll.

Kennzeichnend für die zahlreichen Statistiken des Gesundheitswesens ist, daß sie von verschiedenen Institutionen mit unterschiedlichen Zielsetzungen erhoben werden (vgl. Statistisches Bundesamt 1980; Bundesminister für Jugend, Familie und Gesundheit 1980 a; Institut für Dokumentation und Information über Sozialmedizin und öffentliches Gesundheitswesen 1971). Gemeinsam ist diesen Statistiken, daß sie nicht für die Ermittlung des Gesundheitszustandes konzipiert sind und somit für uns Sekundärstatistiken darstellen. Dies wirft eine Reihe methodischer und empirischer Probleme auf (vgl. Schach 1981 a). Soweit die Beurteilung dieser Statistiken ihre grundsätzliche Eignung für die Messung des Gesundheitszustandes ergibt, ist das Aufzeigen von Änderungen und Erweiterungen dieser Statistiken zur Verbesserung der Datenbasis eine der Aufgaben, die wir uns gestellt haben.

Unterschieden werden müssen zunächst die von den Trägern der Sozialversicherung erstellten und die amtlichen Statistiken. Beide haben ihre Probleme.

Als erstes gemeinsames Kennzeichen der *Statistiken der Sozialversicherungsträger* läßt sich feststellen, daß die Daten bei der Leistungserstellung anfallen. Diese Leistungen bestehen nach unserer Abgrenzung aus Gesundheitsleistungen und Krankheitsfolgeleistungen. Die Gesundheitsleistungen bestehen darin, daß vor allem die Gesetzliche Krankenversicherung (GKV) die Kosten der ambulanten und stationären Behandlungen übernimmt und sie über Beiträge finanziert und daß die Gesetzliche Rentenversicherung (GRV) die Kosten der stationären Heilbehandlungen (Kuren) trägt und sie ebenfalls über Beiträge finanziert. Die Krankheitsfolgeleistungen bestehen darin, daß vor allem die GKV befristet das Arbeitseinkommen bei Arbeitsunfähigkeit (AU) durch die Zahlung von Krankengeld ersetzt, und daß die GRV unbefristet das Arbeitseinkommen bei Berufsunfähigkeit (BU) teilweise und bei Erwerbsunfähigkeit (EU) vollständig ersetzt.

Diesen Leistungen entsprechen die Statistiken über Arbeitsunfähigkeit und stationäre Behandlungen der gesetzlichen Krankenkassen sowie die Statistiken über stationäre Heilbehandlungen (Kuren), Berufs- und Erwerbsunfähigkeit der Rentenversicherungsträger. Über die ambulanten Behandlungen liegt keine vergleichbare Statistik vor. Nach Krankheiten ausgewiesen werden die AU-Fälle und AU-Tage sowie die Krankenhausfälle (KH-Fälle) und Krankenhaustage (KH-Tage) nur von den Bundesverbänden der Orts- und der Betriebskrankenkassen. Bei den BU- und EU-Renten wird nur der Zugang, nicht aber auch der Bestand nach Krankheiten ausgewiesen.

Eine erste Konsequenz für die Messung des Gesundheitszustandes der Bevölkerung ergibt sich aus der Eigenschaft der Statistiken, Leistungsdaten zu enthalten, daß sie nur Daten zu den Personen ausweisen, die einen Anspruch auf diese Leistungen haben. Bis auf die Statistik der stationären Behandlungen sind somit im wesentlichen nur Erwerbstätige erfaßt. Eine zweite Konsequenz ergibt sich aus der Organisation der Sozialversicherung in rechtlich und organisatorisch unabhängigen Trägern: eine personenbezogene Verknüpfung der einzelnen Statistiken ist nicht möglich. Es kann also beispielsweise nicht festgestellt werden, wieviele der KH-Tage auf erwerbsunfähige Versicherte entfielen. Damit ist die Verwendung dieser Daten nur unter den in 2.2.1 dargestellten einschränkenden Annahmen für die Gewichtung der Beeinträchtigungsniveaus möglich (vgl. S. 29 f.).

Zu beachten ist weiterhin, daß die Statistiken über Arbeitsunfähigkeit, Kuren sowie Berufs- und Erwerbsunfähigkeit eine gemeinsame Eigenart aufweisen: Für die Feststellung des Anspruchs auf die jeweiligen Krankheitsfolgeleistungen muß der Arzt medizinische Befunde und die konkrete Tätigkeit des Versicherten verknüpfen. So liegt zum Beispiel Arbeitsunfähigkeit nach der Rechtsprechung des Bundessozialgerichts dann vor, wenn ein Versicherter der bisher ausgeübten Erwerbstätigkeit oder einer ihr ähnlichen wegen Krankheit entweder überhaupt nicht nachgehen kann oder nur auf die Gefahr hin, seinen Zustand zu verschlechtern (vgl. Grundner-Culemann 1980, S. 172 f.).

Neben diesen für die *Gesamtheit* der Statistiken der Sozialversicherungsträger geltenden Eigenschaften weisen die einzelnen Statistiken weitere für unsere Fragestellung relevante Charakteristika auf.

Beginnen wir unsere Betrachtungen mit der *Statistik der Arbeitsunfähigkeit* als erster Statistik aus dem Bereich der GKV. Von besonderer Bedeutung für diese Statistik ist, daß sie im allgemeinen nur die ärztlich attestierten Arbeitsunfähigkeiten enthält. Dies ist jedoch lediglich eine Teilmenge aller Arbeitsunfähigkeiten, da aufgrund tarifvertraglicher und betriebsinterner Regelungen ein erheblicher Teil der Arbeitnehmer eine ärztliche Bescheinigung nur bei Arbeitsunfähigkeiten von mehr als 3 Tagen Dauer benötigt.

Über das Gewicht der wegen dieser Regelungen nicht erfaßten Daten sind die Meinungen geteilt. So schätzt der Bundesverband der Betriebskrankenkassen (1980, S. 3), daß die "Dunkelziffer" nicht ausgewiesener AU-Fälle und AU-Tage erheblich ist. Dagegen behauptet Scharf (1983, S. 142), daß die kurzzeitige Arbeitsunfähigkeit (AU-Fälle mit einer Dauer bis zu 3 Tagen) statistisch gesichert nur einen geringfügigen Einfluß auf den Krankenstand habe. So hätte 1980 ihr Anteil an den AU-Tagen insgesamt nur bei 1,7 % gelegen. Scharf gibt aber nicht an, ob sich seine Aussage auf die kurzzeitige Arbeitsunfähigkeit *insgesamt* oder nur auf die *erfaßte* bezieht, so daß seine Behauptung mit einiger Skepsis betrachtet werden muß.

Zu berücksichtigen ist weiter, daß ein Teil der freiwilligen Mitglieder der gesetzlichen Krankenkassen keinen Anspruch auf Krankengeld hat. Dies betrifft beispielsweise Frauen, die ihre Erwerbstätigkeit aufgegeben haben, aber einen eigenständigen Versicherungsschutz durch die freiwillige Mitgliedschaft in einer gesetzlichen Krankenkasse aufrechterhalten. Daraus folgt, daß AU-Tage je Pflichtmitglied und AU-Tage je freiwilliges Mitglied sachlich unterschiedliche Größen sind.

Zusammenfassend läßt sich also festhalten, daß aufgrund gesetzlicher und tarifvertraglicher Regelungen die Arbeitsunfähigkeit nicht vollständig erfaßt wird. Und da wegen dieser Regelungen nur kurzzeitige Arbeitsunfähigkeiten nicht erfaßt werden, ergibt sich als weitere Folge, daß das Krankheitsspektrum verzerrt wiedergegeben wird. Denn es kann nicht angenommen werden, daß die Krankheiten gleich über die kurzzeitigen und die längerfristigen Arbeitsunfähigkeiten verteilt sind.

Die *Statistik der stationären Behandlungen* ist in zwei Punkten unproblematischer als die Statistik der Arbeitsunfähigkeit. Zum einen ist die Leistung "stationäre Behandlung" nicht an die Erwerbstätigkeit gebunden. Daher stehen Angaben über einen erheblich weiteren Personenkreis zur Verfügung. Zum anderen werden alle KH-Fälle und KH-Tage erfaßt, so daß die mit einer Dunkelziffer verbundenen Probleme entfallen. Als wesentlicher Nachteil muß die Zusammenfassung der mitversicherten Familienangehörigen zu einer Gruppe angesehen werden. Ursache dafür sind die unzureichenden Informationen der einzelnen Krankenkassen über diesen Personenkreis (vgl. Schach 1981 b). Dies hat zur Folge, daß die stationäre Behandlung der mitversicherten Familienangehörigen nicht nach Alter und Geschlecht ausgewiesen wird.

Zu beachten ist schließlich, daß Arbeitsunfähigkeiten und stationäre Behandlungen insofern miteinander verbunden sind, als bei Mitgliedern mit Anspruch auf Krankengeld jede stationäre Behandlung mit Arbeitsunfähigkeit einhergeht. Zur inhaltlichen Trennung müssen daher die KH-Tage von den AU-Tagen abgesetzt werden. Diese einfache Vorgehensweise ist jedoch nur bei den Pflichtmitgliedern möglich, da nur bei ihnen jedes Mitglied Anspruch auf Krankengeld hat.

Zu den Statistiken der GRV gehört die *Statistik der stationären Heilbehandlungen* (Kuren). Ziel der stationären Heilbehandlungen ist es, zusammen mit den Maßnahmen zur beruflichen Rehabilitation eine vorzeitige Minderung der Erwerbsfähigkeit zu verhindern. Diese medizinisch-rehabilitativen Maßnahmen haben sich seit Beginn des Jahrhunderts allmählich durchgesetzt. Im Jahre 1957 wurde das Prinzip der "Rehabilitation vor Rente" in der GRV verankert (vgl. Schicke 1978, S. 74). Die gesetzlichen Regelungen sind in den §§ 1236-1237 der Reichsversicherungsordnung (RVO) niedergelegt. Für unsere Fragestellung wesentlich ist, daß dort auch festgelegt wurde, in welchen Abständen diese Leistung gewährt werden soll.

Erstellt und veröffentlicht wird die Statistik der stationären Heilbehandlungen jährlich vom Verband Deutscher Rentenversicherungsträger (VDR). Die abgeschlossenen stationären Heilbehandlungen werden darin nach einer Reihe von Kriterien gegliedert, wie Versicherungsträger (Rentenversicherung der Arbeiter oder der Angestellten), Alter, Geschlecht und Krankheiten. Ein grundlegender Mangel der ausgewiesenen Werte ist, daß keine zuverlässigen Daten über den Kreis der Anspruchsberechtigten vorliegen, so daß die absoluten Werte nur approximativ relativiert werden können. Man kann allerdings davon ausgehen, daß der Kreis der Anspruchsberechtigten annähernd der Gesamtheit der Versicherten entspricht (Leibing u. Müller-Späth 1981, S. 189).

Als letzten Statistiken der Sozialversicherungsträger wenden wir uns den *Statistiken der Berufsunfähigkeit und der Erwerbsunfähigkeit* zu. Ausgangspunkt der Betrachtung sind die den Statistiken zugrundeliegenden Leistungen der BU- und EU-Renten und die Voraussetzungen, unter denen sie gewährt werden.

Gewährt werden BU- und EU-Renten, wenn die Erwerbsfähigkeit eines Versicherten langfristig eingeschränkt oder nicht mehr gegeben ist. Die Kriterien für das Vorliegen von Berufsunfähigkeit sind in der RVO in § 1246,2 und im Angestelltenversicherungs-Gesetz (AVG) in § 23,2 geregelt. Danach ist ein Versicherter berufsunfähig, dessen Erwerbsfähigkeit infolge von Krankheit oder anderen Gebrechen oder Schwäche seiner körperlichen oder geistigen Kräfte auf weniger als die Hälfte derjenigen eines körperlich und geistig gesunden Versicherten mit ähnlicher Ausbildung und gleichwertigen Kenntnissen und Fähigkeiten herabgesunken ist. Erwerbsunfähigkeit liegt nach § 1247,2 RVO und § 24,2 AVG dann vor, wenn ein Versicherter aus den oben genannten Gründen in absehbarer Zeit keine Erwerbstätigkeit in gewisser Regelmäßigkeit ausüben oder nur noch geringfügige Einkünfte durch Erwerbstätigkeit erzielen kann.

Der wesentliche Unterschied der beiden Leistungen liegt darin, daß dem Versicherten bei Berufsunfähigkeit eine weitere Erwerbstätigkeit zugemutet wird, wogegen bei Erwerbsunfähigkeit die Beeinträchtigung als so schwerwiegend betrachtet wird, daß eine Erwerbstätigkeit nicht mehr möglich ist. Dementsprechend soll die BU-Rente nur die Minderung des Arbeitseinkommens ausgleichen, wenn der Berufsunfähige seine Erwerbstätigkeit zeitlich einschränken oder eine Arbeit mit geringerer Qualifikation annehmen muß. Die EU-Rente dagegen ersetzt das Arbeitseinkommen vollständig.

Die BU-Rente ist in den letzten 20 Jahren nahezu bedeutungslos geworden. So gab es 1960 in der Rentenversicherung der Arbeiter und der Angestellten noch einen Zugang von insgesamt 116035 BU-Renten; 1980 war dieser Zugang auf 21607 Renten und damit auf 18,6 % des Ausgangswertes gesunken. Wodurch dieser Rückgang verursacht wurde, kann nur vermutet werden. Aus der zeitlichen Entwicklung des Zugangs an BUund EU-Renten ergibt sich jedoch ein Anhaltspunkt dafür, daß der Rückgang neuer BU-Renten vor allem durch ihre Substitution durch EU-Renten bedingt ist. So geht bis 1963 der Zugang an BU-Renten leicht zurück, derjenige an EU-Renten ist etwa konstant. Bis 1969 geht dann der Zugang an BU-Renten weiterhin leicht zurück, derjenige an EU-Renten steigt dagegen leicht an. Von 1969 an verstärkt sich dann die konträre Entwicklung erheblich. Dies läßt vermuten, daß insbesondere von 1969 an zwischen der Einschränkung der BU- und der Ausweitung der EU-Renten ein Zusammenhang besteht.

Ein weiterer Anhaltspunkt für diese Substitution ergibt sich aus der Entwicklung der Rechtsprechung von 1963 an. Sie zog in ihrem Bemühen, das für die Berufsunfähigkeit erforderliche Maß an geminderter Erwerbsfähigkeit konkrekt festzustellen, zunehmend das Kriterium des noch erreichbaren Einkommens in Betracht.

Diese Entwicklung hatte zwei wesentliche Auswirkungen: zum einen wurde der Bereich der einem Berufsunfähigen zumutbaren Arbeitsplätze erweitert, da das Gewicht des Kriteriums "Berufsausbildung" geringer geworden war, zum anderen kam es zunehmend auf die *Gelegenheit* zur Erwerbstätigkeit an und nicht mehr allein auf die *Fähigkeit* dazu (vgl. Rüth 1976, S. 17 f.). Dadurch nahm die Entwicklung des Arbeitsmarktes stärker Einfluß auf die Frage, ob Berufs- oder Erwerbsunfähigkeit gegeben ist. Dies wirkte sich natürlich auch auf die Begutachtungspraxis des vertrauensärztlichen Dienstes als Vorfeld der Rechtsprechung aus.

Mit diesen Überlegungen schließen wir die Betrachtungen zu den Statistiken der Sozialversicherungsträger ab. Als Fazit läßt sich festhalten, daß zu den ambulanten Behandlungen keine Daten vorliegen, die zur Messung des Gesundheitszustandes verwendet werden können, daß lediglich in der Statistik der stationären Behandlungen Nichterwerbstätige erfaßt sind (allerdings nur unzureichend), und daß gesetzliche Regelungen bei den Statistiken der Krankheitsfolgeleistungen und bei der Statistik der stationären Heilbehandlungen die Entwicklung der empirischen Werte im Zeitablauf stark beeinflußt haben.

Kommen wir nun zur *amtlichen Statistik.* Hier werden zwei Statistiken erstellt, die für die Messung des Gesundheitszustandes von Bedeutung sind: die Statistik der Todesursachen und der Mikrozensus. Die Statistik der Todesursachen werden wir im folgenden Abschnitt behandeln, wo die empirischen Werte des Maßes H' für die Länge des Lebens berechnet werden (2.4). (Die Statistik der Todesursachen wird nicht für die Bildung von Beeinträchtigungsniveaus gebraucht und fällt damit aus dem Rahmen dieses Abschnittes.) Hier werden wir also nur die Fragen zur Gesundheit betrachten, die im Zuge des Mikrozensus gestellt werden.

Der *Mikrozensus* enthält seit dem Jahre 1963, in dem erstmals eine Probeerhebung erfolgte, Fragen zur Gesundheit. Sie wurden bis zum Jahre 1974 als Zusatzbefragungen mit unterschiedlichen Auswahlsätzen durchgeführt. Im Jahre 1975 wurden diese Fragen durch eine Novellierung des zugrundeliegenden Gesetzes[4] in das Grundprogramm aufgenommen. Von 1976 an werden sie im Abstand von 2 Jahren mit wechselnden Auswahlsätzen von 0,25 % und 0,1 % erhoben. Erfaßt werden die Krankheiten und Unfallverletzungen (die wir auch zu den Krankheiten zählen) der Befragten nach Art und Dauer. Ebenfalls erfaßt werden die ambulanten und stationären Behandlungen sowie die Arbeitsunfähigkeiten (vgl. Statistisches Bundesamt 1981 a). Die Abgrenzung von Krankheit und Gesundheit erfolgt dabei nach dem Beeinträchtigungskonzept (vgl. Brennecke 1981 b, S. 107).

Geprägt wird diese Statistik durch zwei Eigenschaften: Erhoben werden nur Angaben über einen gleitenden 4-Wochen-Zeitraum (in der Regel April und Mai), und alle Daten beruhen auf Auskünften der Befragten. Eine Hochrechnung auf Jahreswerte ist kaum möglich, da wir nicht von einer das ganze Jahr über konstant bleibenden Morbidität oder gar von einem das ganze Jahr über konstanten Krankheitsspektrum ausgehen können. Weiterhin sind die Angaben zum Krankheitsspektrum mit erheblichen Fehlern behaftet. Denn es kann weder davon ausgegangen werden, daß alle befragten Personen über ihre Krankheiten ausreichende Informationen besitzen, noch davon, daß sie stets wahrheitsgemäß antworten. So rechnet das Statistische Bundesamt (1981 a, S. 10) beispielsweise mit einer Untererfassung bei den "seelischen Störungen".

Aus diesen Eigenschaften ergeben sich vor allem zwei Konsequenzen: Krankheitsbezogene Analysen sind auf der Basis des Mikrozensus kaum möglich, ebenso eine

[4] Gesetz über die Durchführung einer Repräsentativstatistik der Bevölkerung und des Erwerbslebens (Mikrozensus) vom 15. Juli 1975, BGBl. I, S. 1909 f.

Verknüpfung von Daten des Mikrozensus mit Daten der Sozialversicherungsträger. Daß krankheitsbezogene Analysen kaum möglich sind, resultiert aus den zu erwartenden Fehlern bei der Art der Krankheiten. Daß die Verknüpfung von Daten des Mikrozensus mit Daten der Sozialversicherungsträger kaum möglich ist, liegt darin begründet, daß die Daten des Mikrozensus auf Jahreswerte hochgerechnet werden müßten, um sie mit den Daten der Sozialversicherungsträger kompatibel zu machen. Dies ist jedoch mit erheblichen Problemen verbunden.

Aus diesen Überlegungen folgt, daß der Mikrozensus vor allem für Zeitreihenanalysen ohne Beachtung des Krankheitenspektrums geeignet ist. Gerade die Zeitreihenanalysen werden jedoch durch methodische Umstellungen in den letzten Jahren erheblich erschwert (vgl. Brennecke 1981 b). Der Wert des Mikrozensus für die Messung des Gesundheitszustandes muß daher als relativ gering eingeschätzt werden.

2.3.2 Auswahl der Indikatoren für die Beinträchtigungsniveaus

Im vorigen Unterabschnitt haben wir die wichtigsten periodisch erscheinenden Statistiken des Gesundheitswesens dargestellt, die *potentiell* für die Messung des Gesundheitszustandes der Bevölkerung herangezogen werden können. Aus diesen Statistiken werden wir jetzt diejenigen auswählen, die uns für die Operationalisierung unseres Modells geeignet erscheinen. Bei dieser Auswahl orientieren wir uns an den Eigenschaften der Statistiken. Wir haben bereits festgestellt, daß die Verknüpfung von Daten des Mikrozensus mit Daten der Sozialversicherungsträger problematisch ist. Daher sollte der Gesundheitszustand entweder vornehmlich auf der Basis des Mikrozensus oder vornehmlich auf der Basis von Statistiken der Sozialversicherungsträger gemessen werden.

Die erste grundsätzliche Entscheidung bei der Auswahl der Statistiken für die empirische Basis unseres Modells ist daher, daß wir uns hauptsächlich auf die Statistiken der Sozialversicherungsträger stützen wollen, da die Statistiken der Sozialversicherungsträger die Krankheiten besser erfassen als der Mikrozensus, und da sie im Gegensatz zu den Werten eines gleitenden 4-Wochen-Zeitraums im Mikrozensus Jahreswerte nachweisen. Allerdings behalten wir uns vor, punktuell Daten des Mikrozensus heranzuziehen, wenn Lücken in den Daten der Sozialversicherungsträger anders nicht zu schließen sind.

Durch diese Entscheidung werden zwei grundsätzliche Probleme aufgeworfen. Das erste Problem besteht darin, daß wir den Gesundheitzustand durch Daten zur Inanspruchnahme von Gesundheitsleistungen und Krankheitsfolgeleistungen messen wollen, obwohl bekannt ist, daß der Gesundheitszustand nur eine – wenn auch wesentliche – Determinante dieser Inanspruchnahme ist. Das zweite Problem besteht darin, daß wir den Gesundheitszustand der gesamten Bevölkerung messen wollen, die überwiegende Zahl der Statistiken jedoch nur Daten über Erwerbstätige enthält. Die Frage ist also, welche Schlüsse aus den Gesundheits- und den Krankheitsfolgeleistungen der Sozialversicherungsträger auf den Gesundheitszustand der Bevölkerung insgesamt gezogen werden können.

Beginnen wir mit dem ersten Problemkreis. Als Determinanten der Inanspruchnahme von Gesundheits- und Krankheitsfolgeleistungen werden neben dem Gesundheitszustand der Bevölkerung im wesentlichen ökonomische Größen, die Verfügbarkeit der Leistungen und sonstige prädisponierende Determinanten genannt (vgl. Breyer 1984, S. 11). Da diese Determinanten bestehen, kann von der Inanspruchnahme der Leistungen nicht ohne weiteres auf den Gesundheitszustand zurückgeschlossen werden, sondern nur dann, wenn man die Richtung und das Ausmaß der Wirkungen dieser zusätzlichen Determinanten auf die Inanspruchnahme der Leistungen abschätzen kann. Dies ist jedoch kaum möglich.

Als *ökonomische* Größen, die Einfluß auf die Inanspruchnahme nehmen, sind vor allem die Preise der Leistungen und das Einkommen der Leistungsnachfrager zu nennen sowie diejenigen Anreize für die Leistungsanbieter, die von der Honorierungsform der Gesundheitsleistungen ausgehen. Die Preise der Leistungen sind dabei in der Bundesrepublik Deutschland insofern ohne Bedeutung, als bei der gegenwärtigen Organisation des Gesundheitswesens dem Patienten nahezu keine Kosten in Rechnung gestellt werden.

Als relevant ist dagegen das Einkommen anzusehen. Sein Einfluß auf die Inanspruchnahme ist allerdings umstritten. So wird einmal argumentiert, Gesundheit sei ein superiores Gut, weshalb zum Beispiel bei steigendem Einkommen die Inanspruchnahme von Gesundheitsleistungen überproportional steige (vgl. Herder-Dorneich 1976, S. 20). Als Gegenposition wird vertreten, daß mit steigendem Einkommen auch der Lebensstandard steigt und dadurch einige Krankheiten zurückgehen (vgl. McKeown u. Lowe 1977). Außerdem steigt mit steigendem Einkommen auch der Bildungsstand. Mit zunehmendem Bildungsstand werden aber nach Grossman (1972, 1975) die Gesundheitsleistungen effizienter genutzt, woraus ein Rückgang der Inanspruchnahme zu erwarten ist. Mehrere Querschnittsanalysen innerhalb verschiedener Länder zeigen denn auch, daß die Inanspruchnahme mit steigendem Einkommen sinkt (vgl. Breyer 1984, S. 13).

Zu den Anreizen, die von der Honorierungsform der Gesundheitsleistungen ausgehen, sei nur die Honorierung der stationären Behandlungen durch kostendeckende pauschale Tagessätze erwähnt. Diese Form führt dazu, daß ein Krankenhaus auf eine möglichst hohe Auslastung seiner Kapazität bedacht sein muß. Daher behält es möglicherweise Patienten länger, als dies aus medizinischen Gründen notwendig ist.

Der Einfluß der *Verfügbarkeit* der Leistungen des Gesundheitswesens auf ihre Inanspruchnahme wurde bisher vor allem für die Gesundheitsleistungen untersucht. Gemessen wird dabei die Verfügbarkeit (auch Angebotsdichte genannt) an der Zahl der Ärzte bezogen auf die Zahl der zu versorgenden Personen bei der ambulanten (medizinischen) Versorgung und an der Zahl der Krankenhausbetten bezogen auf die Zahl der zu versorgenden Personen bei der stationären (medizinischen) Versorgung. Die Ergebnisse der Untersuchungen sind jedoch widersprüchlich. So fanden für die Bundesrepublik Deutschland Borchert (1980) und Krämer (1981) bei der ambulanten Versorgung einen positiven Einfluß der Angebotsdichte auf die Inanspruchnahme. Dagegen fand Breyer (1984) keinen Einfluß der Angebotsdichte bei der ambulanten, wohl aber bei der stationären Versorgung. Auch Adam (1983) konnte keinen Einfluß der Angebotsdichte auf die Inanspruchnahme bei der ambulanten Versorgung nachweisen.

Verstärkt wird die Problematik dadurch, daß man einen positiven Zusammenhang zwischen Angebotsdichte und Inanspruchnahme unterschiedlich erklären kann (vgl. Pauly 1980). Für unsere Fragestellung sind vor allem zwei mögliche Interpretationen von Bedeutung: das Vorliegen eines Nachfrageüberhangs und die Ausweitung der Inanspruchnahme durch die Anbieter. Bei einem Nachfrageüberhang könnten weniger Gesundheitsleistungen in Anspruch genommen werden, als aufgrund des Gesundheitszustandes eigentlich notwendig wären. Behandlungsbedürftige Beeinträchtigungen blieben unbehandelt und würden damit nicht erfaßt. Bei einer Ausweitung der Inanspruchnahme durch die Anbieter würden dagegen mehr Gesundheitsleistungen erbracht, als aufgrund der behandlungsbedürftigen Beeinträchtigungen erforderlich wären. Im ersten Fall würde der Gesundheitszustand über die Inanspruchnahme als zu gut, im zweiten als zu schlecht dargestellt.

Der Begriff *prädisponierende Determinanten* umfaßt eine ganze Reihe der verschiedensten Determinanten wie beispielsweise die Alters- und Geschlechtsstruktur der Bevölkerung, Umweltbedingungen oder den technischen Fortschritt. Richtung und Ausmaß der Wirkungen von Alters- und Geschlechtsstruktur sowie Umweltbedingungen können dabei noch einigermaßen abgeschätzt werden. Unklar ist dagegen die Rolle des technischen Fortschritts: Siebeck (1976, S. 55 f.) betont seine positive Auswirkung auf die Inanspruchnahme, Andersen u. Newman (1973) weisen auf die Möglichkeit einer negativen hin.

Als Fazit der bisherigen Erörterungen läßt sich somit festhalten: wir wissen zwar, daß neben dem Gesundheitszustand weitere Größen auf die Inanspruchnahme von Leistungen des Gesundheitswesens einwirken, aber nicht, wie sie darauf einwirken. Daher ist es auch nicht möglich, die Wirkungen dieser Größen auf die beobachtete Inanspruchnahme herauszurechnen, um von der Inanspruchnahme auf einen exogen definierten Gesundheitszustand rückschließen zu können. Es kann lediglich vermutet werden, daß der Gesundheitszustand der Bevölkerung durch Daten zur Inanspruchnahme tendenziell als zu schlecht ausgewiesen wird. Es sind daher gesicherte Aussagen nur darüber möglich, in welchem Ausmaß unter den gegebenen Rahmenbedingungen Beeinträchtigungen als derartig schwerwiegend empfunden wurden, daß sie zu der beobachteten Inanspruchnahme führten. Diese Aussagen scheinen uns jedoch für eine sozial ausgerichtete Definition des Gesundheitszustandes ausreichend.

Mit diesem Fazit schließen wir die Diskussion des ersten Problemkreises ab und gehen zur Diskussion des zweiten über. Wir wollen also im folgenden untersuchen, welche Folgerungen für die Messung des Gesundheitszustandes der gesamten Bevölkerung sich daraus ergeben, daß die Statistiken der Sozialversicherungsträger überwiegend Daten zu den Erwerbstätigen enthalten. Die Statistik der Arbeitsunfähigkeit umfaßt dabei im wesentlichen die erwerbstätigen GKV-Mitglieder und die Statistik der stationären Behandlungen die GKV-Versicherten. Die Statistik der stationären Heilbehandlungen (Kuren) sowie die Statistik des Zugangs an BU-Renten und die Statistik des Zugangs an EU-Renten umfassen die GRV-Versicherten.

Vier der fünf Statistiken erfassen also im wesentlichen nur die Erwerbstätigen und damit nur rund ein Drittel der Bevölkerung. Lediglich die Statistik der stationären Behandlungen hat ein breiteres Fundamemt: sie erfaßt rund 90 % der Bevölkerung. Aussagen zum Gesundheitszustand der gesamten Bevölkerung sind somit aus diesen Statistiken nur mit Hilfe teilweise weitreichender Annahmen möglich.

Die wenigsten Annahmen wären zweifellos notwendig, wenn man für die Messung des Gesundheitszustandes der Bevölkerung nur die Statistik der stationären Behandlungen heranziehen würde. Dann wäre nur eine Schätzung der Beeinträchtigung für rund 10 % der Bevölkerung erforderlich. Die einfachste Annahme dabei wäre, daß die Zahl der Krankenhaustage pro Person bei der Bevölkerung mit Versicherungsschutz durch die GKV und beim Rest der Bevölkerung identisch sind.

Diese Vorgehensweise hat jedoch den Nachteil, daß wir wesentliche Informationen zum Gesundheitszustand nicht verwerten und nur ein einziges Beeinträchtigungsniveau bilden können. Dieser Nachteil wiegt für uns schwerer als die mit der Einbeziehung weiterer Daten der Sozialversicherungsträger verbundenen Probleme.

Die weitreichendste Alternative ist, zunächst nur den Gesundheitszustand der erwerbstätigen Bevölkerung mit Versicherungsschutz durch GKV und GRV unter Einbeziehung aller Statistiken der Sozialversicherungsträger zu messen und dann dieses Ergebnis auf die gesamte Bevölkerung zu übertragen. Hierzu sind zwei grundsätzliche Annahmen erforderlich: daß bei der übrigen Bevölkerung Beeinträchtigungen auftreten, die der Arbeitsunfähigkeit usw. entsprechen, und daß deren Häufigkeit genauso groß ist wie bei der erfaßten Population.

Die erste dieser beiden Annahmen scheint uns plausibel, für die zweite halten wir jedoch die Datenbasis von einem Drittel der gesamten Bevölkerung für zu schwach. Denn es muß berücksichtigt werden, daß die Teilpopulationen unterschiedlichen gesundheitsrelevanten Bedingungen unterliegen. Dies läßt sich beispielsweise daraus ableiten, daß bei der Arbeitsunfähigkeit deutliche Unterschiede nach Berufen und Wirtschaftszweigen beobachtet werden können (vgl. Müller 1980; Statistisches Bundesamt 1981 b; Georg et al. 1981, 1982; Wolfe u. Havemann 1983). Dies zeigt, daß die Art der Tätigkeit ein gesundheitsrelevanter Faktor ist. Da sich die Art der Tätigkeiten des erfaßten Personenkreises von der Art der Tätigkeiten der übrigen Bevölkerung deutlich unterscheidet, scheint es uns unzulässig, die ausgewiesenen Werte als repräsentativ für die gesamte Bevölkerung zu betrachten.

Wir haben uns deshalb entschieden, der Messung des Gesundheitszustandes der Bevölkerung nur die erfaßten Beeinträchtigungen zugrunde zu legen. Da die Krankheitsfolgeleistungen nur die Erwerbstätigen umfassen, folgt aus dieser Entscheidung, daß der Gesundheitszustand als zu hoch ausgewiesen wird. Es ist damit zu rechnen, daß diese Einschätzung auch unter Berücksichtigung der Feststellung gilt, daß der Gesundheitszustand durch Daten zur Inanspruchnahme vermutlich tendenziell als zu schlecht ausgewiesen wird. Denn es ist anzunehmen, daß der zuletzt genannte Effekt durch die Beschränkung des überwiegenden Teils der Statistiken auf die Erwerbstätigen deutlich überkompensiert wird.

Neben dem Nachweis eines zu hohen Gesundheitszustandes der Bevölkerung werden durch unsere Vorgehensweise auch bei der Bewertung gesundheitspolitischer Maßnahmen Probleme aufgeworfen. Denn deren Auswirkungen auf den Gesundheitszustand hängen bei dieser Vorgehensweise auch davon ab, in welchem Ausmaß von einer Maßnahme Erwerbstätige und in welchem Ausmaß Nichterwerbstätige betroffen werden. Um dies zu verdeutlichen, nehmen wir an, eine Maßnahme betreffe nur Nichterwerbstätige, zum Beispiel Kinder. Die Auswirkung dieser Maßnahme auf den Gesundheitszustand der Bevölkerung kann nur danach berechnet werden, wie die Länge des Lebens und die Zahl der stationären Behandlungen verändert werden. Eine andere Maßnahme betreffe nur Erwerbstätige. Die Auswirkung dieser Maßnahme auf den Gesundheitszustand der Bevölkerung berechnet sich im Gegensatz zur vorigen zum Beispiel auch danach, wie Arbeits- oder Erwerbsunfähigkeitszahlen verändert werden. Diese Problematik wird in Kap. 3 aufzugreifen sein, wo wir die Auswirkungen gesundheitspolitischer Maßnahmen auf den Gesundheitszustand der Bevölkerung berechnen wollen.

Mit diesem Verweis beenden wir die Diskussion des zweiten Problemkreises, der sich aus der Verwendung der Statistiken der Sozialversicherungsträger für die Messung des Gesundheitszustandes der Bevölkerung ergibt. Damit haben wir die wichtigsten Konsequenzen betrachtet, die aus der grundsätzlichen Entscheidung resultieren, diese Statistiken heranzuziehen und nicht den Mikrozensus. Wir wollen nun die von der bisherigen Fragestellung deutlich abhebbare Frage betrachten, ob wir alle Statistiken der Sozialversicherungsträger berücksichtigen sollen oder ob sich aus den Eigenschaften einzelner Statistiken Argumente gegen ihre Einbeziehung ableiten lassen. Es soll also festgelegt werden, mit welchen Arten von Beeinträchtigungsniveaus auf Grund des vorliegenden Materials gearbeitet wird.

Die wesentlichste Kritik an der Verwendung der ärztlich attestierten *Arbeitsunfähigkeit* als Morbiditätsindikator für die Messung des Gesundheitszustandes der Bevölkerung geht davon aus, daß die Feststellung der Arbeitsunfähigkeit die Gegenüberstellung von Arbeitsanforderungen an den Patienten und beobachteten medizinischen Befunden verlangt. Dazu sei der einzelne Arzt kaum in der Lage. Zudem seien viele Arbeitnehmer im medizinischen Sinne krank, ohne sich arbeitsunfähig schreiben zu lassen, wogegen bei anderen eine Krankheit das Fernbleiben von der Arbeit aus völlig anderen Gründen zu rechtfertigen habe (Schwefel u. Schwartz 1978, S. 11 f.). Als Indiz dafür wird die hohe Übereinstimmung zwischen der Patientenselbstdiagnose und der Diagnose des niedergelassenen Arztes gesehen (von Ferber 1980, S. 918).

Diese Kritik ist natürlich von wesentlicher Bedeutung, wenn man sie im Rahmen des medizinisch geprägten Krankheitenkonzepts sieht. Sie verliert jedoch erheblich an Bedeutung, wenn man nach dem Beeinträchtigungskonzept vorgeht und damit berücksichtigt, daß Krankheit auch eine soziale Komponente besitzt. Dann liegt eine ganze Reihe weiterer Gründe neben den rein medizinischen im Rahmen der zugrundeliegenden Konzeption, zum Beispiel der Faktor Arbeitszufriedenheit. Die unter diesen Voraussetzungen mißbräuchliche Ausnutzung der AU-Schreibung schätzt Helberger (1976, S. 49) als nicht sehr groß ein.

Eine weitere Kritik an der Verwendung der ärztlich attestierten Arbeitsunfähigkeit als Morbiditätsindikator setzt daran an, daß ihre Höhe (gemessen etwa an der Zahl der AU-Tage je Versicherten) auf Konjunkturschwankungen deutlich reagiert und in Zeiten der Hochkonjunktur erheblich höher liegt als in Rezessionsphasen (vgl. Seyfarth 1981, S. 76 f.). Diese Konjunkturreagibilität wird gegensätzlich erklärt: für die niedrigere Arbeitsunfähigkeit in der Rezession werden zum einen psycho-soziale Faktoren aufgeführt wie Furcht vor dem Verlust des Arbeitsplatzes, zum anderen physische Faktoren, wie die Verringerung der Arbeitsdauer durch den Abbau von Überstunden. Ein weiteres Argument ist, daß (vermutlich durch eine geringere Personalfluktuation bedingt) die Zahl der Arbeitsunfälle und damit eine wichtige Determinante der Arbeitsunfähigkeit abnimmt (vgl. Läge 1972, S. 117; Wusterhausen 1976, S. 137; von Troschke 1977, S. 101 f.; Seyfarth 1981, S. 76 f.).

Auch Art und Umfang der sozialen Sicherung werden gerade bei der Arbeitsunfähigkeit eine wesentliche Rolle zugeschrieben. So wird behauptet, die Arbeitsunfähigkeit sei um so höher, je besser die Arbeitnehmer sozial gesichert sind. Begründet wird dieser Zusammenhang damit, daß der Anreiz zur Inanspruchnahme von Krankheitsfolgeleistungen um so größer sei, je weniger das Sozial- vom Arbeitseinkommen abweicht (Albers 1976, S. 941 f.). Realisierbar sei dieses Verhalten, da der einzelne Arzt in der Regel die Arbeitsunfähigkeit nicht konkret beurteilen könne. Der empirische Nachweis dieser These ist jedoch kaum zu führen, da bei beiden Datenquellen zur Arbeitsunfähigkeit, der Statistik der gesetzlichen Krankenkassen und dem Mikrozensus, methodische Umstellungen die dafür erforderlichen Zeitreihenanalysen nahezu unmöglich machen (Brennecke 1981 b; Knoblich 1982).

Letztlich geht es in diesen Diskussionen darum, entweder einen Mißbrauch der Krankheitsfolgeleistung "Lohnfortzahlung" oder eine zu geringe Inanspruchnahme der Gesundheitsleistung "Freistellung von der Arbeit zur Wiederherstellung der Gesundheit" zu begründen. Über die empirische Bedeutung der Problematik liegen aus vielen Gründen (allein der Begriff des Mißbrauchs ist kaum zu operationalisieren) keine gesicherten Daten vor, sondern nur Vermutungen. So wurden von Experten der UNO eine Mißbrauchsquote von 1-3 % und eine Quote nicht in Anspruch genommener Gesundheitsleistungen von bis zu 50 % geschätzt (Scharf 1983, S. 142). Wie allen subjektiven Schätzungen muß jedoch auch diesen mit großer Skepsis begegnet werden.

Aus den dargestellten Argumenten lassen sich einige Bedenken gegen die Verwendung der Arbeitsunfähigkeit als Morbiditätsindikator für die Messung des Gesundheitszustandes der Bevölkerung ableiten. Die Argumente erscheinen uns aber nicht ausreichend, um die Rolle des Gesundheitszustandes als *wesentlicher* Determinante der Arbeitsunfähigkeit zu untergraben (vgl. Paringer 1983). Wir haben uns deshalb trotz der Bedenken entschlossen, ein Beeinträchtigungsniveau "Arbeitsunfähigkeit" zu bilden.

Die Verwendung der *stationären Behandlungen* als Morbiditätsindikator ist wesentlich unproblematischer, wenn auch die Verfügbarkeit dieser Gesundheitsleistung eine besonders große Bedeutung für ihre Inanspruchnahme besitzt. Darauf weist insbesondere Häussler (1976, S. 85 f.) mit den folgenden Daten hin: 1968 entfielen auf je 1000 Einwohner in Schweden 16,2 Krankenhausbetten, in der Bundesrepublik Deutschland 11, in den USA 8,6 und in Holland 5,41. Die Anzahl der KH-Tage pro Einwohner betrug im selben Jahr in Schweden 4,95 Tage, in der Bundesrepublik Deutschland 3,62 Tage, in den USA 2,78 Tage und in Holland 1,79 Tage. Einen positiven Einfluß der Verfügbarkeit weist auch Breyer (1984) für Baden-Württemberg im Jahre 1979 nach. Unter den genannten Einschränkungen halten wir jedoch die Einbeziehung der stationären Behandlungen für vertretbar und bilden als weiteres Beeinträchtigungsniveau das Niveau "stationäre Behandlung".

Die *stationären Heilbehandlungen* sind zwar von der Art der Leistung her durchaus als ein Morbiditätsindikator anzusehen, wir haben uns aber dennoch entschieden, sie nicht für die Messung des Gesundheitszustandes der Bevölkerung heranzuziehen. Maßgebend für diese Entscheidung war die gesetzliche Regelung des Mindestabstandes bis zur erneuten Gewährung dieser Leistung. Wenn diese Regelung letztlich auch nur eine der möglichen Konkretisierungen der Verfügbarkeit von Gesundheitsleistungen ist, hat sie doch schwerwiegendere Auswirkungen als etwa die Beschränkung der KH-Tage durch die Anzahl der Krankenhausbetten. Denn bei den stationären Behandlungen wird dadurch in erster Linie deren Dauer und erst in zweiter Linie ihre Anzahl begrenzt. So ist bei gleicher Bettenzahl eine notwendige Erhöhung der Zahl stationärer Behandlungen durch eine Verkürzung ihrer Dauer möglich. Eine solche Möglichkeit besteht bei einer Reglementierung des Mindestabstandes zwischen zwei stationären Heilbehandlungen nicht. Bei den stationären Behandlungen kann also die Leistung an sich erhalten werden, begrenzt ist nur ihr Umfang. Bei den stationären Heilbehandlungen kann dagegen (in der Regel) während der Sperrfrist die Leistung an sich nicht erhalten werden.

Bei der *Berufsunfähigkeit* spricht insbesondere die Entwicklung der Rechtsprechung und ihre darauf beruhende zumindest teilweise Substitution durch die *Erwerbsunfähigkeit* gegen ihre Verwendung für die Messung des Gesundheitszustandes der Bevölkerung. Auf eine wegen der Substitutionsbeziehung denkbare Zusammenfassung mit der Erwerbsunfähigkeit zu einem Beeinträchtigungsniveau "Invalidität" haben wir verzichtet, da uns die Kriterien für das Vorliegen von Berufs- und Erwerbsunfähigkeit zu unterschiedlich erscheinen. Wir bilden daher nur ein Beeinträchtigungsniveau "Erwerbsunfähigkeit" als weiteres und letztes Niveau.

Für die Qualitätsbereinigung der realisierten Lebensjahre verwenden wir somit die 3 Beeinträchtigungsniveaus Arbeitsunfähigkeit, stationäre Behandlung und

Erwerbsunfähigkeit. Dabei ist zu beachten, daß bei einer Person die Niveaus stationäre Behandlung und Erwerbsunfähigkeit gleichzeitig vorkommen können und dieses Zusammentreffen zweier Beeinträchtigungsniveaus nicht erfaßt werden kann. Dies wird bei der Gewichtung der gebildeten Niveaus im nächsten Unterabschnitt zu berücksichtigen sein.

Mit diesen Erörterungen ist die Bildung der Beeinträchtigungsniveaus abgeschlossen. Wir wollen uns nun zum Schluß noch mit zwei Fragen beschäftigen, die sich unmittelbar aus den Definitionen dieser Niveaus ergeben. Die erste Frage ist, welche Definition des Gesundheitsbegriffs aus den Definitionen der Beeinträchtigungsniveaus folgt. Die zweite Frage ist, welche Änderungen der empirischen Basis wir für erforderlich halten. Für die Betrachtung der ersten Frage ist eine erste Gewichtung der Beeinträchtigungsniveaus notwendig. Das Beeinträchtigungsniveau mit dem niedrigsten Gewicht bildet dann die Grenze zur Gesundheit.

Bei einer ersten Gewichtung der drei Beeinträchtigungsniveaus kann man davon ausgehen, daß die Arbeitsunfähigkeit wohl die geringste Beeinträchtigung ist. Denn die stationären Behandlungen enthalten im Vergleich zu ihr das Element der Isolierung von der gewohnten Umgebung, zum Beispiel den Familienangehörigen. Zudem sind sie in vielen Fällen mit Operationen und damit schwerwiegenden Eingriffen in die körperliche Unversehrtheit verbunden. Und die Erwerbsunfähigkeit hat gegenüber der Arbeitsunfähigkeit den Aspekt der Irreversibilität. Weitaus schwieriger ist dagegen die Abstufung zwischen den stationären Behandlungen und der Erwerbsunfähigkeit. Für die Einstufung der stationären Behandlungen als schwerwiegenderer Beeinträchtigung sprechen die Isolierung und die oftmals erheblichen Eingriffe in die körperliche Unversehrtheit. Für die Erwerbsunfähigkeit spräche neben der Irreversibilität die längere Dauer dieser Beeinträchtigung. Der Aspekt der Dauer soll jedoch nicht in die Gewichtung einbezogen werden. Denn wir berücksichtigen die Dauer einer Beeinträchtigung bereits durch die Berechnung von AU-Jahren, Krankenhausjahren und EU-Jahren. Wenn daher die Dauer auch bei der Bildung der Gewichte ein Argument wäre, würde der zeitliche Aspekt zweifach gewertet. Dies wollen wir jedoch ausschließen. Aus diesem Grunde betrachten wir die stationäre Behandlung als die schwerwiegendere Beeinträchtigung.

Nach dieser Gewichtung der Beeinträchtigungsniveaus mit der Arbeitsunfähigkeit als niedrigstem Niveau kann nun auch der Begriff Gesundheit präzisiert werden. In Anlehnung an Szameitat (1970) und Szameitat u. Wuchter (1970) definieren wir Gesundheit als den zur Aufrechterhaltung der Arbeitsfähigkeit erforderlichen Zustand körperlichen, geistigen und sozialen Wohlbefindens. Daß die Operationalisierung dieses Gesundheitsbegriffs nur für den erwerbstätigen Teil der Bevölkerung möglich ist, muß als wesentlicher Mangel unseres Modells angesehen werden.

An diese Beurteilung unseres Modells knüpft die Frage nach den erforderlichen Erweiterungen der empirischen Basis an, die wir als zweite Frage formuliert hatten. Als besonders unbefriedigend müssen die Niveaus Arbeitsunfähigkeit und Erwerbsunfähigkeit betrachtet werden, da sie nur die Erwerbstätigen umfassen. Es ist daher langfristig anzustreben, die Arbeits- und die Erwerbsunfähigkeit durch andere Beeinträchtigungsniveaus zu ersetzen, die die Nichterwerbstätigen einbeziehen. Hierzu sehen wir im wesentlichen 2 Möglichkeiten: den Ersatz der Arbeitsunfähigkeit durch ein Niveau "ambulante ärztliche Behandlung" und den Ersatz der Erwerbsunfähigkeit durch ein Niveau "Behinderung". Dem ersteren ist dabei der Zeitraum der ambulanten ärztlichen Behandlung zugrunde zu legen, dem letzteren der Zugang an anerkannten Schwerbehinderten.

Trotz der erheblichen Vorteile dieser Änderungen dürfen die damit verbundenen Probleme nicht übersehen werden. So erfordert die Berücksichtigung der ambulanten Behandlungen eine zusätzliche Erhebung. Denn der einzelne Arzt kennt nicht notwendigerweise parallel laufende Behandlungen eines Patienten bei anderen Ärzten. Somit können Mehrfachzählungen auftreten. Und auch aus den Krankenscheinen ist der Zeitraum der Behandlungen insbesondere bei chronisch Kranken nur sehr schwer festzustellen. Konzipiert werden kann diese zusätzliche Erhebung etwa analog zur Einkommens- und Verbrauchsstichprobe: ausgewählte Haushalte führen auf freiwilliger Basis eine Art "Gesundheitsbuch". Dabei muß allerdings gewährleistet sein, daß diese Personen bei ambulanten Behandlungen auch die Diagnosen erfahren und wahrheitsgemäß dokumentieren.

Der Zugang an Schwerbehinderten ist dagegen einfacher zu erfassen, da nur die Akten der Anerkennungsverfahren ausgewertet werden müssen. Hier ist allerdings zu berücksichtigen, daß die Beeinträchtigungsniveaus "Behinderung" und "ambulante Behandlung" bzw. "Behinderung" und "stationäre Behandlung" bei einer Person gleichzeitig vorkommen können. Auch hier müssen also die entsprechenden Annahmen zur Gewichtung der Beeinträchtigungsniveaus gesetzt werden.

Diese Nachteile wiegen unseres Erachtens die Vorteile dieser Vorgehensweise jedoch nicht auf. So würden sowohl die Validität als auch die Sensitivität des Maßes H erheblich gesteigert. Der internationale Vergleich würde erleichtert, da den Beeinträchtigungsniveaus nicht mehr spezifisch deutsche sozialversicherungsrechtliche Definitionen zugrundeliegen. Und schließlich würde die Bewertung gesundheitspolitischer Maßnahmen auf eine sicherere Basis gestellt. Durch die Bereitstellung der oben genannten Daten würde somit die empirische Grundlage der Gesundheitspolitik erheblich verbessert. Bis dahin kann das von uns vorgeschlagene Maß unter Beachtung der methodisch bedingten Einschränkungen erste Anhaltswerte liefern.

2.3.3 Gewichtung der gebildeten Beeinträchtigungsniveaus

Wie bei der Bildung der Beeinträchtigungsniveaus gehen wir auch bei ihrer Gewichtung von vorliegenden Daten aus. Dies ist hier zwar besonders problematisch, weil wir nur auf wenige ausländische Arbeiten zurückgreifen können und die Werte dieser Faktoren nicht ohne weiteres auf die Bundesrepublik Deutschland übertragen werden dürfen. Verstärkt wird diese Problematik dadurch, daß die Erhebungen nur den Charakter von Pilotstudien haben und zudem (wie zu erwarten war) die von uns verwendeten Beeinträchtigungsniveaus mit den in diesen Studien verwendeten nicht übereinstimmen. Die einzige deutsche empirische Arbeit von Kriedel (1980) ist jedoch zu speziell auf seine Fragestellung (Bewertung von Epilepsieambulanzen) zugeschnitten, als daß wir sie heranziehen könnten. So orientieren wir uns an den Arbeiten von Patrick et al. (1973 a, 1973 b), Kaplan et. al. (1976) und Rosser u. Watts (1978). Da der Schwerpunkt unserer Studie auf methodischen Überlegungen liegt, halten wir die daraus resultierenden Einschränkungen der Aussagen jedoch für vertretbar.

Ausgangspunkt für die Ableitung der Gewichtungsfaktoren ist die Arbeit von Rosser u. Watts (1978), da die dort definierten Beeinträchtigungsniveaus den unseren noch am ehesten entsprechen. In dieser Studie wurden insgesamt 70 Personen in Interviews befragt, unter ihnen Ärzte, Krankenschwestern, freiwillige Helfer in Einrichtungen des Gesundheitswesens und Patienten. Die Beeinträchtigungsniveaus und ihre Gewichte zeigt Tabelle 2.1.

Die Arbeitsunfähigkeit nach unserer Abgrenzung umfaßt die Niveaus 3 und 4 der Studie. Nimmt man daher den Mittelwert der Gewichte von Rosser und Watts, so ergibt sich ein Gewicht des Beeinträchtigungsniveaus "Arbeitsunfähigkeit" von etwas über 0,3. In den Erhebungen von Patrick et al. (1973 a, S. 18, 1973 b, S. 238 f.) und Kaplan et al. (1976, S. 486 f.) wurden die vergleichbaren Niveaus jedoch als schwerwiegender bewertet, so daß wir uns für den Wert 0,4 entscheiden. Das Gewicht des Beeinträchtigungsniveaus "stationäre Behandlung" lag sowohl bei Rosser und Watts als auch in den anderen genannten Studien über 0,5. Wir müssen dieses Gewicht jedoch reduzieren, da wegen des möglichen Zusammentreffens von stationärer Behandlung und Erwerbsunfähigkeit die Summe der beiden Gewichte kleiner als 1 sein muß. Daher setzen wir für die stationäre Behandlung den Wert 0,5 und für die Erwerbsunfähigkeit den Wert 0,45.

Die empirische Grundlage unserer Gewichtung muß jedoch als unbefriedigend betrachtet werden. Wir tragen dem insofern Rechnung, als wir bei der Messung des Gesundheitszustandes die Auswirkungen dreier alternativer Gewichtungen innerhalb begrenzter Intervalle untersuchen wollen. Die einzelnen Definitionen und Gewichte der 3 Beeinträchtigungsniveaus sind in Tabelle 2.2 dargestellt.

Diese Gewichte liegen den Berechnungen der empirischen Werte des Maßes H für den Gesundheitszustand der Bevölkerung im nachfolgenden Abschnitt zugrunde. Durch die Verwendung alternativer Gewichte wollen wir dabei auch analysieren,

Tabelle 2.1 Beeinträchtigungsniveaus und Gewichtung. (Aus Rosser u. Watts 1978, S. 537.)

Beeinträchtigungsniveau	Gewicht
1. Keine Einschränkungen	0,00
2. Einschränkungen, aber Arbeit und Ausbildung können weitergeführt werden	0,03
3. Arbeit und Ausbildung sind nicht möglich, aber nicht bettlägerig	0,09
4. Bettlägerig zu Hause	0,54
5. Stationäre Behandlung	0,54
6. Tod	1,00

Tabelle 2.2 Definition und alternative Gewichte der Beeinträchtigungsniveaus zur Berechnung des Gesundheitszustandes in der Bundesrepublik Deutschland.

Beeinträchtigungsniveau	Gewichte		
	A	B	C
Arbeitsunfähigkeit	0,20	0,30	0,40
Erwerbsunfähigkeit	0,35	0,40	0,45
Stationäre Behandlung	0,40	0,45	0,50
Erwerbsunfähigkeit und stationäre Behandlung	0,75	0,85	0,95

wie eine Veränderung der Gewichte die Ergebnisse der Berechnungen beeinflußt. Ist der Einfluß relativ gering, können auch die aus den Unzulänglichkeiten der empirischen Basis der Gewichte herrührenden Fehler als gering eingeschätzt werden. Allgemein sind somit Hinweise auf die Bedeutung eigener Erhebungen zur Bestimmung der Gewichte zu erwarten.

2.4 Berechnung der empirischen Werte für die Jahre 1968 bis 1978

In den ersten drei Abschnitten dieses Kapitels standen die theoretischen und methodischen Fragen einer Messung des Gesundheitszustandes der Bevölkerung im Zentrum der Überlegungen. Diese Überlegungen zu verdeutlichen und gleichzeitig aufzuzeigen, welche empirischen Probleme durch die Eigenschaften der ausgewählten Statistiken entstehen, ist die Intention dieses Abschnitts. Die *Berechnungsverfahren* stehen daher auch im Mittelpunkt der folgenden Analysen. Die Ergebnisse dienen insbesondere bei dem Maß H für den Gesundheitszustand der Bevölkerung vorwiegend der Illustration unserer Vorgehensweise. Wegen der unzureichenden Datenbasis können sie darüber hinaus nur als erste Anhaltswerte für den tatsächlichen Gesundheitszustand angesehen werden.

Wir werden zunächst die Werte des Maßes H' berechnen. Sie sind als zuverlässig anzusehen, da sie mit der Statistik der Todesursachen eine ausreichende empirische Basis haben. Die Werte des Maßes H zu berechnen erfordert dagegen umfangreiche Schätzungen, um aus den nachgewiesenen Werten erst einmal die Ausgangswerte für die Berechnungen zu erhalten.

2.4.1 Berechnung der Werte des Maßes H'

Um die Werte des Maßes H' für die Länge Lebens zu berechnen, ist zuerst die Anzahl der realisierten Lebensjahre zu ermitteln und dann an der Anzahl der maximal möglichen Lebensjahre zu normieren. Die Anzahl der realisierten Lebensjahre wird dabei nach einem Verfahren bestimmt, das bis auf die Berücksichtigung der exogenen Altersgrenze A^0 Bestandteil des Verfahrens zur Ermittlung der durchschnittlichen Lebenserwartung ist. Wir können uns daher auf eine kurze Diskussion der wesentlichsten Probleme bei der Berechnung dieser Größe beschränken.

Konzipiert werden kann die durchschnittliche Lebenserwartung entweder auf der Basis einer Längsschnittsanalyse, bei der das Überlebensverhalten einer realen Kohorte im Zeitablauf in einer sogenannten Generationentafel festgehalten wird, oder auf der Basis einer Querschnittsanalyse, bei der das Überlebensverhalten einer hypothetischen Kohorte nach der aktuell zu beobachtenden Mortalität in einer sogenannten Periodentafel dargestellt wird. Handelt es sich somit bei der ersten Konzeption um eine historische Betrachtung, so fragt man bei der zweiten, wie sich die gegenwärtige Mortalität auf die zukünftige Entwicklung eines heutigen Geburtsjahrganges auswirken würde (vgl. Feichtinger 1973, S. 63 f., 1979, S. 20 f.).

Mit Hilfe der Generationentafel lassen sich somit die Lebensjahre berechnen, die ein bestimmter Geburtsjahrgang tatsächlich realisiert hat. Dazu ist es jedoch erforderlich, daß man diesen Geburtsjahrgang so lange verfolgt, bis das letzte Mitglied gestorben ist. Dadurch können nur Ergebnisse für Jahrgänge berechnet werden, deren Geburtsdatum 80-90 Jahre zurück liegt. Zudem machen sich bei dieser Vorgehensweise historische Besonderheiten wie beispielsweise Kriege bemerkbar, und es kann vor allem wegen der Wanderungen nur schwer ein vollständiges Bild erstellt werden. Aus all diesen Gründen ist diese Konzeption für unsere Fragestellung nicht geeignet.

Für die Messung des Gesundheitszustandes der Bevölkerung ist deshalb die Periodentafel die geeignete Konzeption. Wir berechnen also diejenige Anzahl der Lebensjahre, die ein heute geborener Jahrgang bis zum Grenzalter A^0 realisieren würde, wenn die aktuelle Mortalität in der Zukunft konstant bliebe. Dabei werden zunächst die geschlechtsspezifischen Werte berechnet und im Anschluß daran die globale Anzahl der realisierten Lebensjahre als gewogenes arithmetisches Mittel der geschlechtsspezifischen Werte gebildet. Gewichtungsgrundlage hierfür ist die Bevölkerungsverteilung nach Geschlecht im Berichtsjahr. Dazu berechnen wir "Proportionalitätsfaktoren", die die Anteilswerte der männlichen und der weiblichen Bevölkerung an der Gesamtbevölkerung wiedergeben. Als zusätzliche Information weisen wir die durchschnittliche Lebenserwartung bei der Geburt nach Geschlecht aus. Empirische Basis unserer Berechnungen ist die Statistik der Todesursachen. Diese beruht auf der gesetzlich vorgeschriebenen Bescheinigung jedes individuellen Todesfalles.[5] Neben den Angaben zur Person enthält diese Bescheinigung auch die ärztliche Diagnose der Todesursachen in Form einer Kausalkette von zum Tode führenden Krankheiten. Die Codierung der Daten und ihre Auswertung erfolgt bei den Statistischen Landesämtern (Bundesminister für Jugend, Familie und Gesundheit 1980 b, S. 9 f.). Die Zusammenführung der Ländergebnisse auf Bundesebene leistet dann das Statistische Bundesamt. Ausgewiesen werden die Todesfälle nach Alter, Geschlecht und den zum Tode führenden Grundleiden.[6]

5 Im einzelnen sind dies: Gesetz über die Statistik der Bevölkerungsbewegung und die Fortschreibung des Bevölkerungsbestandes vom 4. Juli 1957 (BGBl. I, S. 694 f.), geändert durch das Gesetz vom 6. Januar 1971 (BGBl. I, S. 9 f.), in Verbindung mit § 32 des Personenstandsgesetzes in der Fassung vom 8. August 1957 (BGBl. I, S. 1125 f.) und der Verordnung zur Durchführung des Personenstandsgesetzes vom 12. August 1957 (BGBl. I, S. 1139 f.).

6 Zur Quellenangabe s. Anhang.

Die notwendige Relativierung der Todesfälle nach Alter und Geschlecht erfolgt durch die ihnen jeweils zugrundeliegende durchschnittliche Population. Die dabei entstehendenGrößen werden unterschiedlich bezeichnet, beispielsweise als "rohe Sterbeziffern" (Pflanz 1973, S. 68), "Bruttosterberaten" (Wagenführ 1970, S. 45) oder "allgemeine Sterbeziffern" (Statistisches Bundesamt 1980, S. 46; Flaskämper 1962, S. 291). Wir schließen uns der Notation der amtlichen Statistik an und verwenden die Bezeichnung "allgemeine Sterbeziffern" (ASZ). Die für unsere Vorgehensweise erforderlichen allgemeinen Sterbeziffern nach Altersgruppen und Geschlecht sind also wie folgt definiert:

Es seien:

d(j, k) die Zahl der Gestorbenen pro Jahr in der Altersgruppe j (j = 0-5, ... , >90) des Geschlechtes k (k = männlich, weiblich);

n(j, k) die (durchschnittliche) Anzahl von Personen in der Altersgruppe j des Geschlechtes k.

Dann sind:

$$ASZ(j,k) = \frac{d(j,k)}{n(j,k)} \tag{2.3}$$

die allgemeinen Sterbeziffern je Einwohner nach Altersgruppen und Geschlecht.

Die Notation der Altersgruppen ist an die amtliche Statistik angelehnt und bei den Gestorbenen folgendermaßen zu lesen: die erste Gruppe enthält alle Personen, die vom Zeitpunkt der Geburt an bis vor dem 5. Lebensjahr gestorben sind. Die nachfolgende Gruppe 5-10 enthält alle Personen, die mit Erreichen des 5. Lebensjahres oder vor dem Erreichen des 10. gestorben sind. Die letzte Gruppe enthält dann alle Personen, die mit dem Erreichen des 90. Lebensjahres oder später gestorben sind. Bei der durchschnittlichen Anzahl von Personen in den Altersgruppen j und bei allen noch folgenden Teilpopulationen ist die Notation sinngemäß wie oben zu lesen.

Theoretische Basis der Berechnungen ist ein einfaches Modell nach Feichtinger (1971, S. 204 f.). Zugrunde liegen die allgemeinen Sterbeziffern nach Altersgruppen und Geschlecht in 5-Jahres-Gruppen gemäß Gl. 2.3. Dabei wird angenommen, daß diese sich innerhalb des 5-Jahres-Intervalls nicht ändern und auch in der nach oben offenen Gruppe der 90jährigen und älteren bis zum Grenzalter von 100 Jahren konstant bleiben. Für die Berechnung der durchschnittlichen Lebenserwartung bei der Geburt gilt kein Grenzalter. Hier nehmen wir an, daß die allgemeinen Sterbeziffern der obersten Altersgruppe bis zum Verschwinden der Kohorte konstant sind.

Da dem Modell von Feichtinger allgemeine Sterbeziffern nach einzelnen Altersjahren zugrunde liegen, müssen wir es leicht modifizieren. Die Sterbefälle werden jahrgangsweise berechnet. Dabei werden jeweils 5 Jahre lang dieselben allgemeinen Sterbeziffern nach Altersgruppen und Geschlecht angewendet. In der Altersgruppe der 90jährigen und älteren wird deren allgemeine Sterbeziffern bis zum Grenzalter von 100 Jahren gebraucht. Bei der Berechnung der durchschnittlichen Lebenserwartung bei der Geburt werden diese allgemeinen Sterbeziffern so lange auf den Restbestand der Kohorte angewandt, bis die Zahl der Überlebenden erstmals < 1 ist. Formal läßt sich dies wie folgt darstellen:

Es seien:

ASZ (i, k) die allgemeinen Sterbeziffern nach Alter i und Geschlecht k;

j^u die untere Grenze der Altersgruppe j;

j^o die obere Grenze der Altersgruppe j.

Dann gilt:

$$ASZ(i,k) = ASZ(j,k) \qquad j^u \leq i \leq j^o,\quad j = 0\text{-}5, \ldots, >90,\quad i = 1, \ldots, 100 \qquad (2.4)$$

Auch an dieser Stelle sind einige Erläuterungen zur Notation erforderlich. Die allgemeinen Sterbeziffern ASZ (i, k) bezeichnen die relative Häufigkeit, mit der die Angehörigen einer Bevölkerung innerhalb eines Lebensjahres sterben. So gibt der Wert von ASZ (1, k) an, wie groß die relative Häufigkeit des Todes vom Zeitpunkt der Geburt an bis vor Vollendung des 1. Lebensjahres ist. Der Wert von ASZ (2, k) zeigt dann, wie groß die relative Häufigkeit des Todes bei den Personen ist, die das 1. Lebensjahr vollendet und das 2. noch nicht vollendet haben usw. Das Laufintervall von i in Gl. 2.4 ist in diesem Sinne zu interpretieren und weicht daher von den üblichen mathematischen Gepflogenheiten ab. Wir behalten diese Notation jedoch trotz der Abweichung bei, um die Beziehung zum statistischen Nachweis der Daten aufrechtzuerhalten.

Es seien nun weiter:

G (i, k) die Anzahl der vor Erreichen des Alters i Gestorbenen des Geschlechtes k;

L (i, k) die Anzahl der das Alter i lebend erreichenden Personen des Geschlechtes k; als Anfangsbestand L (0, k) werden jeweils 100000 Personen angenommen.

Dann gilt:

$$G(i,k) = L(i-1,k) * ASZ(i,k) \qquad i = 1, \ldots, 100 \qquad (2.5)$$

$$L(i,k) = L(i-1,k) - G(i,k) \qquad i = 1, \ldots, 100 \qquad (2.6)$$

Es seien weiter:

RLJ (i, k) die Anzahl der bis zum Erreichen des Alters i realisierten Lebensjahre des Geschlechtes k;

RLJ (., k) die Anzahl der insgesamt realisierten Lebensjahre des Geschlechtes k.

Dann gilt:

$$RLJ(i,k) = L(i,k) + 0.5 * G(i,k) \qquad i = 1, \ldots, 100 \qquad (2.7)$$

$$RLJ(.,k) = \sum_{i=1}^{100} RLJ(i,k) \qquad (2.8)$$

Für die Berechnung der durchschnittlichen Lebenserwartung bei der Geburt nach Geschlecht, DLE (0, k), wird der Algorithmus über das Grenzalter so lange weitergeführt, bis die Zahl der Überlebenden erstmals < 1 ist. Die sich daraus ergebende Anzahl insgesamt realisierter Lebensjahre nach Geschlecht sei mit RLJ' (., k) bezeichnet.

Dann gilt:

$$DLE(0,k) = \frac{RLJ'(.,k)}{L(0,k)} \qquad (2.9)$$

Auf die Anwendung komplexerer Modelle und einer detaillierteren Datenbasis durch Verwendung jahrgangsweiser allgemeiner Sterbeziffern haben wir bewußt verzichtet. Dies hätte einen erheblichen Mehraufwand bei der Datenaufbereitung erfordert, ohne die Genauigkeit unserer Werte, die wir anhand der durchschnittlichen Lebenserwartung bei der Geburt nachweisen werden, im Vergleich zu den Werten der amtlichen Statistik wesentlich zu erhöhen.

Die *Ergebnisse* unserer Berechnungen sind in Tabelle 2.3 dargestellt. Sie zeigt die Zahl der realisierten Lebensjahre nach Geschlecht auf der Basis des Grenzalters von 100 Jahren, die durchschnittliche Lebenserwartung bei der Geburt nach Geschlecht, die Proportionalitätsfaktoren für die Bildung der globalen Anzahl der realisierten Lebensjahre und die Werte des Maßes H' für die Länge des Lebens für die Bundesrepublik Deutschland von 1968 bis 1978.

Die Anzahl der realisierten Lebensjahre ist nach unseren Berechnungen im Beobachtungszeitraum jeweils pro 100000 Personen bei den Männern um rund 176000 und bei den Frauen um rund 242000 Lebensjahre gestiegen. Die Länge des Lebens hat also bei den Männern um 2,6 % und bei den Frauen um 3,3 % zugenommen. Gleichzeitig hat sich die durchschnittliche Lebenserwartung bei der Geburt bei den Männern um rund 1,8 Jahre und bei den Frauen um rund 2,4 Jahre

Tabelle 2.3 Realisierte Lebensjahre, durchschnittliche Lebenserwartung bei der Geburt und Maß H' in der Bundesrepublik Deutschland 1968-1978.

Jahr	Realisierte Lebensjahre nach Geschlecht (in Tausend)		Durchschnittliche Lebenserwartung bei der Geburt		Proportionalitätsfaktoren[2]		Realisierte Lebensjahre[1] (in Taus.)	H'[1]
	Männer	Frauen	Männer	Frauen	Männer	Frauen		
1968	6.713	7.318	67,1	73,2	0,47	0,53	7.031	0,703
1969	6.695	7.316	67,0	73,2	0,48	0,52	7.021	0,702
1970	6.719	7.348	67,2	73,5	0,48	0,52	7.048	0,705
1971	6.744	7.376	67,4	73,8	0,48	0,52	7.074	0,707
1972	6.758	7.407	67,6	74,1	0,48	0,52	7.097	0,710
1973	6.784	7.430	67,8	74,3	0,48	0,52	7.121	0,712
1974	6.819	7.455	68,2	74,6	0,48	0,52	7.151	0,715
1975	6.797	7.451	68,0	74,5	0,48	0,52	7.137	0,714
1976	6.839	7.493	68,4	74,9	0,48	0,52	7.179	0,718
1977	6.896	7.559	69,0	75,6	0,48	0,52	7.243	0,724
1978	6.889	7.560	68,9	75,6	0,48	0,52	7.240	0,724

[1] Berechnet für eine Kohorte mit einem Ausgangsbestand von 100000 Personen und einem Grenzalter von 100 Jahren.

[2] Anteil der Männer (Frauen) an der Gesamtbevölkerung im Berichtsjahr.

erhöht. Die Frauen weisen somit sowohl ein höheres Niveau der Länge des Lebens als auch eine höhere Steigerung auf. Für die Bevölkerung insgesamt ergibt sich ein Zuwachs von rund 210000 realisierten Lebensjahren pro 100.000 Personen. Der Wert des Maßes H' stieg dadurch von 0,703 auf 0,724 und damit um rund 3%.

Nach dieser Darstellung der berechneten Werte sei deren Genauigkeit in der angekündigten Weise überprüft. Verglichen werden also die von uns berechneten Werte der durchschnittlichen Lebenserwartung bei der Geburt mit den entsprechenden Werten des Statistischen Bundesamtes. Dieses hat für den 3-Jahres-Durchschnitt von 1970 bis 1972 für die Männer 67,4 Jahre und für die Frauen 73,8 Jahre ausgewiesen. Im 3-Jahres-Durchschnitt von 1976 bis 1978 lauten die Werte für die Männer 69,0 Jahre und für die Frauen 75,6 Jahre (vgl. Bundesminister für Jugend, Familie und Gesundheit 1980 a, S. 25). Unsere Werte sind für den ersten Zeitraum identisch und weichen für den zweiten bei den Männern und den Frauen um jeweils 0,2 Jahre nach unten ab. Die Abweichung liegt somit bei rund 0,3 %. Damit halten wir unsere Werte für hinreichend genau. Wir schließen daraus, daß auch die weiteren Berechnungen auf der Basis analoger Vereinfachungen durchgeführt werden können.

2.4.2 Schätzen der Ausgangswerte für die Berechnung der Werte des Maßes H

Als zweiter Schritt ist darzustellen, welche Schätzungen erforderlich sind, um aus den Daten der ausgewählten Statistiken die Ausgangswerte für die Berechnung der Werte des Maßes H bereitzustellen. Gekennzeichnet ist dieser Schritt durch die Zusammenführung von Daten des Statistischen Bundesamtes, des Bundesministeriums für Arbeit und Sozialordnung, des Bundesverbandes der Ortskrankenkassen und des Verbandes Deutscher Rentenversicherungsträger. Die Daten sind dabei so aufzubereiten, daß sie die Berechnung qualitätsbereinigter Lebensjahre durch ein Verfahren erlauben, das dem Verfahren zur Berechnung der realisierten Lebensjahre in weiten Teilen analog ist. Wir werden im folgenden die Aufbereitung der Ausgangsdaten exemplarisch für das Jahr 1978 beschreiben.

Die Werte für die *Arbeitsunfähigkeit* im Bereich der GKV insgesamt sind durch 2 Merkmale charakterisiert: Sie liegen nur nach Geschlecht getrennt vor und sie enthalten sowohl Arbeitsunfähigkeiten in Verbindung mit ambulanten als auch Arbeitsunfähigkeiten in Verbindung mit stationären Behandlungen. Demzufolge sind 2 Schätzvorgänge erforderlich: die Verteilung der AU-Tage nach Altersgruppen und die Trennung der AU-Tage mit ambulanter Behandlung von den AU-Tagen mit stationärer Behandlung.

Da lediglich der Bundesverband der Ortskrankenkassen die AU-Tage in der erforderlichen Form ausweist, müssen wir seine Werte als Bezugsgrößen verwenden. Da zudem für die Isolierung der AU-Tage mit ambulanter Behandlung nur die Pflichtmitglieder herangezogen werden können, nehmen wir an, daß die Altersverteilung erwerbstätiger GKV-Mitglieder derjenigen der Pflichtmitglieder der Ortskrankenkassen entspricht. Als zweite Annahme setzen wir, daß das Verhältnis von AU-Tagen mit ambulanter Behandlung zu AU-Tagen insgesamt bei den Pflichtmitgliedern der Ortskrankenkassen repräsentativ für alle erwerbstätigen GKV-Mitlieder ist.

Als Basiswerte sind somit die Verteilungen der beiden Personengruppen nach den 5-Jahres-Gruppen der Altersverteilung der Bevölkerung erforderlich. Die erwerbstätigen GKV-Mitglieder werden im Rahmen des Mikrozensus erhoben; die Altersverteilung der Pflichtmitglieder der Ortskrankenkassen beruht auf einer Stichtagserhebung zum 1. Oktober 1978. Für den Altersbereich von 0-15 Jahren weisen dabei sowohl der Mikrozensus als auch die Statistik der Ortskrankenkassen so wenige Mitglieder aus, daß wir sie per definitionem auf 0 setzen. Für den Bereich von 20-60 Jahren werden die erwerbstätigen GKV-Mitglieder nur in 10-Jahres-Gruppen ausgewiesen. Wir schätzen daher diese Werte nach der Verteilung der Erwerbspersonen in 5-Jahres-Gruppen um. Sowohl die erwerbstätigen GKV-Mitglieder als auch die Pflichtmitglieder der Ortskrankenkassen werden für die 65jährigen und älteren in einer einzigen nach oben offenen Gruppe ausgewiesen. Auch hier orientieren wir uns an den Erwerbspersonen. Bis zum Alter von < 80 Jahren werden diese noch in 5-JahresGruppen nachgewiesen; im Alter von 80 Jahren und darüber gibt es nach diesen Daten höchstens noch 500, so daß wir hier wieder definitorisch den Wert 0 setzen. Nach dieser Verteilung schätzen wir dann die erwerbstätigen GKV-Mitglieder und die Pflichtmitglieder der Ortskrankenkassen um. Die Altersverteilung der AU-Tage und KH-Tage der Pflichtmitglieder der Ortskrankenkassen liegt in derselben Form wie die aller Pflichtmitglieder vor und wird nach demselben Verfahren auf 5-Jahres-Altersgruppen umgeschätzt.

Formal lassen sich diese Schätzungen wie folgt darstellen:

Es seien:

EP (p, k) die Anzahl der Erwerbspersonen in der Altersgruppe p (p = 15-20, ..., 75-80) des Geschlechtes k (k = männlich, weiblich);

MGL (q, k) die Anzahl der erwerbstätigen GKV-Mitglieder in der Altersgruppe q des Geschlechtes k (q = 15-20, 20-30, ..., 50-60, 60-65, >65);

OKK (q, k) die Anzahl der Pflichtmitglieder der Ortskrankenkassen in der Altersgruppe q des Geschlechtes k.

Dann sind:

$$MGL(p,k) = MGL(q,k) * \frac{EP(p,k)}{EP(q,k)} \tag{2.10}$$

$$OKK(p,k) = OKK(q,k) * \frac{MGL(p,k)}{MGL(q,k)} \tag{2.11}$$

Es seien weiter:

AUOKK (q, k) die Anzahl der AU-Tage der Pflichtmitglieder der Ortskrankenkassen in der Altersgruppe q des Geschlechtes k;

KHOKK (q, k) die Anzahl der KH-Tage der Pflichtmitglieder der Ortskrankenkassen in der Altersgruppe q des Geschlechtes k.

Dann sind:

$$AUOKK(p,k) = AUOKK(q,k) * \frac{OKK(p,k)}{OKK(q,k)} \tag{2.12}$$

$$KHOKK(p,k) = KHOKK(q,k) * \frac{OKK(p,k)}{OKK(q,k)} \tag{2.13}$$

Nach dieser Aufbereitung der Basiswerte wird die Altersverteilung der AU-Tage mit ambulanter Behandlung geschätzt. Dazu wird zunächst bei den Pflichtmitgliedern der Ortskrankenkassen die Anzahl der KH-Tage von derjenigen der AU-Tage subtrahiert. Damit erhalten wir die Anzahl der AU-Tage mit ambulanter Behandlung. Danach bilden wir für denselben Personenkreis den Anteilswert: AU-Tage mit ambulanter Behandlung zu AU-Tagen insgesamt. Die Multiplikation der Zahl der AU-Tage der erwerbstätigen GKV-Mitglieder mit diesem Wert ergibt dann die Zahl der AU-Tage mit ambulanter Behandlung für diesen Kreis.

Es sind also:

$$AUAOKK\,(p,k) = AUOKK\,(p,k) - KHOKK\,(p,k) \qquad (2.14)$$

die Zahl der AU-Tage mit ambulanter Behandlung der Pflichtmitglieder der Ortskrankenkassen nach den Altersgruppen p und Geschlecht.

Sind weiter:

AUOKK (., k) die Anzahl der AU-Tage der Pflichtmitglieder des Geschlechtes k der Ortskrankenkassen;

AUAOKK (., k) die Anzahl der AU-Tage mit ambulanter Behandlung der Pflichtmitglieder des Geschlechtes k der Ortskrankenkassen;

AUMGL (., k) die Anzahl der AU-Tage der erwerbstätigen GKV-Mitglieder des Geschlechtes k.

Dann ist:

$$AUT\,(.,k) = AUMGL\,(.,k) * \frac{AUAOKK\,(.,k)}{AUOKK\,(.,k)} \qquad (2.15)$$

die Anzahl der AU-Tage mit ambulanter Behandlung der erwerbstätigen GKV-Mitglieder nach Geschlecht.

Im nächsten Schritt wird die Zahl der AU-Tage mit ambulanter Behandlung je Pflichtmitglied der Ortskrankenkassen nach Altersgruppen berechnet. Die Multiplikation dieser Verhältniswerte mit der Zahl der erwerbstätigen GKV-Mitglieder ergibt die (fiktive) Verteilung von AU-Tagen mit ambulanter Behandlung für diesen Personenkreis nach Altersgruppen unter der Annahme, daß die Verhältniswerte der Pflichtmitglieder der Ortskrankenkassen und der erwerbstätigen GKV-Mitglieder identisch sind. Da dies nicht so ist, müssen die so berechneten Werte korrigiert werden.

Bei dieser Korrektur nehmen wir an, daß zwar die absolute Höhe der Verhältniswerte bei den Pflichtmitgliedern der Ortskrankenkassen und den erwerbstätigen GKV-Mitgliedern nicht identisch ist, wohl aber die Struktur. Daher bilden wir zunächst die (fiktive) Summe der AU-Tage mit ambulanter Behandlung für die erwerbstätigen GKV-Mitglieder, die sich bei identischen Verhältniswerten ergeben würden. Daraus berechnen wir einen Anteilswert: AU-Tage mit ambulanter Behandlung der erwerbstätigen GKV-Mitglieder unter der Annahme identischer Pro-Kopf-Werte zu tatsächlichen (wenn auch geschätzten) AU-Tagen mit ambulanter Behandlung. Mit diesem Anteilswert werden die vorher errechneten Werte der AU-Tage mit ambulanter Behandlung bereinigt.

Dieses zugunsten einer übersichtlichen Programmierung gewählte Verfahren läßt sich formal sehr einfach darstellen, wenn man sich auf die Basisformel beschränkt. Gilt nämlich:

$$AUT(p,k)' = \frac{AUAOKK(p,k)}{OKK(p,k)} * MGL(p,k)$$

und ist AUT(k)' die (fiktive) Summe der AU-Tage mit ambulanter Behandlung der erwerbstätigen GKV-Mitglieder unter der Annahme, daß die Pro-Kopf-Werte der Ortskrankenkassen identisch sind mit denen der GKV insgesamt, so ergibt sich die Zahl der AU-Tage mit ambulanter Behandlung der erwerbstätigen GKV-Mitglieder nach den Altersgruppen p aus:

$$AUT(p,k) = AUT(p,k)' * \frac{AUT(.,k)}{AUT(.,k)'} \tag{2.16}$$

Mit dieser Definition sind die Schätzungen für die Arbeitsunfähigkeit abgeschlossen, und wir gehen zu den Daten der *stationären Behandlungen* über. Hier erweist sich das Schätzen der Alters- und Geschlechtsverteilung als noch wesentlich schwieriger als die Schätzungen bei den AU-Tagen. Dies hat 2 Ursachen: Zum einen werden die KH-Tage der mitversicherten Familienangehörigen nur global ausgewiesen, also *weder* nach Geschlecht *noch* nach Alter, zum anderen haben wir Anhaltswerte aus den Daten für Mitglieder nur für den Altersbereich von 15-80 Jahren. Daher ist es unumgänglich, zusätzliche Informationen heranzuziehen und weitere Annahmen zu setzen. Als ergänzende Datenquelle stehen hierfür nur die Fragen zur Gesundheit im Rahmen des Mikrozensus zur Verfügung. Dort sind die Kranken nach Art der Behandlung, Alter und Geschlecht ausgewiesen. Trotz der bereits dargestellten Nachteile dieser Erhebung werden wir diese Angaben für unsere Berechnungen verwenden. Die Ausgangswerte dazu sind in Tabelle 2.4 festgehalten.

In den Fragen zur Gesundheit wird unterschieden nach Kranken, die sich im Beobachtungszeitraum ambulanter, stationärer, oder ambulanter und stationärer Behandlung unterziehen mußten. Die jeweiligen Werte werden nach Alter, Geschlecht und Beteiligung am Erwerbsleben (Erwerbstätige, Nichterwerbstätige) ausgewiesen. Für die weiteren Berechnungen setzen wir für diese Daten die Annahmen:

a) Die Zahl der KH-Tage je nur stationär behandeltem Kranken ist für alle Personen dieser Gruppe identisch.
b) Die Zahl der KH-Tage je ambulant und stationär behandeltem Kranken ist für alle Personen dieser Gruppe identisch und genau halb so groß wie die Anzahl der KH-Tage je nur stationär behandeltem Kranken.
c) Jede stationäre Behandlung beginnt und endet im Beobachtungszeitraum, der zudem repräsentativ für das ganze Jahr ist, so daß die Jahreswerte durch einfache Multiplikation mit 12 berechnet werden können.

Tabelle 2.4 Stationär behandelte Kranke nach Alter und Geschlecht in der Bundesrepublik Deutschland im April 1978 (in Tausend). (Quellen: Statistisches Bundesamt 1981 b, S. 19, sowie eigene Berechnungen.)

		Alter (Jahre)				
		0-15	15-40	40-65	>65	Insg.
1) Nur stationär behandelte Kranke						
	Männer	9	22	31	20	82
	Frauen	7	22	31	31	91
2) Ambulant und stationär behandelte Kranke						
	Männer	33	84	157	106	380
	Frauen	30	103	151	142	426
3) Stationär behandelte Kranke[1]						
	Männer	25,5	64,0	109,5	73,0	272,0
	Frauen	22,0	73,5	106,5	102,0	304,0

[1] Nur stationär behandelte Kranke plus die Hälfte der ambulant und stationär behandelten Kranken.

Gemäß diesen Voraussetzungen wird zunächst die Zahl der stationär behandelten Kranken im April 1978 nach Alter und Geschlecht ermittelt, indem die Zahl der nur stationär behandelten Kranken und die Hälfte der ambulant und stationär behandelten addiert werden. Diese Werte werden danach auf Jahreswerte hochgerechnet. Da die Anzahl der KH-Tage nur für GKV-Versicherte ausgewiesen ist, wird anschließend die Zahl der stationär behandelten GKV-Versicherten berechnet. Dabei nehmen wir an, daß das Verhältnis stationär behandelter Kranker insgesamt zu stationär behandelten GKV-Versicherten gleich dem von Wohnbevölkerung zu GKV-Versicherten ist. Abschließend werden die KH-Tage je stationär behandeltem GKV-Versicherten gebildet.

Im Anschluß an diese Berechnungen schätzen wir die Zahl der stationär behandelten GKV-Versicherten nach 5-Jahres-Altersgruppen und Geschlecht. Dazu wird angenommen, daß die Zahl der stationär behandelten GKV-Versicherten in den vier größeren Altersgruppen des Mikrozensus sich auf die 5-Jahres-Gruppen der GKV-Versicherten nach der Struktur der GKV-Versicherten verteilen. Damit setzen wir voraus, daß der Anteil der stationär behandelten GKV-Versicherten an den GKV-Versicherten innerhalb der Altersgruppen des Mikrozensus konstant bleibt. Weiterhin setzen wir voraus, daß die Anzahl der KH-Tage pro stationär behandeltem GKV-Versicherten identisch ist, unabhängig von Alter und Geschlecht.

Auch hier lassen sich die Schätzvorgänge formal kürzer und prägnanter als verbal darstellen.

Es seien:

STAT (r, k) die Anzahl der stationär behandelten Patienten pro Jahr in der Altersgruppe r (r=0-15, 15-40, 40-65, >65) des Geschlechtes k (k=männlich, weiblich);

VERS (r, k) die Anzahl der GKV-Versicherten in der Altersgruppe r des Geschlechtes k;

n (r, k) die durchschnittliche Wohnbevölkerung in der Altersgruppe r des Geschlechtes k.

Dann ist:

$$STATGKV(r,k) = STAT(r,k) * \frac{VERS(r,k)}{n(r,k)} \quad (2.17)$$

die Anzahl der stationär behandelten GKV-Versicherten pro Jahr nach den Altersgruppen r und Geschlecht.

Es seien weiter:

STATGKV (.,.) die Anzahl der stationär behandelten Versicherten pro Jahr insgesamt;

KHT (.,.) die Anzahl der KH-Tage GKV-Versicherter insgesamt.

Dann ist:

$$KHTP = \frac{KHT(.,.)}{STATGKV(.,.)} \quad (2.18)$$

die Zahl der KH-Tage pro stationär behandeltem GKV-Versicherten.

Schließlich ist:

$$KHT(j,k) = STATGKV(r,k) * \frac{VERS(j,k)}{VERS(r,k)} * KHTP \quad (2.19)$$

die Anzahl der KH-Tage der GKV-Versicherten nach den Altersgruppen j und Geschlecht.

Mit der letzten Definition schließen wir die Betrachtungen zu den stationären Behandlungen ab und wenden uns den Daten zur *Erwerbsunfähigkeit* zu. Der Zugang an EU-Renten und die Mitglieder der Rentenversicherung der Arbeiter und der Angestellten sind wesentlich detaillierter ausgewiesen, so daß nur relativ unproblematische Schätzungen vorzunehmen sind. So werden die 65jährigen und älteren Mitglieder in einer Altersgruppe zusammengefaßt. Hier gehen wir wiederum von der Altersverteilung der Erwerbspersonen aus: die Zahl der Mitglieder wird nach deren Struktur auf die Altersgruppen 65-70, 70-75 und 75-80 Jahre verteilt. 80jährige und ältere Mitglieder der Rentenversicherung werden per definitionem ausgeschlossen.

Derartige Zusammenfassungen gibt es auch beim Zugang an EU-Renten: hier werden die Werte für den Altersbereich 0-25 Jahre und den Bereich der 75jährigen und älteren nur in jeweils einer Gruppe ausgewiesen. Bei der Disaggregation dieser Werte gehen wir von der Altersverteilung der Mitglieder aus (und damit letztlich auch von der Altersverteilung der Erwerbspersonen). So schließen wir einen Zugang an EU-Renten bei den unter 15jährigen und den 80jährigen und älteren aus. Die Zugangswerte des Altersbereichs 0-25 Jahre werden nach der Struktur der Mitglieder auf die Altersgruppen 15-20 und 20-25 Jahre verteilt; die Zugangswerte der 75jährigen und älteren weisen wir vollständig der Altersgruppe 75-80 Jahre zu.

Da die Schätzungen relativ unproblematisch sind, kann auch die formale Darstellung kurz ausfallen.

Es seien:

EUZ (s, k, l) der Zugang an EU-Renten in der Altersgruppe s (s = 15-25, 25-30, ..., 75-80) des Geschlechtes k der Rentenversicherung l (l = Rentenversicherung der Arbeiter, Rentenversicherung der Angestellten);

RVM (s, k, l) die Anzahl der GRV-Mitglieder in der Altersgruppe s des Geschlechtes k der Rentenversicherung l.

Dann ist zunächst:

$$RVM(j, k, l) = RVM(s, k, l) * \frac{EP(j, k)}{EP(s, k)} \qquad (2.20)$$

die Anzahl der GRV-Mitglieder in der Altersgruppe j des Geschlechtes k der Rentenversicherung l.

Und weiter ist:

$$EUZ(j, k, l) = EUZ(s, k, l) * \frac{RVM(j, k, l)}{RVM(s, k, l)} \qquad (2.21)$$

der Zugang an EU-Renten in der Altersgruppe j des Geschlechtes k der Rentenversicherung l.

Nach diesen Schätzungen stehen uns die Werte der erwerbstätigen GKV-Mitglieder, der GKV-Versicherten, der Mitglieder der Rentenversicherungen der Arbeiter und Angestellten, der AU-Tage in Verbindung mit ambulanter Behandlung, der KH-Tage und des Zugangs an EU-Renten nach Geschlecht und 5-Jahres-Altersgruppen zur Verfügung. Als unsicherste Datenbasis muß dabei zweifellos die Verteilung der KH-Tage nach Alter und Geschlecht betrachtet werden. Hier ist eine Aufteilung der Daten für die mitversicherten Familienangehörigen nach Alter und Geschlecht bei den gesetzlichen Krankenkassen dringend erforderlich.

2.4.3 *Berechnung der Werte des Maßes H*

Auf der oben dargestellten Datenbasis werden im Rahmen des Modells zur Berechnung der realisierten Lebensjahre die Anzahl der AU-, KH- und EU-Jahre und der Wert des Maßes H berechnet, die ein heute geborener Jahrgang von 100000 Personen bis zum Grenzalter A^0 von 100 Jahren durchleben würde, wenn neben der aktuellen Mortalität auch die aktuelle Morbidität in Zukunft kostant bliebe. Wie die realisierten Lebensjahre werden auch die AU-, KH- und EU-Jahre jahrgangsweise berechnet. Dabei wird ebenfalls angenommen, daß die jeweiligen Pro-Kopf-Werte innerhalb der 5-Jahres-Altersgruppen konstant bleiben. Auch diese Berechnungen werden zuerst nach Geschlecht getrennt durchgeführt und dann nach dem Verhältnis der jeweiligen Basispopulationen aggregiert. Formal läßt sich dies wie folgt darstellen:

Es seien:

EP (j, k) die Anzahl der Erwerbspersonen in der Altersgruppe j (j = 0-5, ..., >90) des Geschlechtes k (k = männlich, weiblich);

MGL (j, k) die Anzahl der erwerbstätigen GKV-Mitglieder in der Altersgruppe j des Geschlechtes k (vgl. Gl. 2.10).

Dann sind:

$$EPQ(j,k) = \frac{EP(j,k)}{n(j,k)} \qquad (2.22)$$

die Erwerbsquote, und

$$MGLQ(j,k) = \frac{MGL(j,k)}{EP(j,k)} \qquad (2.23)$$

die Quote erwerbstätiger GKV-Mitglieder je Erwerbsperson nach Altersgruppen und Geschlecht.

Dabei gilt:

$$EPQ(i,k) = EPQ(j,k) \qquad (2.24)$$

$$MGLQ(i,k) = MGLQ(j,k) \qquad (2.25)$$

$$j^u \leqq i \leqq j^o; \quad j = (0\text{-}5, \ldots, >90); \quad i = 1, \ldots, 100$$

Es seien weiter:

GEP (i, k) die Anzahl der das Alter i erreichenden Erwerbspersonen des Geschlechtes k;

GMGL (i, k) die Anzahl der das Alter i erreichenden GKV-Mitglieder des Geschlechtes k.

Dann gilt:

$$GEP(i,k) = L(i,k) * EPQ(i,k) \qquad i = 1,\ldots,100 \qquad (2.26)$$

$$GMGL(i,k) = GEP(i,k) * MGLQ(i,k) \qquad i = 1,\ldots,100 \qquad (2.27)$$

Es sei weiter:

AUT (j, k) die Anzahl der AU-Tage in der Altersgruppe j des Geschlechtes k (vgl. Gl. 2.16).

Dann ist:

$$AUTQ(j,k) = \frac{AUT(j,k)}{MGL(j,k)} \qquad (2.28)$$

die Quote der AU-Tage mit ambulanter Behandlung je erwerbstätiges GKV-Mitglied nach Altersgruppen und Geschlecht, wobei gilt:

$$AUTQ(i,k) = AUTQ(j,k) \qquad j^u \leqq i \leqq j^o \qquad (2.29)$$

$$j = 0\text{-}5,\ldots,>90$$

$$i = 1,\ldots,100$$

Diese Quote wird umgerechnet in eine Quote der AU-Jahre mit ambulanter Behandlung je erwerbstätiges GKV-Mitglied. Da eine Person pro Jahr 365 Tage (in Schaltjahren: 366 Tage) arbeitsunfähig sein kann, ergibt sie sich durch Division der ersten Quote durch 365 (366).

Es seien also:

AUJQ (i, k) die Quote der AU-Jahre mit ambulanter Behandlung je erwerbstätiges GKV-Mitglied im Alter i des Geschlechtes k;

TAGE die Anzahl der Tage im Berichtsjahr.

Dann gilt:

$$AUJQ(i,k) = \frac{AUTQ(i,k)}{TAGE} \qquad i = 1,\ldots,100 \qquad (2.30)$$

Bei der jahrgangsweisen Berechnung der durchlebten AUJahre gehen wir davon aus, daß sich die Sterbefälle bei den erwerbstätigen GKV-Mitgliedern gleichmäßig über das Jahr verteilen. Auch die AU-Tage seien über das Jahr gleich verteilt. Unter diesen Annahmen trägt jedes ein Alter i erreichende Mitglied gemäß der Quote AUJQ(i,k) zu den durchlebten AU-Jahren bei, jedes in diesem Jahr gestorbene Mitglied mit der halben Quote.

Es seien also:

AUJ (i, k) die Anzahl der durchlebten AU-Jahre mit ambulanter Behandlung der erwerbstätigen GKV-Mitglieder im Alter i des Geschlechtes k;

AUJ (., k) die Anzahl der durchlebten AU-Jahre mit ambulanter Behandlung der erwerbstätigen GKV-Mitglieder des Geschlechtes k.

Dann gilt:

$$AUJ(i,k) = GMGL(i,k) * AUJQ(i,k) + 0.5 * GMGL(i\text{-}1,k) * ASZ(i,k) * AUJQ(i,k) \qquad i = 1, \ldots, 100 \qquad (2.31)$$

$$AUJ(.,k) = \sum_{i=1}^{100} AUJ(i,k) \qquad (2.32)$$

Die Berechnung der durchlebten KH-Jahre erfolgt analog zur Berechnung der durchlebten AU-Jahre mit ambulanter Behandlung. Wir beschränken uns daher auf eine kurze Darstellung des Verfahrens.

Es seien:

VERS (j, k) die Anzahl der GKV-Versicherten in der Altersgruppe j (j=0-5, ..., >90) des Geschlechtes k (k=männlich, weiblich);

GVERS (i, k) die Anzahl der das Alter i erreichenden GKV-Versicherten des Geschlechtes k;

KHT (j, k) die Anzahl der KH-Tage GKV-Versicherter in der Altersgruppe j des Geschlechtes k (vgl. Gl. 2.19);

KHJ (i, k) die Anzahl der durchlebten KH-Jahre GKV-Versicherter bis zum Alter i des Geschlechtes k;

KHJ (., k) die Anzahl der durchlebten KH-Jahre GKV-Versicherter des Geschlechtes k.

Dann sind:

$$VERSQ(j,k) = \frac{VERS(j,k)}{n(j,k)} \qquad (2.33)$$

die Quote GKV-Versicherter je Einwohner nach Altersgruppen und Geschlecht, und

$$KHTQ(j,k) = \frac{KHT(j,k)}{VERS(j,k)} \qquad (2.34)$$

die Quote der KH-Tage je GKV-Versicherte nach Altersgruppen und Geschlecht.

Dabei gilt:

$$VERSQ(i,k) = VERSQ(j,k) \qquad (2.35)$$

$$KHTQ(i,k) = KHTQ(j,k) \qquad (2.36)$$

$$j^u \leq i \leq j^o; j = (0\text{-}5, \ldots, >90); \qquad i = 1, \ldots, 100$$

Weiterhin ist:

$$KHJQ(i,k) = \frac{KHTQ(i,k)}{TAGE} \qquad i = 1, \ldots, 100 \qquad (2.37)$$

die Quote der KH-Jahre je GKV-Versicherten nach Alter und Geschlecht. Die durchlebten KH-Jahre der GKV-Versicherten berechnen sich dann durch:

$$KHJ(i,k) = GVERS(i,k) * KHJQ(i,k) + 0.5 * GVERS(i\text{-}1,k) * ASZ(i,k) * KHJQ(i,k) \qquad i = 1, \ldots, 100 \qquad (2.38)$$

$$KHJ(.,k) = \sum_{i=1}^{100} KHJ(i,k) \qquad (2.39)$$

Bei der Berechnung der durchlebten EU-Jahre sind gegenüber den bisherigen Verfahren 2 Änderungen zu berücksichtigen: Zum einen liegen den Berechnungen Zugangswerte zugrunde, zum anderen bleibt ein einmal erwerbsunfähig gewordenes GRV-Mitglied so lange erwerbsunfähig, bis es stirbt oder das 80. Lebensjahr erreicht. Die letztere Grenze wird gesetzt, da man von diesem Alter an wohl niemandem mehr zumutet, einer Erwerbstätigkeit nachzugehen. Als Indiz dafür sehen wir an, daß es von diesem Alter an nahezu keine Erwerbstätigen mehr gibt. Wenn aber den 80jährigen und älteren keine Erwerbstätigkeit mehr zugemutet wird, ist die Erwerbsunfähigkeit per definitionem auch keine Einschränkung ihres Rollenverhaltens mehr.

Für die Berechnung der EU-Jahre ergibt sich daraus, daß aus den Zugangswerten ein Bestand an Erwerbsunfähigen aufgebaut werden muß. Dabei gehen wir davon aus, daß die Mortalität der Erwerbsunfähigen genauso groß ist wie die der Gesamtbevölkerung. Zudem sollen sich sowohl der Zugang an EU-Renten wie auch die Sterbefälle gleichmäßig über das Jahr verteilen. Formal läßt sich dies wie folgt darstellen:

Es seien:

RVM (j, k, l) die Anzahl der GRV-Mitglieder in der Altersgruppe j (j = 0-5, ..., >90) des Geschlechtes k (k = männlich, weiblich) der Rentenversicherung l (l = Rentenversicherung der Arbeiter, Rentenversicherung der Angestellten) (vgl. Gl. 2.20);

EUZ (j, k, l) der Zugang an EU-Renten in der Altersgruppe j des Geschlechtes k in der Rentenversicherung l (vgl. Gl. 2.21).

Dann sind:

$$RVMQ\,(j,k,l) = \frac{RVM\,(j,k,l)}{EP\,(j,k)} \qquad (2.40)$$

die Quote der GRV-Mitglieder je Erwerbsperson nach Altersgruppen, Geschlecht und Rentenversicherung; und

$$EUZQ\,(j,k,l) = \frac{EUZ\,(j,k,l)}{RVM\,(j,k,l)} \qquad (2.41)$$

die Quote des Zugangs an EU-Renten je GRV-Mitglied nach Altersgruppen, Geschlecht und Rentenversicherung, wobei gilt:

$$RVMQ\,(i,k,l) = RVMQ\,(j,k,l) \qquad (2.42)$$

$$EUZQ\,(i,k,l) = EUZQ\,(j,k,l) \qquad (2.43)$$

$j^u \leq i \leq j^o$; $j = (0\text{-}5, \ldots, >90)$; $i = 1, \ldots, 100$

Es seien weiter:

GRVM (i, k, l) die Anzahl der das Alter i erreichenden GRV-Mitglieder des Geschlechtes k der Rentenversicherung l;

EUB (i, k, l) der Bestand an EU-Renten im Alter i des Geschlechtes k der Rentenversicherung l;

EUJ (i, k, l) die Anzahl der durchlebten EU-Jahre der GRV-Mitglieder im Alter i des Geschlechtes k der Rentenversicherung l;

. . .

EUJ (., k, .) die Anzahl der durchlebten EU-Jahre der GRV-Mitglieder des Geschlechtes k.

Dann gilt:

$$GRVM(i,k,l) = GEP(i,k) * RVMQ(i,k,l) \qquad i = 1,\ldots,100 \qquad (2.44)$$

$$EUZ(i,k,l) = GRVM(i,k,l) * EUZQ(i,k,l) \qquad i = 1,\ldots,100 \qquad (2.45)$$

$$EUB(i,k,l) = EUB(i\text{-}1,k,l) * (1\text{-}ASZ(i,k)) + EUZ(i,k,l) * (1\text{-}ASZ(i,k)) \qquad i = 1,\ldots,100 \qquad (2.46)$$

$$EUJ(i,k,l) = EUB(i,k,l) + 0.5 * EUB(i\text{-}1,k,l) * ASZ(i,k) + 0.5 * EUZ(i,k,l) * ASZ(i,k) \qquad i = 1,\ldots,100 \qquad (2.47)$$

Und schließlich ist:

$$EUJ(.,k,.) = \sum_{i=1}^{100} \sum_{l=1}^{2} EUJ(i,k,l) \qquad (2.48)$$

Die Berechnung der AU-, KH- und EU-Jahre in den übrigen Jahren erfolgt grundsätzlich nach demselben Verfahren, wenn auch verschiedene Umstellungen in den Altersgruppierungen Modifikationen erforderlich machen. Für die Jahre 1975 und 1976 sind jedoch nicht einmal diese Schätzungen möglich, da die Datenbasis nicht vollständig ist. So wurden im Jahre 1975 keine Angaben über den Krankenversicherungsschutz der Bevölkerung erhoben. Die Begründung dafür ist, daß in jenem Jahr der Mikrozensus nach einer anderen gesetzlichen Grundlage durchgeführt werden mußte, da das alte Mikrozensusgesetz abgelaufen war und das neue erst am 15. Juli 1975 verabschiedet wurde. Rechtsgrundlage war daher eine Verordnung der Europäischen Gemeinschaften, die den Tatbestand "Krankenversicherungsschutz" nicht abdeckte (vgl. Statistisches Bundesamt 1976, S. 5). Im Jahre 1976 wurden vom Bundesverband der Ortkrankenkassen nur die AU-Tage der Pflichtmitglieder nach Altersgruppen und Geschlecht ausgewiesen, denen Krankheiten zugrundelagen, nicht aber die durch Unfälle verursachten. Wir werden daher für diese beiden Jahre keine qualitätsbereinigten Lebensjahre berechnen.

Eine weitere wesentliche Datenlücke, die nur mit Hilfe gewagter Annahmen geschlossen werden kann, betrifft die stationären Behandlungen: Die zur Altersverteilung der KH-Tage erforderlichen Rahmendaten aus dem Mikrozensus (vgl. Tabelle 2.4) stehen nur für die Jahre 1978 und 1974 zur Verfügung. Wir haben uns hier dafür entschieden, die Struktur nach Alter und Geschlecht aus der Erhebung des Jahres 1978 auf das Jahr 1977 zu übertragen und die Struktur des Jahres 1974 auf die Jahre 1968 bis 1973.

Als letzte methodische Problematik ergibt sich die Umstellung der Erhebungsgesamtheit bei der AU-Statistik der Ortskrankenkassen im Jahre 1970 von den

Tabelle 2.5 Beeinträchtigte Lebensjahre und Maß H in der Bundesrepublik Deutschland 1968-1978.

Jahr	AU-Jahre[1] (in Taus.)	KH-Jahre[1] (in Taus.)	EU-Jahre[1] (in Taus.)	H[2]		
				A	B	C
1968	103	37	369	0,687	0,684	0,681
1969	110	38	371	0,685	0,682	0,679
1970	117	38	396	0,687	0,684	0,680
1971	119	39	445	0,688	0,684	0,681
1972	121	41	459	0,690	0,686	0,682
1973	125	42	436	0,693	0,689	0,685
1974	117	44	504	0,693	0,689	0,686
1977	110	45	567	0,700	0,696	0,692
1978	115	46	570	0,700	0,696	0,691

[1] Berechnet für eine Kohorte mit einem Ausgangsbestand von 100000 Personen und einem Grenzalter von 100 Jahren.

[2] Gewichtungsalternative gemäß Tabelle 2.2.

Pflichtmitgliedern mit sofortigem Anspruch auf Barleistungen auf die Pflichtmitglieder insgesamt. Dadurch wurden hauptsächlich die Pflichtmitglieder im Angestelltenverhältnis in die Statistik aufgenommen. Wegen dieser Umstellung sind die Werte von 1968 und 1969 mit denen der späteren Jahre nur bedingt vergleichbar (vgl. 2.3.2 und die dort angegebene Literatur).

Die *Ergebnisse* unserer Berechnungen sind in Tabelle 2.5 dargestellt. Sie zeigt die Anzahl der durchlebten AU-Jahre, KH-Jahre und EU-Jahre sowie die Werte des Maßes H für den Gesundheitszustand der Bevölkerung in der Bundesrepublik Deutschland von 1968 bis 1978. Die Werte von H wurden dabei nach den alternativen Gewichtungen A, B und C ermittelt (vgl. Tabelle 2.2).

Die Werte zeigen einen bei allen Gewichtungsvarianten leicht verbesserten Gesundheitszustand, obwohl die in den verschiedenen Beeinträchtigungsniveaus durchlebten Lebensjahre bei allen Niveaus deutlich gestiegen sind. Der Zuwachs an realisierten Lebensjahren hat somit die gesunkene gesundheitliche Qualität des Lebens überkompensiert. Die Werte zeigen weiter einen relativ geringen Einfluß der alternativen Gewichtungen. Dieser Einfluß dürfte sich aber deutlich erhöhen, wenn bei allen drei Beeinträchtigungsniveaus die gesamte Bevölkerung erfaßt wird. Eine abschließende Antwort auf die im letzten Abschnitt gestellte Frage nach der Bedeutung einer eigenen Erhebung für die Gewichte ist daher nicht möglich. Auch weitergehende Aussagen zum zeitlichen Vergleich können aus diesen Angaben nicht abgeleitet werden. Dazu ist es zunächst erforderlich, den Einfluß veränderter Erwerbsquoten auf dieses Ergebnis zu untersuchen.

Um diesen Einfluß abschätzen zu können, berechnen wir standardisierte Werte für die in den Beeinträchtigungsniveaus durchlebten Jahre und das Maß H. Als Basisjahr für die Standardisierung wählen wir das Jahr 1970, da wegen der Volkszählung in diesem Jahr die Basisvariablen Bevölkerung, GKV-Versicherte, Erwerbspersonen, erwerbstätige GKV-Mitglieder und GRV-Mitglieder die höchste Genauigkeit aufweisen dürften. Dementsprechend halten wir die Quoten

- Erwerbspersonen zu Wohnbevölkerung
- GKV-Versicherte zu Wohnbevölkerung
- erwerbstätige GKV-Mitglieder zu Erwerbspersonen
- GRV-Mitglieder zu Erwerbspersonen

des Jahres 1970 konstant. Die auf dieser Grundlage berechneten Werte der AU-Jahre, KH-Jahre und EU-Jahre sowie des Maßes H sind in Tabelle 2.6 festgehalten.

Mehr noch als die nichtstandardisierten Angaben zeigen die standardisierten Werte einen weitgehend konstant gebliebenen Gesundheitszustand bei deutlich gestiegenen Werten der in den verschiedenen Beeinträchtigungsniveaus durchlebten Jahre. Die beeinträchtigten Lebensjahre sind dabei noch stärker gewachsen als ohne Standardisierung, was zu einem merklich geringeren Zuwachs des Wertes von H führte. So hat sich zum Beispiel die Anzahl der EU-Jahre nahezu verdoppelt gegenüber einem Zuwachs von rund 54 % bei den nichtstandardisierten Werten (vgl. S. 72). Da die Werte für die realisierten Lebensjahre bei beiden Berechnungsarten identisch sind, ist die Abnahme der gesundheitlichen Qualität des Lebens auf höhere Pro-Kopf-Werte bei der Arbeitsunfähigkeit, den stationären Behandlungen und insbesondere bei der Erwerbsunfähigkeit zurückzuführen.

Bei der Interpretation und Bewertung dieser Entwicklung darf man jedoch nicht übersehen, daß diese Entwicklung nicht nur auf eine Zunahme der Beeinträchtigungen bei konstant gebliebenen Kriterien für die Leistungsgewährung (also nur auf "mehr Krankheit"), sondern auch auf eine Verbesserung des Sozialversiche-

Tabelle 2.6 Standardisierte beeinträchtigte Lebensjahre und Maß H in der Bundesrepublik Deutschland 1968-1978 (Basisjahr 1970).

Jahr	AU-Jahre[1] (in Taus.)	KH-Jahre[1] (in Taus.)	EU-Jahre[1] (in Taus.)	H[2]		
				A	B	C
1968	106	38	389	0,686	0,683	0,679
1969	112	39	389	0,685	0,681	0,678
1970	117	38	396	0,687	0,684	0,680
1971	120	39	450	0,688	0,684	0,680
1972	122	41	477	0,689	0,685	0,681
1973	126	41	449	0,692	0,689	0,685
1974	120	42	528	0,693	0,688	0,684
1977	119	44	742	0,694	0,689	0,684
1978	126	43	740	0,694	0,689	0,684

[1] Berechnet für eine Kohorte mit einem Ausgangsbestand von 100000 Personen und einem Grenzalter von 100 Jahren.

[2] Gewichtungsalternative gemäß Tabelle 2.2.

rungssystems im Sinne einer "frühzeitigeren" Leistungsgewährung zurückzuführen sein kann. Da gerade bei den besonders stark gestiegenen Erwerbsunfähigkeiten eine solche Verbesserung des Sozialversicherungssystems angenommen werden muß (vgl. S. 40f.), wird die Verschlechterung der Gesundheitlichkeit des Lebens, gemessen an einer "exogenen" Definition des Gesundheitszustandes (also "mehr Krankheit") sicherlich überzeichnet. Unterstützt wird diese Einschätzung noch durch die Beobachtung, daß die Zahl der Krankhausbetten von 1968 bis 1978 deutlich gestiegen ist, was wegen des positiven Verfügbarkeitseffektes (vgl. S. 44) ebenfalls zu mehr und/oder längeren stationären Behandlungen geführt haben dürfte.

Als Abschluß der Erörterungen zur Messung des Gesundheitszustandes der Bevölkerung wollen wir die *Validität* unseres Maßes einzuschätzen versuchen. Dazu werden wir die Kriterienvalidität durch den Vergleich unserer Ergebnisse mit den Werten der Studien von Kaplan et al. (1976) und Colvez u. Blanchet (1983) untersuchen. Dabei schätzen wir die Kriterienvalidität um so höher ein, je ähnlicher unsere Ergebnisse den Ergebnissen dieser beiden Studien sind. Die Konstruktvalidität werden wir in Anlehnung an die Arbeit von Reynolds et al. (1974) daran messen, ob die berechneten Werte einige theoretisch abgeleitete Zusammenhänge wiedergeben. Hier werden wir insbesondere untersuchen, ob der Gesundheitszustand eines Individuums nach unseren Beeinträchtigungsniveaus mit zunehmendem Alter abnimmt.[7]

Beginnen wir unsere Überlegungen mit der Frage nach der *Kriterienvalidität* und betrachten dazu als erstes die Ergebnisse von Kaplan et al. (1976). Sie ermitteln für das San Diego County (USA) im Jahre 1974 eine durchschnittliche Lebenserwartung bei der Geburt von 71,9 Jahren und eine gewichtete Lebenserwartung von 58,6 Jahren (ebenda, S. 505). Ihre gewichtete Lebenserwartung entspricht dabei einer qualitätsbereinigten (durchschnittlichen) Lebenserwartung nach unserer Terminologie, wenn wir bei der Berechnung der realisierten und der beeinträchtigten Lebensjahre über das Grenzalter A^0 hinausgehend die Berechnungen so lange fortführen, bis die Kohorte vollständig abgestorben ist. Allerdings verwenden sie deutlich mehr Beeinträchtigungsniveaus als wir, die zudem die gesamte Bevölkerung umfassen.

Ähnliche Werte wie in der oben genannten Studie ergeben sich auch bei Colvez u. Blanchet (1983) für die USA von 1966 bis 1976. Sie berechnen eine beeinträchtigungsfreie Lebenserwartung, die von der Konzeption her der gewichteten Lebenserwartung von Kaplan et al. sehr ähnlich ist, verwenden aber ein Grenzalter von 95 Jahren und nur 4 Beeinträchtigungsniveaus: kurzfristige Bettlägerigkeit, sonstige kurzfristige Beeinträchtigungen, langfristige Verhinderung der Ausübung der Hauptttätigkeit und sonstige langfristige Beeinträchtigungen. Alle Niveaus werden mit dem Wert von 1 gewichtet. Für das Jahr 1974 ergibt sich eine durchschnittliche Lebenserwartung von 71,9 Jahren und eine beeinträchtigungsfreie

[7] Zu den Begriffen Kriterienvalidität und Konstruktvalidität vgl. Brennecke (1981a, S. 20).

von 59,6 (ebenda, S. 225). Im Zeitraum von 1966 bis 1976 stieg die durchschnittliche Lebenserwartung von 70,0 auf 72,4 Jahre, wogegen die beeinträchtigungsfreie von 56,5 auf 56,0 sank (ebenda, S. 227).

Nach unserem Modell ergibt sich als erstes eine durchschnittliche Lebenserwartung von 71,5 Jahren. Die Werte für die Länge des Lebens stimmen also mit den Werten der beiden Referenzstudien überein. Um nun auch die Werte für den Gesundheitszustand der Bevölkerung vergleichen zu können, haben wir unter Vernachlässigung der realisierten und der beeinträchtigten Lebensjahre oberhalb des Grenzalters eine qualitätsbereinigte (durchschnittliche) Lebenserwartung berechnet. Sie liegt nach unserem Modell bei 65,1 Jahren. Die Differenz zwischen der durchschnittlichen Lebenserwartung und der qualitätsbereinigten beträgt somit bei uns 6,4 Jahre gegenüber 13,3 Jahren bei Kaplan et al. und 12,3 Jahren bei Colvez u. Blanchet.

Trotz unterschiedlicher Ansätze in den Referenzstudien liegt die Differenz zwischen der durchschnittlichen Lebenserwartung und der qualitätsbereinigten in beiden Studien also doppelt so hoch wie nach unserem Modell. Aus der relativ hohen Übereinstimmung der Ergebnisse in den beiden Referenzstudien schließen wir, daß der "wahre" Wert dieser Differenz (soweit man hier überhaupt von einem "wahren" Wert sprechen kann) etwa zwischen 10 und 15 Jahren liegt. Davon wird durch unser Modell nur etwa die Hälfte wiedergegeben. Die Validität unseres Maßes ist demzufolge als unzureichend anzusehen. Dies gilt selbst unter Berücksichtigung der Problematik, daß es einen "wahren" Wert wohl kaum gibt und daß auch die Referenzstudien "fehlerhaft" sein können, und unterstreicht die Notwendigkeit, die empirische Basis für die Messung des Gesundheitszustandes der Bevölkerung in der von uns vorgetragenen Weise zu erweitern.

Für die Untersuchung der *Konstruktvalidität* schlagen Reynolds et al. (1974) eine Reihe von Einzeltests vor. So sollten nach theoretischen Überlegungen die Werte des Maßes für den Gesundheitszustand wiedergeben, daß mit steigendem Alter die Beeinträchtigungen zunehmen, die Häufigkeit der Arztbesuche mit sinkendem Gesundheitszustand steigt, die Selbsteinschätzung des Gesundheitszustandes mit dem tatsächlichen positiv korreliert ist und daß mit sinkendem Gesundheitszustand die Besorgnis der Individuen über ihre Gesundheit zunimmt (ebenda, S. 278f.).

Es ist offensichtlich, daß die überwiegende Anzahl der Tests nur durchgeführt werden kann, wenn die Messung des Gesundheitszustandes auf der Basis einer eigenen Erhebung erfolgt. Werden dagegen Daten über die Inanspruchnahme von Leistungen ausgewertet, so ist nur ein eingeschränkter Test auf Altersabhängigkeit möglich. Wir wollen diese Altersabhängigkeit insoweit prüfen, als wir die Pro-Kopf-Werte der drei Indikatoren nach Alter und Geschlecht berechnen. Die Ergebnisse der Berechnungen entsprechen der oben genannten Erwartung und sind in Tabelle 2.7 dargestellt.

Im einzelnen wurden berechnet: die Zahl der AU-Tage pro erwerbstätiges GKV-Mitglied, die Zahl der KH-Tage pro GKV-Versicherten und der EU-Zugang pro

Tabelle 2.7 AU-Tage pro erwerbstätiges GKV-Mitglied, KH-Tage pro GKV-Versicherten und EU-Zugang pro 1000 Mitglieder der GRV in der Bundesrepublik Deutschland 1978 nach Altersgruppen und Geschlecht.

Alter (Jahre)	AU-Tage pro erwerbstätiges GKV-Mitglied		KH-Tage pro GKV-Versicherten		EU-Zugang pro 1000 GRV-Mitglieder	
	Männer	Frauen	Männer	Frauen	Männer	Frauen
00-15	-	-	1,1	1,0	-	-
15-20	9,3	4,6	1,4	1,7	0,2	0,1
20-25	13,4	7,6	1,4	1,7	0,2	0,1
25-30	13,9	8,6	1,4	1,7	0,7	0,9
30-35	15,7	9,4	1,4	1,7	1,3	1,8
35-40	15,3	8,5	1,4	1,7	2,1	2,7
40-45	15,4	8,9	3,4	2,9	3,6	5,0
45-50	16,9	9,8	3,4	2,9	7,0	10,0
50-55	19,6	10,7	3,4	2,9	15,7	23,6
55-60	24,3	12,2	3,4	2,9	41,5	70,7
60-65	40,0	20,2	3,4	2,9	119,8	386,3
65-70	27,9	18,7	5,4	4,4	137,6	717,5
70-75	27,9	18,7	5,4	4,4	54,8	250,4
75-80	27,9	18,7	5,4	4,4	61,0	231,0
80+	-	-	5,4	4,4	-	-

1000 Mitglieder der GRV nach Altersgruppen und Geschlecht. Die Auswirkungen der zum Schätzen der Alters und Geschlechtsverteilung notwendigen Annahmen zeigen sich hier plastisch. So sind beispielsweise die Pro-Kopf-Werte der KH-Tage innerhalb der Altersgruppen 0-15, 15-40, 40-65, >65 Jahre konstant. Dennoch kann ein Steigen der Indikatorwerte mit zunehmendem Alter als gesichert angenommen werden. Die wieder rückläufigen Werte beim EU-Zugang bei den 70jährigen und älteren ist vermutlich darauf zurückzuführen, daß diesem Zugang ein völlig verschiedener Personenkreis zugrundeliegt.

Die Konstruktvalidität unseres Maßes kann von diesen Ergebnissen her also wesentlich günstiger beurteilt werden als die Kriterienvalidität. Wir schließen daraus, daß die Messung des Gesundheitszustandes durch Daten der Inanspruchnahme von Leistungen des Gesundheitswesens grundsätzlich zulässig ist. Dies spricht für die Auswertung derjenigen Daten, die ohnehin im Zuge der Leistungserstellung anfallen, und gegen eine eigenständige Erhebung außerhalb des Prozesses der Leistungserstellung. Aus diesen Überlegungen folgt also, daß die hier verfolgte Konzeption für die Messung des Gesundheitszustandes der Bevölkerung grundsätzlich geeignet ist. Ihre empirische Basis muß dagegen nach den Analysen zur Kriterienvalidität wesentlich erweitert werden.

3 Berechnung der Auswirkungen gesundheitspolitischer Maßnahmen auf den Gesundheitszustand der Bevölkerung

In diesem Kapitel werden wir untersuchen, wie man die Auswirkungen gesundheitspolitischer Maßnahmen auf den Gesundheitszustand berechnen kann. Da die Veränderung des Gesundheitszustandes als Leistung dieser Maßnahmen anzusehen ist, beschäftigen wir uns hier also mit der Leistungsmessung.

3.1 Konzeption des Modells

Um die Auswirkungen gesundheitspolitischer Maßnahmen auf den Gesundheitszustand der Bevölkerung berechnen zu können, bedarf es zunächst einer Vorstellung darüber, wie sich die Maßnahmen auf den Gesundheitszustand auswirken. Erst auf der Grundlage dieser Vorstellung können die Auswirkungen in ein Modell umgesetzt werden, das die aus den Maßnahmen resultierenden Veränderungen des Gesundheitszustandes zu berechnen erlaubt. Die Frage, wie sich gesundheitspolitische Maßnahmen auf den Gesundheitszustand der Bevölkerung auswirken und wie bei der Berechnung der Auswirkungen vorzugehen ist, steht im Zentrum dieses Abschnitts.

Wir betrachten zunächst, wie sich gesundheitspolitische Maßnahmen auf den Gesundheitszustand auswirken. Dazu gehen wir davon aus, daß durch die Maßnahmen das Auftreten von Krankheiten und die Möglichkeiten ihrer Behandlung beeinflußt werden. Die Veränderungen im Auftreten der Krankheiten führen zunächst zu Veränderungen bei den krankheitsspezifischen Pro-Kopf-Werten der Mortalität und der Morbiditätsindikatoren. Dies hat zur Folge, daß sich auch die allgemeinen Pro-Kopf-Werte der Mortalität und der Morbidität ändern. Daraus resultiert dann eine Veränderung des Gesundheitszustandes der Bevölkerung.

Eine analoge "Wirkungskette" ergibt sich aus veränderten Möglichkeiten der Krankheitsbehandlung. Durch sie wird zum einen der Ausgang einer Erkrankung beeinflußt, zum Beispiel wird verhindert, daß ein Patient an der Erkrankung stirbt. Zum anderen wird der Verlauf einer Erkrankung beeinflußt, gemessen an der Art und Dauer der Beeinträchtigungen. Auch hier ergeben sich zunächst Veränderungen der krankheitsspezifischen Pro-Kopf-Werte der Mortalität und der Morbiditätsindikatoren, aus denen dann die Veränderung des Gesundheitszustandes der Bevölkerung berechnet werden kann.

Die oben dargestellte "Wirkungskette" in ein Modell zu übertragen bildet den Schwerpunkt der Überlegungen dieses Abschnitts. Zunächst sind also die Auswirkungen der Maßnahmen auf die krankheitsspezifischen Pro-Kopf-Werte der Mortalität und der Morbiditätsindikatoren zu bestimmen. Darauf aufbauend ist dann zu ermitteln, wie sich die allgemeinen Pro-Kopf-Werte als Folge geänderter krankheitsspezifischer Werte verändern. Diese beiden Schritte bilden die Grundlage für die Berechnung der Auswirkungen gesundheitspolitischer Maßnahmen auf den Gesundheitzustand, die wir in 3.3 vornehmen wollen.

Kennzeichnend für den ersten Schritt, die Berechnung der Auswirkungen gesundheitspolitischer Maßnahmen auf die krankheitsspezifischen Pro-Kopf-Werte der Mortalität und der Morbiditätsindikatoren, ist die Notwendigkeit, diese Berechnungen in vielen Fällen nach einem mehrstufigen Verfahren durchzuführen. Handelt es sich bei der betrachteten Maßnahme zum Beispiel um ein neues diagnostisches Verfahren zur früheren Entdeckung einer Krankheit, so muß zunächst abgeschätzt werden, welche Auswirkung das Erkennen einer Krankheit in einem früheren als bisher üblichen Stadium auf den Behandlungserfolg hat (vgl. Wagner 1981); erst dann ist die Wirkung eines veränderten Behandlungserfolgs auf die krankheitsspezifischen Pro-Kopf-Werte abzuschätzen. Handelt es sich dagegen um eine Maßnahme zur stärkeren Beteiligung der Bevölkerung an einer solchen Früherkennungsuntersuchung, so muß davor noch ermittelt werden, wieviele zusätzliche Krankheitsfrühstadien durch die höhere Beteiligung gefunden werden (vgl. Klausing 1983). Nur wenn es sich bei der betrachteten Maßnahme um ein therapeutisches Verfahren handelt, können die Auswirkungen auf die krankheitsspezifischen Pro-Kopf-Werte direkt bestimmt werden.

Die empirische Erfassung der Auswirkungen gesundheitspolitischer Maßnahmen auf die krankheitsspezifischen Pro-Kopf-Werte verlangt unabhängig von der Art der betrachteten Maßnahme, daß deren Auswirkungen durch Kohortenstudien (auch "prospektive Studien" oder "Longitudinalstudien" genannt; vgl. Keil 1978, S. 72) ermittelt werden. Eines der wenigen Beispiele für eine solche Studie ist die Erhebung von Shapiro et al. (1971). Sie verglichen in New York die Sterblichkeit einer Gruppe von Frauen, die sich Krebsfrüherkennungsuntersuchungen unterzogen, mit der Sterblichkeit einer Gruppe von Frauen, die sich in den wesentlichen gesundheitsrelevanten Eigenschaften von den Frauen der ersten Gruppe nur durch die Nichtteilnahme an den Untersuchungen unterschieden.

Derartige Studien werfen erhebliche statistische und ethische Probleme auf. Die statistischen Probleme entstehen dabei allein schon daraus, Gruppen bilden zu müssen, deren Mitglieder sich in allen wesentlichen gesundheitsrelevanten Eigenschaften nur durch Teilnahme und Nichtteilnahme an der Maßnahme unterscheiden. Auch die Betrachtung dieser Gruppen im Zeitablauf ist zum Beispiel wegen der Wanderungen mit erheblichen Problemen verbunden. Ethische Probleme treten hauptsächlich auf, wenn Auswirkungen neuer therapeutischer Verfahren ermittelt werden sollen. Denn der Vergleich zweier Gruppen impliziert, daß den Mitgliedern einer Gruppe ein Verfahren vorenthalten wird, dessen bessere Wirksamkeit gegenüber den bisherigen Verfahren (sofern es überhaupt vergleichbare Verfahren bisher schon gegeben hat und sich nicht mit dem betrachteten Verfahren in bestimmten Fällen erstmals eine Behandlungsmöglichkeit eröffnet) durch theoretische Überlegungen und vielleicht auch schon durch einzelne Beobachtungen vermutet werden kann.

Die dargestellten Probleme werden insbesondere im Rahmen der epidemiologischen Statistik behandelt. Wir haben uns dazu entschlossen, sie nicht weiter zu verfolgen, weil ihre Behandlung uns von der eigentlichen Zielsetzung wegführen würde, ohne daß die Probleme im Rahmen dieser Arbeit befriedigend behandelt werden könnten. Wir werden uns vielmehr auf den zweiten der oben genannten Schritte konzentrieren und setzen die Kenntnis der Auswirkungen der Maßnahme auf die krankheitsspezifischen Pro-Kopf-Werte voraus. Damit können wir unsere Überlegungen mit der Betrachtung der Auswirkungen veränderter krankheitsspezifischer Pro-Kopf-Werte auf die allgemeinen Pro-Kopf-Werte der Mortalität und der Morbiditätsindikatoren fortsetzen.

Um diese Erörterungen möglichst überschaubar zu halten, gehen wir im folgenden davon aus, daß eine gesundheitspolitische Maßnahme nur zur Reduzierung von Mortalität und Morbidität durch *eine* Krankheit dient und es durch die Maßnahme gelingt, die Krankheit als Ursache von Mortalität und Morbidität ganz oder teilweise auszuschalten. In einer weiteren Vereinfachung betrachten wir als erstes den Fall, daß eine Krankheit *vollständig* eliminiert werden kann. Es wird sich zeigen, daß sich die Ergebnisse der Überlegungen zu dieser Fragestellung auch auf den realistischeren Fall einer nur teilweisen Ausschaltung einer oder mehrerer Krankheiten übertragen lassen.

Die Frage nach den Auswirkungen einer Elimination von Krankheiten wurde bisher hauptsächlich in bezug auf die Mortalität untersucht. Wir knüpfen mit unseren Überlegungen an die in diesen Arbeiten verfolgten Konzeptionen an, wobei wir uns zunächst auf die Mortalität beschränken und unsere Konzeption für die Mortalität anschließend auf die Morbiditätsindikatoren übertragen. Im Mittelpunkt der weiteren Erörterungen steht somit die Frage, wie sich die vollständige Elimination einer Krankheit als Todesursache auf die Länge des Lebens auswirkt.

Zur Beantwortung dieser Frage lassen sich in der Literatur zwei grundsätzlich verschiedene Vorgehensweisen beobachten. Bei der ersten Vorgehensweise wird untersucht, wieviele Lebensjahre bei *gegebener* durchschnittlicher Lebenserwartung durch eine Krankheit verloren werden. Diese Vorgehensweise wird im allgemeinen als Konzeption der "verlorenen Lebensjahre" bezeichnet. Bei der zweiten Vorgehensweise wird dagegen untersucht, wie sich die durchschnittliche Lebenserwartung *selbst* verändert, wenn bei ihrer Berechnung eine Krankheit als ausgeschaltet angenommen wird. Diese Vorgehensweise wird im allgemeinen als Konzeption der "konkurrierenden Risiken" ("competing risks") bezeichnet. Wir werden im folgenden zuerst die Konzeption der verlorenen Lebensjahre näher betrachten.

Die Konzeption der *verlorenen Lebensjahre* geht auf eine Arbeit von Mary Dempsey (1947) zurück. Sie verglich die Mortalität durch Herzerkrankungen, Krebserkrankungen und Tuberkulose in den USA im Jahre 1944, indem sie die verlorenen Lebensjahre je Gestorbenen aus der Differenz zwischen der durchschnittlichen Lebenserwartung bei der Geburt und dem Alter des Individuums beim Tode berechnete.

Die erste inhaltliche Problematik dieser Vorgehensweise ergibt sich aus der Annahme Dempseys, daß jeder Gestorbene ohne die beobachtete Todesursache genau bis zum Ablauf der durchschnittlichen Lebenserwartung bei der Geburt gelebt hätte. Die Differenz zwischen dem Alter beim Tode und der durchschnittlichen Lebenserwartung bei der Geburt gibt jedoch nicht die Anzahl der Lebensjahre wieder, die ein Individuum noch hätte erwarten können, wäre es nicht durch die beobachtete Todesursache gestorben. Diese Anzahl wird vielmehr durch die durchschnittliche Lebenserwartung der gleichaltrigen Lebenden wiedergegeben. Nach diesem Verfahren berechneten beispielsweise Murray u. Axtell (1974) die verlorenen Lebensjahre für die an Krebs Gestorbenen in den USA im Jahre 1968 durch Multiplikation der Anzahl der Todesfälle mit dem Wert der durchschnittlichen Lebenserwartung der beim Tode eines Individuums noch lebenden gleichaltrigen Personen. Geißler (1979, 1980 a, 1980 b) sowie Cornelius et al. (1980) berechneten nach verschiedenen Verfahren im Rahmen dieser Konzeption den durch ausgewählte Krankheitsgruppen verursachten Verlust an Lebensjahren für die Bundesrepublik Deutschland.

Sowohl auf der Grundlage einer einfachen Differenzenbildung als auch auf der Grundlage gegebener durchschnittlicher Lebenserwartungen wurden eine ganze Reihe von Modellen entwickelt, die sich vor allem durch unterschiedliche Altersgrenzen und die Berechnung alters- und geschlechtsstandardisierter Werte unterscheiden.[1] Allen Modellen auf der Basis gegebener durchschnittlicher Lebenserwartungen ist gemeinsam, daß sie zunächst die durchschnittliche Lebenserwartung unter Einschluß der zu eliminierenden Todesursache berechnen und erst *nachträglich* die Auswirkungen der Elimination ermitteln.

Nach diesen Betrachtungen zur Konzeption der verlorenen Lebensjahre gehen wir nun zur Konzeption der *konkurrierenden Risiken* über. Nach dieser Konzeption wird als erstes die durchschnittliche Lebenserwartung bei der Geburt unter Einschluß der zu eliminierenden Krankheit berechnet. Danach wird die durchschnittliche Lebenserwartung unter der Annahme berechnet, die betrachtete Krankheit sei als Todesursache eliminiert. Aus der Differenz der so berechneten Werte wird dann die Anzahl der verlorenen Lebensjahre bestimmt. Diese Konzeption geht zurück auf Bernoulli, D'Alembert und Laplace, die unabhängig voneinander die Veränderungen der Wahrscheinlichkeit berechneten, ein bestimmtes Alter zu erreichen, wenn die Pocken als Todesursache eliminiert wären (vgl. Wong 1977, S. 153).

Wir halten diese Konzeption für adäquat, um die Auswirkungen der Elimination einer Krankheit auf die Länge des Lebens zu berechnen, da bei ihr diese Auswirkungen *direkt* in die Messung der Länge des Lebens eingehen. Daher legen wir auch diese Konzeption unserem Modell zugrunde, nach dem wir die Auswirkungen gesundheitspolitischer Maßnahmen auf den Gesundheitszustand der Bevölkerung

[1] Für eine Übersicht über verschiedene Modelle vgl. Romeder u. McWhinnie (1977).

berechnen. Konkret zu ermitteln ist somit die Anzahl der realisierten Lebensjahre auf der Basis der empirischen Mortalität (wie bisher), die Anzahl der realisierten Lebensjahre unter der Annahme, eine bestimmte Krankheit sei als Todesursache bis zum Grenzalter A^0 eliminiert worden, und die Differenz der beiden Werte. Der Wert dieser Differenz hängt dabei von 3 Faktoren ab: der Altersverteilung der sonst an der betrachteten Krankheit Gestorbenen; den zusätzlichen Lebensjahren der Personen, die sonst an dieser Krankheit gestorben wären, bis zu ihrem Tod durch eine andere Ursache; dem Anteil der sonst an dieser Krankheit Gestorbenen an den Todesfällen insgesamt (vgl. Manton et al. 1980, S. 112).

Die entscheidende Frage ist nun, nach *welchem* Verfahren berechnet werden soll, wie lange die sonst an dieser Krankheit Gestorbenen noch leben und an welcher Krankheit sie schließlich sterben. In der einfachsten Fassung der Konzeption der konkurrierenden Risiken wird angenommen, daß die "geretteten" Personen demselben Mortalitätsrisiko unterworfen sind wie die Gesamtbevölkerung. Nach diesem Ansatz leistet jede Todesursache einen von den anderen Todesursachen unabhängigen Beitrag zur Mortalität. Jede Person P hat danach eine Verteilung von t(P, n) Zeitpunkten, zu denen sie an einer der n Todesursachen sterben könnte. Sie stirbt zunächst an der Todesursache i mit dem frühesten Zeitpunkt t (P, i). Eliminiert man nun die Todesursache i, so stirbt die Person P an der Todesursache j mit dem nächsten Zeitpunkt t (P, j). Die Differenz zwischen den beiden Zeitpunkten, t (P, j) - t (P, i), stellt dann die Verlängerung des Lebens für die Person P dar (vgl. Manton et al. 1980, S. 112; Manton u. Poss 1979, S. 313).

Diesem von Chiang (1968) beschriebenen einfachen Modell wird hauptsächlich entgegengehalten, daß es die vorliegenden Informationen über das Zusammenwirken mehrerer Krankheiten bei einem Todesfall nicht berücksichtige und deshalb keine Erklärung des Mortalitätsgeschehens geben könne (vgl. Manton et al. 1976, S. 542). Es sind daher auch eine ganze Reihe von Modellen entwickelt worden, in denen die Annahme einer gegenseitigen Unabhängigkeit der Todesursachen aufgehoben wird. In ihnen wird nach verschiedenen Verfahren berücksichtigt, daß auch mehrere Krankheiten bei einem Todesfall zusammenwirken können. Das Phänomen des Zusammentreffens mehrerer Krankheiten als einer Todesursache wird dabei als "Multikausalität" bezeichnet (vgl. Damiani u. Aubenque 1975; Manton et al. 1976; Wong 1977; Manton u. Poss 1979; Berry 1979; Manton et al. 1980; Shepard u. Zeckhauser 1980).

Da wir bei unseren Berechnungen von der amtlichen Statistik der Todesursachen ausgehen, fehlt für Modelle mit Berücksichtigung der Multikausalität der Sterbefälle jede empirische Basis. Wir gehen daher bei unseren Berechnungen davon aus, daß jeder Todesfall von nur einer Krankheit verursacht wird und daß die verschiedenen Todesursachen voneinander unabhängig sind.[2] Die einfachste Möglichkeit der Operationalisierung dieses Ansatzes besteht darin, bei angenommener Elimination einer Todesursache zu unterstellen, daß sowohl die neuen Überlebenswahr-

---

2 Diese Vorgehensweise wurde auch von Cornelius et al. (1980) gewählt, die nach dem Modell der konkurrierenden Risiken eine sich bei alternativem Ausschluß mehrerer Todesursachen ergebende "fiktive Lebenserwartung" für die Bundesrepublik Deutschland von 1968 bis 1977 berechneten.

scheinlichkeiten als auch die neuen krankheitsspezifischen Sterbewahrscheinlichkeiten proportional zu den alten sind und ihre Summe wiederum 1 ergibt (vgl. Feichtinger 1971, S. 140 f.). Diese Annahmen legen wir den weiteren Überlegungen zugrunde.

Insgesamt sind somit vier sehr restriktive Annahmen gesetzt worden, die natürlich die Aussagekraft unserer Berechnungen erheblich einschränken. Die erste Annahme ist, daß eine gesundheitspolitische Maßnahme nur zur Ausschaltung einer Krankheit diene. Die zweite Annahme ist, daß eine Krankheit vollständig ausgeschaltet wird. (Sie werden wir allerdings später aufheben und auch untersuchen, wie sich die nur teilweise Ausschaltung einer Krankheit als Todesursache auf die Länge des Lebens auswirkt.) Die beiden anderen Annahmen sind die gegenseitige Unabhängigkeit der verschiedenen Todesursachen und die für alle Personen identischen Wahrscheinlichkeiten, an einer bestimmten Krankheit zu sterben. Dies steht im Gegensatz zu vorliegenden epidemiologischen Erkenntnissen (Manton 1982, S. 217 f.). So wird zum Beispiel nicht berücksichtigt, daß bei verschiedenen Berufen bestimmte Krankheiten überdurchschnittlich häufig auftreten (Blohmke u. Reimer 1980) oder daß mehrere Krankheiten bei einem Todesfall zusammenwirken. Die Einbeziehung dieser Phänomene ist uns indessen aufgrund der Eigenschaften der vorliegenden Daten nicht möglich.

Mit dieser Zusammenstellung der wesentlichen Annahmen schließen wir die Überlegungen zur Berechnung der Auswirkungen veränderter krankheitsspezifischer Pro-Kopf-Werte der Mortalität auf die allgemeinen Pro-Kopf-Werte der Mortalität ab. Bei den Pro-Kopf-Werten der Morbiditätsindikatoren werden wir die Auswirkungen der veränderten krankheitsspezifischen Pro-Kopf-Werte auf die allgemeinen Pro-Kopf-Werte nach demselben Prinzip wie bei der Mortalität berechnen.

Die Umsetzung dieses Prinzips in ein konkretes Rechenverfahren für die Veränderungen der Werte des Maßes H' für die Länge des Lebens und des Maßes H für den Gesundheitszustand der Bevölkerung stellen wir in 3.3 dar. Zuvor wollen wir jedoch im folgenden Abschnitt diejenigen methodischen Probleme behandeln, die bei der Realisierung unserer Konzeption auftreten. Da sie darauf zurückzuführen sind, daß wir die Auswirkungen einer Elimination von Krankheiten untersuchen wollen, bezeichnen wir sie als methodische Probleme krankheitsbezogener Analysen.

3.2 Methodische Probleme krankheitsbezogener Analysen

Bei der Untersuchung der Auswirkungen einer Elimination von Krankheiten auf den Gesundheitszustand der Bevölkerung treten mehrere methodische Probleme auf, die sich hauptsächlich aus der *unikausalen Aufbereitung* der Statistiken, der unterschiedlichen Eignung der "International Classification of Diseases (ICD)" zur Wiedergabe der krankheitsspezifischen Mortalität und der krankheitsspezifischen Morbidität sowie der Validität der dokumentierten Diagnosen ergeben. Diese Probleme sollen im folgenden diskutiert werden.

Die Problematik der *unikausalen Aufbereitung* der Statistiken beruht darauf, daß in der Realität Krankheiten oft nicht allein auftreten, sondern mehrere gleichzeitig (vgl. van Eimeren 1976). Dieses Phänomen wird als Multimorbidität bezeichnet. Die unikausale Aufbereitung der Statistiken erfordert daher bei Multimorbidität die Isolierung der für eine Beeinträchtigung ursächlichen Krankheit von den sie lediglich begleitenden. Neben der Problematik der Unterscheidung im Einzelfall resultiert daraus zwangsläufig ein Informationsverlust. Darüber hinaus können die Auswirkungen der Elimination bei verschiedenen Krankheiten falsch eingeschätzt werden.

Das Problem der Auswahl einer ursächlichen Krankheit aus einer Reihe gleichzeitig auftretender tritt im Grunde bereits bei der Festlegung der Diagnose auf. Denn Diagnosen können ein bestimmtes Krankheitsbild nicht exakt wiedergeben, sondern sind "Abstraktionen und Typisierungen einer komplexen und im Einzelfall stets individuellen Vielfalt von Krankheitserscheinungen" (Schwefel u. Schwartz 1978, S. 8). Diese Probleme und auch der damit verbundene Informationsverlust müssen jedoch bei jeder Untersuchung zum Krankheitsspektrum in Kauf genommen werden. Wir werden sie daher im weiteren vernachlässigen und unterstellen, daß Krankheitsbilder durch Diagnosen hinreichend zuverlässig wiedergegeben werden können.

Die Umsetzung eines bestimmten Krankheitsbildes in eine Diagnose bedeutet noch nicht, daß der Arzt nur eine Krankheit dokumentiert. Die Reduzierung mehrerer bei einer Erkrankung zusammentreffender Krankheiten auf eine Krankheit erfolgt erst bei der Aufbereitung der dokumentierten Daten. Dadurch kann die Bedeutung einzelner Krankheiten für Mortalität und Morbidität falsch eingeschätzt werden. So zeigt zum Beispiel eine Studie von Clifford et al. (1977), daß in England und Wales im Zeitraum von 1967 bis 1975 im Durchschnitt jährlich rund 14000 Todesfälle auf die Grippe zurückzuführen sind, ohne daß sie als zum Tode führendes Grundleiden dokumentiert wurde. Dabei wird geschätzt, daß rund 65 % dieser Todesfälle auf die Altersgruppe der über 65jährigen entfallen.

Verstärkt wird die Problematik in bezug auf die krankheitsspezifische Mortalität in der Bundesrepublik Deutschland durch zwei weitere Phänomene. Das erste Phänomen ist grundsätzlicher Natur und liegt darin begründet, daß die Menschen sterblich sind. Dadurch wird die Frage aufgeworfen, ob man nicht zwischen "natürlichen" und "krankhaften" (oder "vorzeitigen") Todesfällen unterscheiden muß. Das zweite Phänomen ist, daß bei der Aufbereitung der Todesursachen aus den Todesbescheinigungen die Krankheitsgruppe "Neubildungen" (also im wesentlichen die Krebskrankheiten) anders behandelt werden als die übrigen Krankheiten.

Betrachten wir zunächst das erste Phänomen. Eine Möglichkeit, "natürliche" Todesfälle von "krankhaften" zu unterscheiden, wäre, die "natürlichen" Todesfälle in einer Todesursache "Altersschwäche" zusammenzufassen. Diese Vorgehensweise wurde offenbar früher verfolgt, wogegen in den letzten Jahren zunehmend davon abgewichen wird. So weist Angermeyer (1979, S. 45) darauf hin, daß der Anteil der 65jährigen und älteren an den durch ischämische Herzkrankheiten Gestorbenen von 1968 bis 1976 um rund 10 % bei den Männern und um rund 7 % bei den Frauen angestiegen ist. Gleichzeitig nahm die Zahl der an Altersschwäche Gestorbenen bei den Männern um rund 66 % und bei den Frauen um rund 58 % ab. Er schließt daraus, daß ein Teil des Zuwachses bei den ischämischen Herzkrankheiten auf die rein formale Substitution der allgemeinen Altersschwäche durch diese Krankheiten zurückzuführen ist.

Kommen wir nun zum zweiten Phänomen, der unterschiedlichen Behandlung der Krankheiten bei der Aufbereitung der dokumentierten Todesursachen. So gilt in der Bundesrepublik Deutschland die Vorschrift, ein Karzinom selbst dann als Todesursache zu bezeichnen, wenn es auf der Todesbescheinigung nicht als zum Tode führendes Grundleiden, sondern nur als nicht unmittelbar zum Tode führendes Nebenleiden dokumentiert ist (vgl. Immich 1979, S. 43).

Das zweite der eingangs genannten methodischen Probleme ist die *unterschiedliche Eignung* der ICD zur Wiedergabe der krankheitsspezifischen Mortalität und Morbidität. Konkret besteht das Problem darin, daß die Wiedergabe der in der ambulanten ärztlichen Versorgung auftretenden Krankheitsbilder mittels dieser Systematik sehr schwierig ist. Daher hat es bereits mehrere Versuche gegeben, hierfür geeignetere Systematiken zu entwickeln, etwa die Verdener Problemliste (vgl. Möhr u. Haehn 1977). Die Verwendung einer eigenen Systematik für die Dokumentation der Diagnosen in einem Teil der ärztlichen Versorgung hat jedoch den Nachteil, daß der Vergleich der Krankheitsstruktur von Morbidität und Mortalität nicht möglich ist. Will man Auswirkungen einer Elimination von Krankheiten auf den Gesundheitszustand der Bevölkerung berechnen, ist eine einheitliche Systematik jedoch unabdingbar.

Das dritte der genannten methodischen Probleme ist, daß die *Validität* der dokumentierten Diagnosen aus verschiedenen Gründen angezweifelt werden muß. Die in der Literatur genannten Gründe reichen dabei von der Bedeutung der Diagnose für den behandelnden Arzt bis hin zur Existenz von "Schulen" mit bevorzugten Diagnosen. Wir beschränken uns bei der Diskussion dieser Problematik auf die Dokumentation der Todesursachen und die Dokumentation der Arbeitsunfähigkeit, da hier die besten Quellen vorliegen.

Beginnen wir mit den Betrachtungen zur Validität der dokumentierten Todesursachen. Hier gehen die Meinungen weit auseinander. So weist Schär (1975, S. 440) darauf hin, daß nach einer Studie von Rouqette und Schwartz von 1970 bei 16 % der 45-bis 49jährigen und bei 45 % der über 85jährigen die Bezeichnung der Todesursache unzulänglich war. In einer Studie des Pathologischen Instituts der Universität Halle wurden bei 500 Gestorbenen die Todesursachen durch Obduktionen überprüft. Dabei ergaben sich vollständige oder teilweise Übereinstimmungen in rund 39 % der Fälle. Für in einer Klinik Gestorbene lag dieser Wert bei rd. 47 %, wurde die Todesursache außerhalb einer Klinik festgestellt, bei rund 23 % (Thierbach 1972, S. 792). Ebenfalls durch Obduktionen zeigten Goldman et al. (1983) einen Anteil an Fehldiagnosen von rund 22 %. Sie analysierten 300 Obduktionsberichte eines Bostoner Lehrkrankenhauses der Harvard University aus den Jahren 1960, 1970 und 1980. Nach ihren Ergebnissen ist der Anteil der Fehldiagnosen in diesem Zeitraum nahezu konstant geblieben.

Nach den Ergebnissen der oben genannten Studien muß die Validität der dokumentierten Todesursachen als relativ gering beurteilt werden. Es gibt jedoch auch Arbeiten, deren Ergebnisse eine positivere Beurteilung rechtfertigen. So ergab eine vom Institut für Medizinische Statistik und Dokumentation der Universität Mainz durchgeführte Untersuchung, daß rund 80 % der dokumentierten Todesursachen auf Angaben aus vorangegangenen Behandlungen beruhten, also von günstigen Voraussetzungen für eine relativ exakte Dokumentation ausgegangen werden kann. Aus einer schwedischen Studie zu dieser Thematik geht hervor, daß das dokumentierte Grundleiden für bestimmte Todesursachen in hohem Maße bestätigt werden konnte. So betrug beispielsweise die Bestätigungsrate bei Leukämie und Psychosen rund 100 %, bei Krebs (ICD-Nrn. 140-209) 99,5 % und bei zerebrovaskuläre Krankheiten (ICD-Nrn. 430-438) 99,7 %. Dagegen traten bei anderen Todesursachen höhere Fehlerquoten auf. So ergaben sich beispielsweise Bestätigungsraten von nur 36,7 % bei "anderen Herzkrankheiten" (ICD-Nrn. 420-427) und 81,8 % bei Diabetes. Die Überprüfung der Todesursachen erfolgte dabei durch zusätzliche Informationen, die im einzelnen nicht genannt wurden (vgl. Frentzel-Beyme u. Keil 1981, S. 60 f.). Frentzel-Beyme et al. (1979, S. 2 f.) schließlich bewerten die Validität der Krebsdiagnosen als relativ gut.

Als hauptsächliche Ursachen einer wechselnden Validität der dokumentierten Todesursachen werden unterschiedliche Anteile von Obduktionen, die Existenz von "Schulen" mit Bevorzugung spezieller Diagnosen, verbesserte Möglichkeiten der Diagnostik und die temporäre Aktualität einzelner Krankheiten genannt. Unter dem Stichwort "temporäre Aktualität" wird dabei aufgeführt, daß bei Einführung von Maßnahmen zur gezielten Bekämpfung einzelner Krankheiten diese Krankheiten stärker ins Blickfeld gerückt und daraufhin öfter dokumentiert werden. Weiter wird aufgeführt, daß bei Epidemien oft auch atypische Grenzfälle zu deren Opfern gezählt werden (vgl. Hackl 1980).

Insgesamt gesehen läßt sich aus den Ergebnissen dieser empirischen Studien nicht ableiten, welches Gewicht diese Argumente für die Beurteilung der Validität der dokumentierten Todesursachen besitzen. Es läßt sich lediglich aus Plausibilitätsüberlegungen der Einfluß einiger Faktoren auf die Validität abschätzen. So ist zum Beispiel anzunehmen, daß verbesserte Diagnosemöglichkeiten die Validität erhöhen. Es kann weiter angenommen werden, daß sich allein daraus ein (unbekannter) Anteil des im Zeitablauf veränderten Krankheitsspektrums erklären läßt, und daß der Anteil um so größer wird, je länger der Beobachtungszeitraum ist. Eine gesicherte Beurteilung der Validität der dokumentierten Diagnosen scheint uns jedoch gegenwärtig nicht möglich. Daher müssen die empirischen Ergebnisse unserer Berechnungen sehr vorsichtig interpretiert werden.

Nach diesen Überlegungen zur Validität der dokumentierten Todesursachen wollen wir nun die Valididität der Diagnosen in der ambulanten ärztlichen Versorgung und damit die Validität der Daten bei der Statistik der Arbeitsunfähigkeit näher betrachten. Hier ergeben sich wesentliche Zweifel an der Validität aus der Bedeutung der dokumentierten Diagnose für den behandelnden Arzt. Für ihn ist die Diagnose zunächst eine Arbeitshypothese. Diese mit einer mehr oder weniger hohen Irrtumswahrscheinlichkeit behaftete Arbeitshypothese wird festgehalten und nicht immer korrigiert, wenn sie im Verlauf der Krankheit revidiert werden muß. Daher kann eine AU-Diagnose entweder Verdachtsdiagnose oder Arbeitshypothese oder Zustandsbeschreibung oder validierte Diagnose sein. Für die Dokumentation des Arztes hat das durchaus Sinn: für ihn ist sie Gedächtnisstütze für die Erinnerung an den Patienten und Darstellung des Entscheidungsprozesses (Schwefel u. Schwartz 1978, S. 15).

Auch dieser negativen Einschätzung der Validität der Diagnosen kann jedoch eine Studie gegenübergestellt werden, deren Ergebnisse eine positivere Beurteilung rechtfertigen.

So prüfte von Ferber (1980) die Validität der Diagnosen von niedergelassenen Ärzten durch den Vergleich mit klinischen Diagnosen und solchen von Vertrauensärzten. Die Reliabilität der dokumentierten Diagnosen testete sie durch die Betrachtung der Diagnosen eines Arztes bei einem Patienten im Zeitablauf. Die durchschnittliche Übereinstimmung, gemessen an Validität und Reliabilität, lag danach bei etwa 70 %.

Auch hier ergibt sich also wie bei den Todesursachen kein einheitliches Bild, das eine gesicherte Beurteilung der Validität der Daten erlauben würde. Deshalb scheint uns eine sichere Einschätzung der Validität der verwendeten Daten auf der Grundlage der bisherigen Untersuchungen nicht möglich. Dies läßt sich auch auf die hier nicht behandelten Statistiken der stationären Behandlungen und der Erwerbsunfähigkeit übertragen. Es läßt sich damit jedoch auch nicht der Nachweis führen, daß krankheitsbezogene Analysen wegen einer völlig unzureichenden Validität der Daten grundsätzlich unmöglich sind. Wir halten es allerdings für geboten, die Ergebnisse dieser Analysen sehr vorsichtig zu interpretieren. Dies werden wir bei der Betrachtung unserer Ergebnisse im folgenden Abschnitt berücksichtigen.

Zum Schluß befassen wir uns nun mit der Abgrenzung der Krankheitsgruppen, für die wir im folgenden Abschnitt die Auswirkungen ihrer Elimination auf den Gesundheitszustand der Bevölkerung berechnen werden.

Bei der Zusammenfassung der einzelnen Krankheiten zu Krankheitsgruppen haben wir uns an der entsprechenden Aggregation der ICD orientiert. Dort werden 16 Gruppen gebildet (vgl. Statistisches Bundesamt 1968, S. 43 f.). Wir haben diese Aggregation übernommen. Die Bezeichnungen der Krankheitsgruppen und ihre ICD-Nummern sind in Tabelle 3.1 dargestellt.

Es ist offensichtlich, daß aufgrund dieser Aggregation der einzelnen Krankheiten zu Krankheitsgruppen die Struktur der Ergebnisse unserer nachfolgenden Berechnungen zumindest teilweise vorbestimmt ist. Denn es ist zu erwarten, daß die Elimination etwa der Krankheiten des Kreislaufsystems sich von vornherein stärker auf den Gesundheitszustand auswirkt als die Elimination etwa der Komplikationen in der Schwangerschaft, bei Entbindung und im Wochenbett (allein weil nur Frauen davon betroffen werden können). Eine detailliertere Gliederung ist jedoch nicht möglich, da ein Teil der Daten nur in dieser Aggregation vorliegt.

Tabelle 3.1 Die Zusammenfassung der Krankheiten zu Krankheitsgruppen nach der International Classification of Diseases (ICD), 8. Revision. (Aus Statistisches Bundesamt 1968, S. 43 f.)

Gruppe	Bezeichnung	ICD-Nr.
1	Infektiöse und parasitäre Krankheiten	000-136
2	Neubildungen	140-239
3	Störungen der Drüsen mit innerer Sekretion, Ernährungs- und Stoffwechselkrankheiten	240-279
4	Krankheiten des Blutes und der blutbildenden Organe	280-289
5	Seelische Störungen	290-315
6	Krankheiten des Nervensystems und der Sinnesorgane	320-389
7	Krankheiten des Kreislaufsystems	390-458
8	Krankheiten der Atmungsorgane	460-519
9	Krankheiten der Verdauungsorgane	520-577
10	Krankheiten der Harn- und Geschlechtsorgane	580-629
11	Komplikationen in der Schwangerschaft, bei Entbindung und im Wochenbett	630-678
12	Krankheiten der Haut und des Unterhautzellgewebes	680-709
13	Krankheiten des Skeletts, der Muskeln und des Bindegewebes	710-738
14	Angeborene Mißbildungen	740-759
15	Sonstige Krankheiten	760-796
16	Unfälle, Vergiftungen und Gewalteinwirkungen	800-999

Tabelle 3.2 Die Zuordnung der Deutschen Systematik der Krankheiten, Gesundheitsschädigungen und Todesursachen für die Statistik der Sozialen Krankenversicherung[1] zur International Classification of Diseases (ICD), 8. Revision.[2]

Gruppe	Bezeichnung	Deutsche System.	ICD
1	Infektiöse und parasitäre Krankheiten	00-19	000-136
2	Neubildungen	20-27	140-239
3	Störungen der Drüsen mit innerer Sekretion, Ernährungs- und Stoffwechselkrankheiten	32-35	240-279
4	Krankheiten des Blutes und der blutbildenden Organe	86	280-289
5	Seelische Störungen	36	290-315
6	Krankheiten des Nervensystems und der Sinnesorgane	38-39 87-88	320-389
7	Krankheiten des Kreislaufsystems	37,40-49	390-458
8	Krankheiten der Atmungsorgane	30,50-57	460-519
9	Krankheiten der Verdauungsorgane	60-69	520-577
10	Krankheiten der Harn- und Geschlechtsorgane	70-74	580-629
11	Komplikationen in der Schwangerschaft, bei Entbindung und im Wochenbett	75-77	630-678
12	Krankheiten der Haut und des Unterhautzellgewebes	31,78-79	680-709
13	Krankheiten des Skeletts, der Muskeln und des Bindegewebes	80-82	710-738
14	Angeborene Mißbildungen	83	740-759
15	Sonstige Krankheiten	84-85,89	760-796
16	Unfälle, Vergiftungen und Gewalteinwirkungen	90-99	800-999

[1] Bundesverband der Ortskrankenkassen (1976), Krankheitsarten-, Krankheitsursachen- und Sterblichkeitsstatistik der Ortskrankenkassen 1974, Teil 1, Pflichtmitglieder. Bonn, S. 4.

[2] Statistisches Bundesamt 1968, S. 43f.

Ein weiteres Problem ergibt sich nun daraus, daß der Bundesverband der Ortskrankenkassen bis zum Jahre 1974 (einschließlich) mit der "Deutschen Systematik der Krankheiten, Gesundheitsschädigungen und Todesursachen für die Statistik der Sozialen Krankenversicherung" eine andere Nomenklatur verwendete. Wir definieren daher in Anlehnung an Geißler (1980 a, S. 58) einen Umsteigeschlüssel, der in Tabelle 3.2 dargestellt ist. Dadurch entsteht natürlich eine neue potentielle Fehlerquelle, und wir werden zu prüfen haben, ob sich aus den von uns berechneten Werten Anhaltspunkte für die Größenordnung der daraus resultierenden Fehler ableiten lassen.

Mit diesen Betrachtungen zur Abgrenzung der Krankheitsgruppen schließen wir die Erörterungen zu den methodischen Problemen krankheitsbezogener Analysen ab. Als Fazit dieser Erörterungen läßt sich festhalten, daß die Qualität der empirischen Angaben gemessen an ihrer Validität zweifelhaft ist und daß wegen der Abgrenzung der Krankheitsgruppen nach zwei verschiedenen Systematiken weitere Fehler befürchtet werden müssen. Die Aussagefähigkeit der empirischen Werte, die wir im nächsten Abschnitt berechnen, muß daher auch aus methodischen Gesichtspunkten als begrenzt angesehen werden.

3.3 Berechnung möglicher Veränderungen des Gesundheitszustandes der Bevölkerung durch die Elimination von Krankheiten für die Jahre 1968 bis 1978

Wie in Kap. 2 werden wir auch hier die bisherigen theoretischen und methodischen Überlegungen durch empirische Analysen ergänzen. Dabei stehen auch hier die Berechnungsverfahren im Mittelpunkt, wogegen die berechneten Werte vornehmlich der Illustration dienen. Denn sie sind durch die bereits dargestellten Unzulänglichkeiten der empirischen Basis unseres Modells geprägt, zu denen weitere Unzulänglichkeiten aus der konkreten Aufbereitung der Daten treten.

3.3.1 Veränderungen der Werte des Maßes H'

Zur Berechnung der Veränderungen der Werte von H' ist als erstes die Anzahl der zusätzlichen Lebensjahre zu ermitteln, die sich aus der Elimination einer Krankheit als Todesursache ergibt. Diese zusätzliche Anzahl realisierter Lebensjahre ist danach an der Zahl der maximal möglichen Lebensjahre zu normieren. Daraus ergibt sich die Veränderung der Werte des Maßes H'.

Für die Berechnungen verwenden wir grundsätzlich dieselben Variablen wie in 2.4. Sie werden lediglich um einen Index erweitert, der die Krankheiten bezeichnet. In Fortführung der Definition der allgemeinen Sterbeziffern nach Altersgruppen und Geschlecht (vgl. Gl. 2.3) definieren wir daher als erstes die krankheitsspezifischen Sterbeziffern nach Altersgruppen und Geschlecht.

Es seien:

$d(a,j,k)$ die Zahl der Gestorbenen pro Jahr mit der Krankheit a als Todesursache in der Altersgruppe j des Geschlechtes k;

n (j, k)	die (durchschnittliche) Anzahl von Personen in der Altersgruppe j des Geschlechtes k.

Dann sind:

$$ASZ(a,j,k) = \frac{d(a,j,k)}{n(j,k)} \tag{3.1}$$

die krankheitsspezifischen Sterbeziffern je Einwohner nach Altersgruppen und Geschlecht. Wir unterstellen im weiteren, es gebe a^0 Krankheiten.

Dann ist:

$$ÜW(j,k) = 1 - \sum_{a=1}^{a^0} ASZ(a,j,k) \tag{3.2}$$

die Überlebenswahrscheinlichkeit eines Einwohners der Altersgruppe j des Geschlechtes k.

Wir nehmen nun an, die Krankheit h sei als Todesursache eliminiert worden. Es verbleiben somit noch $a^0 - 1$ Krankheiten, an denen eine Person sterben kann. Zu berechnen sind jetzt die Proportionalitätsfaktoren FM (h, j, k), mit denen die krankheitsspezifischen Sterbeziffern der verbleibenden $a^0 - 1$ Krankheiten und die Überlebenswahrscheinlichkeiten zu multiplizieren sind.

Dabei gilt:

$$FM(h,j,k) * ÜW(j,k) + \sum_{a \neq h} FM(h,j,k) * ASZ(a,j,k) = 1 \tag{3.3}$$

Aus Gl. 3.2 und 3.3 folgt:

$$FM(h,j,k) = 1 / [1 - ASZ(h,j,k)] \tag{3.4}$$

Nach diesem Verfahren haben wir berechnet, wie sich die alternative Elimination der Krankheiten als Todesursache auf den Wert des Maßes H' auswirkt. Auf die Ermittlung von Werten für die Jahre 1975 und 1976 verzichten wir, da eine vollständige Berechnung der Auswirkungen einer Elimination von Krankheiten auf den Gesundheitszustand der Bevölkerung wegen der fehlenden Daten zur Morbidität nicht möglich ist. Die Ergebnisse der Berechnungen sind in Tabelle 3.3 dargestellt. Als zusätzliche Information sind darin auch die Veränderungen der durchschnittlichen Lebenserwartung bei der Geburt nach Geschlecht ausgewiesen.

Tabelle 3.3 Auswirkungen der Elimination von Krankheiten auf das Maß H' und die durchschnittliche Lebenserwartung bei der Geburt nach Geschlecht in der Bundesrepublik Deutschland 1968-1978.

	1968	1969	1970	1971	1972	1973	1974	1977	1978
1 Infektionskrankheiten[1]									
H'[2]	0,705	0,704	0,707	0,709	0,711	0,714	0,717	0,726	0,725
Δ H'	0,002	0,002	0,002	0,002	0,002	0,002	0,002	0,001	0,001
%	0,285	0,303	0,265	0,256	0,243	0,247	0,229	0,200	0,196
DLEM[3]	67,39	67,22	67,42	67,66	67,79	68,05	68,39	69,13	69,05
Δ DLEM	0,26	0,27	0,23	0,22	0,21	0,21	0,20	0,17	0,16
%	0,39	0,40	0,35	0,33	0,31	0,31	0,29	0,25	0,24
DLEF[4]	73,33	73,33	73,63	73,91	74,21	74,45	74,69	75,72	75,74
Δ DLEF	0,15	0,16	0,15	0,15	0,14	0,14	0,13	0,12	0,12
%	0,20	0,22	0,20	0,20	0,18	0,19	0,18	0,16	0,16
2 Neubildungen									
H'	0,729	0,728	0,731	0,734	0,736	0,739	0,742	0,753	0,752
Δ H'	0,026	0,025	0,026	0,026	0,026	0,027	0,027	0,028	0,028
%	3,659	3,630	3,648	3,724	3,699	3,734	3,782	3,928	3,901
DLEM	69,57	69,37	69,64	69,97	70,12	70,40	70,84	71,79	71,68
Δ DLEM	2,44	2,42	2,45	2,53	2,54	2,56	2,64	2,83	2,79
%	3,64	3,62	3,65	3,76	3,76	3,77	3,87	4,11	4,06
DLEF	75,87	75,84	76,17	76,50	76,79	77,06	77,33	78,47	78,48
Δ DLEF	2,69	2,67	2,69	2,73	2,71	2,76	2,77	2,88	2,87
%	3,68	3,65	3,66	3,71	3,66	3,71	3,72	3,80	3,79
3 Ernährungs- und Stoffwechselkrankheiten									
H'	0,706	0,705	0,708	0,710	0,713	0,715	0,718	0,727	0,727
Δ H'	0,003	0,003	0,003	0,003	0,003	0,003	0,003	0,003	0,003
%	0,389	0,443	0,446	0,423	0,454	0,473	0,458	0,399	0,391
DLEM	67,33	67,17	67,42	67,66	67,82	68,09	68,44	68,19	69,11
Δ DLEM	0,20	0,22	0,23	0,22	0,24	0,25	0,24	0,23	0,22
%	0,30	0,34	0,34	0,33	0,36	0,37	0,36	0,33	0,32
DLEF	73,52	73,56	73,87	74,13	74,47	74,73	74,96	74,94	75,95
Δ DLEF	0,34	0,39	0,39	0,37	0,40	0,42	0,41	0,34	0,34
%	0,46	0,53	0,53	0,50	0,54	0,56	0,54	0,46	0,45

Fortsetzung

Tabelle 3.3: Fortsetzung

	1968	1969	1970	1971	1972	1973	1974	1977	1978
4 Blutkrankheiten									
H'	0,703	0,702	0,705	0,708	0,710	0,712	0,715	0,725	0,724
Δ H'	0,000	0,000	0,000	0,000	0,000	0,000	0,000	0,000	0,000
%	0,044	0,047	0,046	0,044	0,042	0,041	0,042	0,034	0,032
DLEM	67,15	66,97	67,22	67,46	67,61	67,87	68,22	68,98	68,91
Δ DLEM	0,02	0,02	0,03	0,02	0,03	0,02	0,03	0,02	0,02
%	0,04	0,04	0,04	0,04	0,04	0,04	0,04	0,03	0,03
DLEF	73,22	73,21	73,52	73,80	74,11	74,34	74,59	75,63	75,64
Δ DLEF	0,04	0,04	0,04	0,04	0,03	0,03	0,03	0,03	0,03
%	0,05	0,06	0,05	0,05	0,05	0,04	0,05	0,04	0,03
5 Seelische Störungen									
H'	0,704	0,703	0,705	0,708	0,710	0,713	0,716	0,725	0,725
Δ H'	0,001	0,001	0,001	0,001	0,001	0,001	0,001	0,001	0,001
%	0,094	0,087	0,084	0,098	0,104	0,112	0,114	0,149	0,152
DLEM	67,20	67,02	67,26	67,52	67,67	67,94	68,30	69,11	69,04
Δ DLEM	0,07	0,07	0,07	0,08	0,09	0,10	0,11	0,15	0,15
%	0,10	0,10	0,11	0,12	0,14	0,15	0,16	0,21	0,22
DLEF	73,24	73,22	73,53	73,82	74,13	74,37	74,61	75,67	75,68
Δ DLEF	0,07	0,06	0,06	0,06	0,06	0,06	0,06	0,07	0,07
%	0,09	0,08	0,07	0,08	0,08	0,08	0,08	0,10	0,09
6 Krankheiten des Nervensystems									
H'	0,705	0,704	0,707	0,710	0,712	0,714	0,717	0,726	0,726
Δ H'	0,002	0,002	0,002	0,002	0,002	0,002	0,002	0,002	0,002
%	0,332	0,342	0,318	0,320	0,307	0,306	0,301	0,279	0,275
DLEM	67,36	67,19	67,43	67,67	67,80	68,07	68,42	69,17	69,09
Δ DLEM	0,24	0,24	0,23	0,23	0,22	0,22	0,22	0,21	0,20
%	0,35	0,36	0,35	0,33	0,33	0,33	0,33	0,30	0,29
DLEF	73,41	73,41	73,70	73,99	74,29	74,52	74,76	75,80	75,81
Δ DLEF	0,23	0,24	0,22	0,23	0,21	0,21	0,21	0,20	0,20
%	0,32	0,33	0,29	0,31	0,29	0,29	0,28	0,26	0,26

Fortsetzung

Tabelle 3.3: Fortsetzung

	1968	1969	1970	1971	1972	1973	1974	1977	1978
7 Krankheiten des Kreislaufsystems									
H'	0,755	0,757	0,760	0,765	0,768	0,770	0,773	0,784	0,784
Δ H'	0,052	0,055	0,055	0,058	0,058	0,058	0,058	0,060	0,060
%	7,399	7,868	7,810	8,164	8,226	8,100	8,165	8,274	8,309
DLEM	72,37	72,43	72,72	73,28	73,49	73,67	74,14	75,14	75,06
Δ DLEM	5,24	5,48	5,52	5,84	5,91	5,83	5,94	6,18	6,17
%	7,80	8,19	8,22	8,65	8,74	8,59	8,71	8,96	8,96
DLEF	78,53	79,10	79,37	80,01	80,48	80,68	81,03	82,55	82,58
Δ DLEF	5,35	5,93	5,89	6,24	6,41	6,38	6,48	6,96	6,97
%	7,31	8,10	8,02	8,46	8,65	8,58	8,69	9,20	9,22
8 Krankheiten der Atmungsorgane									
H'	0,711	0,710	0,713	0,714	0,716	0,718	0,721	0,730	0,730
Δ H'	0,008	0,008	0,008	0,007	0,006	0,006	0,006	0,006	0,006
%	1,154	1,200	1,172	0,923	0,901	0,878	0,827	0,771	0,813
DLEM	68,10	67,97	68,18	68,24	68,37	68,62	68,93	69,65	69,62
Δ DLEM	0,97	1,02	0,99	0,80	0,79	0,78	0,73	0,69	0,73
%	1,45	1,52	1,47	1,19	1,17	1,15	1,07	1,00	1,07
DLEF	73,85	73,85	74,16	74,28	74,58	74,80	75,02	76,05	76,08
Δ DLEF	0,67	0,68	0,68	0,52	0,51	0,49	0,47	0,45	0,46
%	0,91	0,94	0,93	0,70	0,69	0,66	0,63	0,59	0,61
9 Krankheiten der Verdauungsorgane									
H'	0,710	0,709	0,712	0,714	0,717	0,719	0,722	0,731	0,731
Δ H'	0,007	0,007	0,007	0,007	0,007	0,007	0,007	0,007	0,007
%	1,002	0,987	0,970	0,973	0,977	0,980	1,010	0,985	0,946
DLEM	67,93	67,74	67,99	68,24	68,39	68,68	69,07	69,82	69,72
Δ DLEM	0,80	0,79	0,80	0,80	0,81	0,83	0,88	0,86	0,83
%	1,19	1,18	1,19	1,19	1,20	1,23	1,29	1,25	1,21
DLEF	73,80	73,77	74,06	74,35	74,66	74,88	75,13	76,18	76,17
Δ DLEF	0,62	0,60	0,58	0,58	0,59	0,58	0,58	0,58	0,55
%	0,85	0,83	0,79	0,79	0,79	0,78	0,78	0,77	0,73

Fortsetzung

Tabelle 3.3: Fortsetzung

	1968	1969	1970	1971	1972	1973	1974	1977	1978
10 Krankheiten der Harn- und Geschlechtsorgane									
H'	0,706	0,704	0,707	0,710	0,712	0,714	0,717	0,726	0,725
Δ H'	0,002	0,002	0,002	0,002	0,002	0,002	0,002	0,002	0,001
%	0,353	0,334	0,320	0,303	0,292	0,285	0,270	0,211	0,197
DLEM	67,40	67,20	67,43	67,67	67,80	68,06	68,39	69,11	69,03
Δ DLEM	0,27	0,25	0,24	0,23	0,22	0,21	0,20	0,16	0,14
%	0,41	0,38	0,36	0,33	0,32	0,31	0,29	0,23	0,20
DLEF	73,40	73,39	73,70	73,97	74,27	74,50	74,74	75,75	75,76
Δ DLEF	0,23	0,22	0,21	0,20	0,20	0,19	0,19	0,15	0,15
%	0,31	0,30	0,29	0,28	0,27	0,26	0,25	0,20	0,19
11 Schwangerschaftskomplikationen									
H'	0,703	0,702	0,705	0,708	0,710	0,712	0,715	0,724	0,724
Δ H'	0,000	0,000	0,000	0,000	0,000	0,000	0,000	0,000	0,000
%	0,039	0,037	0,033	0,030	0,023	0,022	0,016	0,016	0,012
DLEM	67,13	66,95	67,19	67,44	67,58	67,84	68,20	68,96	68,89
Δ DLEM	0,00	0,00	0,00	0,00	0,00	0,00	0,00	0,00	0,00
%	0,00	0,00	0,00	0,00	0,00	0,00	0,00	0,00	0,00
DLEF	73,23	73,22	73,53	73,81	74,11	74,34	74,58	75,62	75,63
Δ DLEF	0,05	0,05	0,04	0,04	0,03	0,03	0,02	0,02	0,02
%	0,02	0,07	0,06	0,06	0,04	0,04	0,03	0,03	0,02
12 Hautkrankheiten									
H'	0,703	0,702	0,705	0,707	0,710	0,712	0,715	0,724	0,724
Δ H'	0,000	0,000	0,000	0,000	0,000	0,000	0,000	0,000	0,000
%	0,010	0,011	0,010	0,009	0,011	0,011	0,011	0,008	0,009
DLEM	67,13	66,96	67,20	67,45	67,59	67,85	68,20	68,96	68,90
Δ DLEM	0,01	0,01	0,01	0,01	0,01	0,01	0,01	0,00	0,01
%	0,01	0,01	0,01	0,01	0,01	0,01	0,01	0,01	0,01
DLEF	73,19	73,18	73,49	73,77	74,09	74,32	74,56	75,61	75,62
Δ DLEF	0,01	0,01	0,01	0,01	0,01	0,01	0,01	0,01	0,01
%	0,01	0,01	0,01	0,01	0,01	0,01	0,01	0,01	0,01

Fortsetzung

Tabelle 3.3: Fortsetzung

	1968	1969	1970	1971	1972	1973	1974	1977	1978
13 Rheumatische Erkrankungen									
H'	0,704	0,703	0,705	0,708	0,710	0,713	0,716	0,725	0,724
Δ H'	0,000	0,000	0,000	0,000	0,000	0,001	0,000	0,000	0,000
%	0,069	0,064	0,060	0,064	0,065	0,070	0,069	0,054	0,051
DLEM	67,16	66,98	67,22	67,47	67,61	67,87	68,22	68,98	68,91
Δ DLEM	0,03	0,03	0,03	0,03	0,03	0,03	0,03	0,02	0,02
%	0,05	0,04	0,04	0,04	0,04	0,05	0,04	0,04	0,03
DLEF	73,24	73,23	73,54	73,82	74,14	74,37	74,62	75,65	75,67
Δ DLEF	0,06	0,06	0,06	0,06	0,06	0,07	0,07	0,05	0,05
%	0,09	0,08	0,08	0,08	0,08	0,09	0,09	0,07	0,07
14 Angeborene Mißbildungen									
H'	0,706	0,705	0,708	0,711	0,713	0,715	0,718	0,727	0,727
Δ H'	0,003	0,003	0,003	0,003	0,003	0,003	0,003	0,003	0,003
%	0,482	0,480	0,431	0,456	0,419	0,422	0,430	0,421	0,416
DLEM	67,48	67,20	67,50	67,77	67,88	68,15	68,51	69,27	68,19
Δ DLEM	0,35	0,34	0,31	0,33	0,30	0,31	0,32	0,31	0,30
%	0,52	0,51	0,46	0,49	0,45	0,46	0,47	0,46	0,44
DLEF	73,51	73,51	73,78	74,08	74,37	74,60	74,85	75,90	75,91
Δ DLEF	0,33	0,34	0,30	0,31	0,29	0,29	0,30	0,30	0,30
%	0,45	0,46	0,41	0,43	0,39	0,39	0,40	0,39	0,39
15 Sonstige Krankheiten									
H'	0,716	0,715	0,717	0,720	0,721	0,724	0,726	0,733	0,733
Δ H'	0,013	0,013	0,012	0,012	0,012	0,011	0,011	0,009	0,009
%	1,869	1,818	1,764	1,721	1,659	1,604	1,567	1,267	1,247
DLEM	68,54	68,33	68,57	68,77	68,87	69,11	69,44	69,97	69,90
Δ DLEM	1,41	1,38	1,37	1,33	1,29	1,27	1,24	1,01	1,01
%	2,11	2,07	2,04	1,98	1,91	1,87	1,82	1,46	1,47
DLEF	74,41	74,36	74,61	74,89	75,16	75,34	75,57	76,45	76,43
Δ DLEF	1,23	1,19	1,13	1,12	1,08	1,04	1,02	0,85	0,81
%	1,68	1,62	1,54	1,52	1,46	1,40	1,37	1,12	1,08

Fortsetzung

Tabelle 3.3: Fortsetzung

	1968	1969	1970	1971	1972	1973	1974	1977	1978
16 Unfälle									
H'	0,718	0,717	0,721	0,724	0,726	0,727	0,729	0,739	0,739
Δ H'	0,014	0,015	0,016	0,016	0,016	0,015	0,014	0,015	0,014
%	2,061	2,131	2,312	2,296	2,267	2,152	2,007	2,050	2,002
DLEM	69,14	69,03	69,46	69,70	69,80	69,93	70,14	70,95	70,83
Δ DLEM	2,01	2,08	2,26	2,26	2,22	2,09	1,94	2,00	1,94
%	3,00	3,11	3,37	3,35	3,29	3,08	2,85	2,89	2,81
DLEF	74,12	74,13	74,54	74,81	75,13	75,33	75,53	76,62	76,62
Δ DLEF	0,94	0,96	1,05	1,05	1,05	1,03	0,97	1,03	1,01
%	1,29	1,32	1,44	1,42	1,42	1,38	1,30	1,36	1,33

[1] Eigene Kurzbezeichungen in Anlehnung an die Bezeichnungen der ICD (8. Rev.).
[2] Berechnet für eine Kohorte mit einem Ausgangsbestand von 100000 Personen und einem Grenzalter von 100 Jahren.
[3] Durchschnittliche Lebenserwartung bei der Geburt (Männer).
[4] Durchschnittliche Lebenserwartung bei der Geburt (Frauen).

Betrachten wir zunächst die Struktur der Veränderungen der Werte von H' im Jahre 1978. Dabei zeigt sich, daß nur bei 4 Krankheitsgruppen eine Ausschaltung diesen Wert um >1 % erhöhen würde: mit weitem Abstand führen die Krankheiten des Kreislaufsystems mit einem Zuwachs von 8,3 %, gefolgt von den Neubildungen mit 3,9 %, den Unfällen mit 2,0 % und der Gruppe der sonstigen Krankheiten mit 1,2 %. Die durchschnittliche Lebenserwartung bei der Geburt wird dementsprechend durch eine Elimination der Krankheiten des Kreislaufsystems am stärksten erhöht: ohne diese Krankheiten als Todesursachen würde sie bei den Männern 75,1 Jahre betragen (Steigerung um 6,2 Jahre) und bei den Frauen 82,6 Jahre (Steigerung um 7,0 Jahre). Ohne die Neubildungen als Todesursachen läge die durchschnittliche Lebenserwartung der Männer bei 71,7 Jahren (Steigerung um 2,8 Jahre) und der Frauen bei 78,5 Jahren (Steigerung um 2,9 Jahre). Die noch relativ hohen Steigerungen bei der Ausschaltung von Unfällen sind darauf zurückzuführen, daß vor allem junge Menschen von dieser Todesursache betroffen sind. Dies gilt auch für die Gruppe der sonstigen Krankheiten: sie enthält bestimmte Ursachen der perinatalen Mortalität.

Berücksichtigt man, daß 1978 die Krankheiten des Kreislaufsystems 47,8 % aller Todesfälle verursachten und die Neubildungen 22,4 % (zusammen also über 70 %), so scheinen die oben genannten Veränderungen der Werte des Maßes H' und der durchschnittlichen Lebenserwartung relativ gering. Dieses Phänomen wurde vor allem für die Krebserkrankungen untersucht (vgl. Keyfitz 1977) und erhielt die Bezeichnung Taeuber-Paradoxon nach dem amerikanischen Soziologen Karl Taeuber, der es erstmals analysierte. In der relativ geringen Erhöhung der Länge des Lebens kommt zweifelsohne zum Ausdruck, daß bei einer Abnahme der Mortalität durch eine Krankheit die Mortalität durch andere Krankheiten zunimmt.

Betrachtet man die Entwicklung im Zeitablauf, so zeigt sich, daß nur bei 4 Krankheitsgruppen die möglichen Gewinne an zusätzlichen Lebensjahren gestiegen sind: bei den Neubildungen, den Störungen der Drüsen mit innerer Sekretion, Ernährungs- und Stoffwechselkrankheiten, den seelischen Störungen und den Krankheiten des Kreislaufsystems. Die übrigen Krankheitsgruppen haben (teilweise deutlich) an Bedeutung verloren. Insbesondere gilt dies für die Gruppe der sonstigen Krankheiten: wäre im Jahre 1968 durch ihre Ausschaltung noch eine Erhöhung des Wertes von H' um 1,9 % möglich gewesen, so lag der mögliche Gewinn im Jahre 1978 nur noch bei 1,2 %. Dabei ist zu beachten, daß wegen der in dieser Gruppe enthaltenen perinatalen Mortalität schon eine geringe Reduzierung der Sterblichkeit durch diese Krankheiten eine relativ hohe Veränderung des Wertes von H' bewirkt.

3.3.2 Veränderungen der Werte des Maßes H

Wir berechnen jetzt diejenigen Veränderungen der Werte des Maßes H, die sich aus der alternativen Elimination der 16 Krankheitsgruppen als Todesursachen und als Ursachen der Morbidität ergeben. Wir beginnen die Überlegungen hierzu mit den Schätzungen, aus denen die Ausgangswerte für die Berechnungen gewonnen werden.

Das Schätzen der Verteilung der AU-Tage mit ambulanter Behandlung nach Altersgruppen, Geschlecht und Krankheiten wie auch die entsprechende Verteilung des Zugangs an EU-Renten sind relativ unproblematisch. So ist bei der Arbeitsunfähigkeit die Verteilung der Krankheiten nur in der nach oben offenen Altersgruppe der 65jährigen und älteren zu schätzen. Hier nehmen wir an, daß die Verteilungen innerhalb der neu gebildeten Altersgruppen 65-70, 70-75 und 75-80 Jahre mit der ausgewiesenen Verteilung der 65jährigen und älteren identisch sind. Bei der Erwerbsunfähigkeit ist die Verteilung der Krankheiten nur in den unteren Altersgruppen zu schätzen, da hier der Zugang an EU-Renten in einer Altersgruppe 15-25 Jahre ausgewiesen ist. Wir nehmen an, daß die Verteilungen innerhalb der neu gebildeten Altersgruppen 15-20 und 20-25 Jahre mit der ausgewiesenen Verteilung in der Altersgruppe 15-25 Jahre identisch sind.

Wesentlich problematischer ist es dagegen, die Verteilung der stationären Behandlungen nach Altersgruppen, Geschlecht und Krankheiten zu schätzen. Neben den bereits in 2.4 dargestellten Annahmen müssen wir hier noch Annahmen darüber treffen, wie sich die Krankheiten innerhalb der Altersgruppen nach Geschlecht verteilen. Wiederum steht dafür die Verteilung bei den Pflichtmitgliedern der Ortskrankenkassen als einzige Informationsquelle zur Verfügung. Wir unterstellen nun, daß die Verteilung der KH-Tage nach Krankheiten in der Altersgruppe 15-20 Jahre bei den Pflichtmitgliedern der Ortskrankenkassen auch für die Altersgruppen 0-5, 5-10, 10-15 und 15-20 Jahre der GKV-Versicherten zutrifft. Bei den oberen Altersgruppen gehen wir davon aus, daß die Verteilung nach Krankheiten in der Altersgruppe der 65jährigen und älteren Pflichtmitgliedern der Ortskrankenkassen auch in den Altersgruppen 65-70, 70-75, 75-80, 80-85, 85-

90 Jahre und der 90jährigen und älteren GKV-Versicherten gültig ist. Auch hier müssen also gewagte Annahmen gesetzt werden. Dies unterstreicht unsere Forderung nach einer besseren Erfassung der stationären Behandlungen.

Wenden wir uns nun dem Berechnungsverfahren selbst zu. Im einzelnen werden die Quoten der AU-Tage mit ambulanter Behandlung je erwerbstätiges GKV-Mitglied, KH-Tage je GKV-Versicherten und Zugang an EU-Renten je GRV-Mitglied neu ermittelt. Formal lassen sich diese Neuberechnungen wie folgt darstellen.

Es seien:

AUT (a, j, k) die Zahl der AU-Tage aufgrund der Krankheit a in der Altersgruppe j des Geschlechtes k;

MGL(j,k) die Zahl der erwerbstätigen GKV-Mitglieder in der Altersgruppe j des Geschlechtes k;

TAGE die Anzahl der Tage im Berichtsjahr.

Dann sind:

$$AUTQ(a,j,k) = \frac{AUT(a,j,k)}{MGL(j,k)} \tag{3.5}$$

die krankheitsspezifischen Quoten der AU-Tage mit ambulanter Behandlung je erwerbstätiges GKV-Mitglied nach Altersgruppen und Geschlecht (vgl. Gl. 2.28).

Weiter sind:

$$NAUTQ(j,k) = TAGE - \sum_{a=1}^{a^0} AUTQ(a,j,k) \tag{3.6}$$

die Quoten der Tage ohne Arbeitsunfähigkeit mit ambulanter Behandlung je erwerbstätiges GKV-Mitglied nach Altersgruppen und Geschlecht. Nun nehmen wir an, die Krankheit h sei als Ursache der Arbeitsunfähigkeit eliminiert worden. Zu berechnen sind dann analog zu Gl. 3.3 die Proportionalitätsfaktoren FAU (h, j, k), wobei gelten muß:

$$FAU(h,j,k) * NAUTQ(j,k) + \sum_{a \neq h} FAU(h,j,k) * AUTQ(a,j,k) = TAGE \tag{3.7}$$

Es seien weiter:

KHT (a, j, k) die Zahl der KH-Tage aufgrund der Krankheit a in der Altersgruppe j des Geschlechtes k;

VERS (j, k) die Zahl der GKV-Versicherten in der Altersgruppe j des Geschlechtes k.

Dann sind:

$$KHTQ(a,j,k) = \frac{KHT(a,j,k)}{VERS(j,k)} \tag{3.8}$$

die krankheitsspezifischen Quoten der KH-Tage je GKV-Versicherten nach Altersgruppen und Geschlecht (vgl. Gl. 2.34).

Weiter sind:

$$NKHTQ(j,k) = TAGE - \sum_{a=1}^{a^0} KHTQ(a,j,k) \tag{3.9}$$

die Quoten der Tage ohne stationäre Behandlung je GKV-Versicherten nach Altersgruppen und Geschlecht. Nun nehmen wir an, die Krankheit h sei als Ursache der stationären Behandlungen eliminiert worden. Zu berechnen sind dann analog zu Gl. 3.3 die Proportionalitätsfaktoren FKH (h, j, k), wobei gelten muß:

$$FKH(h,j,k) * NKHTQ(j,k) + \sum_{a \neq h} FKH(h,j,k) * KHTQ(a,j,k) = TAGE \tag{3.10}$$

Und schließlich seien:

EUZ(a,j,k,l) der Zugang an EU-Renten aufgrund der Krankheit a in der Altersgruppe j des Geschlechtes k der Rentenversicherung l;

RVM(j,k,l) die Anzahl der GRV-Mitglieder in der Altersgruppe j des Geschlechtes k der Rentenversicherung l.

Dann sind:

$$EUZQ(a,j,k,l) = \frac{EUZ(a,j,k,l)}{RVM(j,k,l)} \tag{3.11}$$

die krankheitsspezifischen Quoten des Zugangs an EU-Renten je GRV-Mitglied nach Altersgruppen, Geschlecht und Rentenversicherung (vgl. Gl. 2.41).

Weiter sind:

$$NEUZQ(j,k,l) = 1 - \sum_{a=1}^{a^0} EUZQ(a,j,k,l) \tag{3.12}$$

die Quoten nicht erwerbsunfähig gewordener GRV-Mitglieder je GRV-Mitglied nach Altersgruppen, Geschlecht und Rentenversicherung. Nun nehmen wir an, die Krankheit h sei als Ursache der Erwerbsunfähigkeit eliminiert worden. Zu berechnen sind dann analog zu Gl. 3.3 die Faktoren FEU (h, j, k, l), wobei gelten muß:

$$FEU(h,j,k,l) * NEUZQ(j,k,l) + \sum_{a \neq h} FEU(h,j,k,l) * EUZQ(a,j,k,l) = 1 \quad (3.13)$$

Damit sind die notwendigen Neuberechnungen abgeschlossen. Wir wollen hier jedoch noch kurz die Frage betrachten, wie sich die Wirkungen der nur *teilweisen Ausschaltung* einer oder mehrerer Krankheiten als Ursachen der Mortalität und Morbität berechnen lassen. Wir beschränken uns dabei auf die exemplarische Darstellung der dafür erforderlichen Modifikationen zur Berechnung der Auswirkungen auf die Länge des Lebens. Zu modifizieren ist dann die Gleichung 3.3.

Es seien:

Δ ASZ (a, j, k)	die sich aufgrund einer Maßnahme ergebenden Veränderungen der krankheitsspezifischen Sterbeziffern je Einwohner nach Altersgruppen und Geschlecht;
ASZ' (a, j, k)	die geänderten krankheitsspezifischen Sterbeziffern je Einwohner nach Altersgruppen und Geschlecht;
FM (*, j, k)	die zu berechnenden alters- und geschlechtsspezifischen Proportionalitätsfaktoren.

Dann gilt:

$$ASZ'(a,j,k) = ASZ(a,j,k) - \Delta ASZ(a,j,k) \quad (3.14)$$

$$FM(*,j,k) * ÜW(j,k) + \sum_{a=1}^{a^0} FM(*,j,k) * ASZ'(a,j,k) = 1 \quad (3.3a)$$

und damit nach Gl. 3.2, 3.3a und 3.14:

$$FM(*,j,k) = 1 / [1 - \sum_{a=1}^{a^0} ASZ(h,j,k)] \quad (3.4a)$$

Will man die Auswirkung einer nur teilweisen Elimination einer oder mehrerer Krankheiten auf den Wert des Maßes H berechnen, so müssen lediglich die Gleichungen 3.7, 3.10 und 3.13 in der oben dargestellten Weise modifiziert werden. Wir verzichten jedoch auf eine Erweiterung des Gesamtmodells und halten an der ursprünglichen Version fest.

Mit der oben dargestellten Möglichkeit zur Modifikation unseres einfachen Modells schließen wir die Überlegungen zum Berechnungsverfahren ab. Um die mit diesem Verfahren berechneten Werte leichter interpretieren zu können, haben wir eine Größe h definiert, die das Verhältnis der relativen Änderung der Länge des Lebens zur relativen Änderung des Gesundheitszustandes der Bevölkerung beschreibt:

$$0 \leqq h = \frac{\Delta H'}{H'} : \frac{\Delta H}{H} \leqq 1 \tag{3.15}$$

Die Werte dieser Größe liegen im Intervall von 0 bis 1. Die Größe nimmt dabei den Wert von 0 an, wenn die Veränderung des Gesundheitszustandes nur durch eine Veränderung der gesundheitlichen Qualität des Lebens bei konstanter Länge erreicht wurde. Der Wert von 1 kennzeichnet demgegenüber eine Situation, in der die Veränderung des Gesundheitszustandes ausschließlich durch eine Veränderung der Länge des Lebens bewirkt wurde.

Die *Ergebnisse* unserer Berechnungen sind in Tabelle 3.4 dargestellt. Sie zeigt die Auswirkungen einer alternativen Elimination der verschiedenen Krankheitsgruppen auf die Werte des Maßes H für den Gesundheitszustand der Bevölkerung und auf die beeinträchtigten Lebensjahre sowie die Werte der Größe h.

Beginnen wir die Betrachtung der Ergebnisse mit den Auswirkungen der Elimination auf die beeinträchtigten Lebensjahre. Hier ist das Bild sehr heterogen. So gibt es Krankheiten, bei deren Ausschalten die Werte für alle 3 Beeinträchtigungsniveaus im gesamten Beobachtungszeitraum sinken würden. Ein Beispiel dafür sind die infektiösen und parasitären Krankheiten. Das entgegengesetzte Resultat ist bei den angeborenen Mißbildungen zu verzeichnen. Bis auf die Werte für die KH-Jahre in den Jahren 1977 und 1978 würden bei der Elimination dieser Krankheit die Werte steigen. Dann gibt es Krankheiten, bei deren Ausschalten die Entwicklungen nicht für alle Niveaus gleich gerichtet sind. Beispielsweise sinken bei den Unfällen die Werte für die AU-und KH-Jahre, wogegen die Werte für die EU-Jahre steigen. Und schließlich ist zu beobachten, daß bei einem Beeinträchtigungsniveau das Vorzeichen der Veränderung im Zeitablauf wechselt. So sinken beispielsweise die Werte der EU-Jahre bei den Neubildungen in den Jahren 1968-1970, in den nachfolgenden Jahren dagegen steigen sie an.

Grundsätzlich ist mit einem Ansteigen der Werte für die beeinträchtigten Lebensjahre immer dann zu rechnen, wenn eine Krankheit eliminiert wird, die hauptsächlich für die Länge des Lebens von Bedeutung ist. Der Wegfall von beeinträchtigten Lebensjahren, die durch sie verursacht wurden, wird hier überkompensiert durch die Zunahme der Beeinträchtigungen durch andere Krankheiten. Diese Zunahme resultiert vor allem aus der Verlängerung des Lebens und ist um so größer, je höher die Auswirkung der Elimination der betrachteten Krankheit auf die Mortalität ist.

Tabelle 3.4 Auswirkungen der Elimination von Krankheiten auf das Maß H, das Verhältnis h und die beeinträchtigten Lebensjahre in der Bundesrepublik Deutschland 1968-1978.

	1968	1969	1970	1971	1972	1973	1974	1977	1978
1 Infektionskrankheiten[1]									
H[2]	0,683	0,682	0,683	0,683	0,684	0,687	0,687	0,694	0,693
ΔH	0,003	0,003	0,002	0,002	0,002	0,002	0,002	0,002	0,002
%	0,383	0,389	0,345	0,332	0,310	0,303	0,260	0,200	0,251
h	0,744	0,778	0,768	0,771	0,783	0,815	0,812	0,769	0,780
Δ AUJ[3]	-2,2	-1,6	-1,6	-1,5	-1,6	-1,7	-1,3	-3,0	-3,0
%	-1,6	-1,4	-1,3	-1,2	-1,3	-1,3	-1,1	-2,7	-2,6
Δ KHJ[4]	-0,2	-0,3	-0,2	-0,3	-0,3	-0,4	-0,4	-0,5	-0,6
%	-0,5	-0,7	-0,5	-0,7	-0,7	-0,8	-0,8	-1,0	-1,3
Δ EUJ[5]	-11,8	-9,7	-9,0	-8,3	-6,9	-5,1	-5,1	-4,7	-3,8
%	-3,2	-2,6	-2,3	-1,9	-1,5	-1,2	-1,0	-0,8	-0,7
2 Neubildungen									
H	0,707	0,705	0,706	0,707	0,708	0,712	0,712	0,720	0,719
Δ H	0,026	0,026	0,026	0,026	0,026	0,026	0,027	0,028	0,028
%	3,862	3,824	3,817	3,868	3,830	3,858	3,915	4,041	4,009
h	0,947	0,949	0,955	0,962	0,965	0,967	0,966	0,972	0,973
Δ AUJ	0,6	0,9	0,1	0,8	0,5	0,5	0,1	-0,1	0,1
%	0,6	0,8	0,0	0,7	0,4	0,4	0,1	-0,1	0,1
ΔKHJ	-0,7	-0,6	-0,9	-0,9	-0,6	-0,4	-1,0	-1,0	-0,5
%	-1,9	-1,5	-2,3	-2,4	-1,4	-1,1	-2,2	-2,2	-1,1
Δ EUJ	-12,2	-11,0	-4,7	0,7	3,0	3,3	5,6	11,9	12,0
%	-3,1	-3,0	-1,2	0,2	0,7	0,8	1,1	2,1	2,1
3 Ernährungs- und Stoffwechselkrankheiten									
H	0,683	0,682	0,684	0,684	0,686	0,689	0,689	0,695	0,695
Δ H	0,003	0,003	0,003	0,003	0,003	0,004	0,003	0,003	0,003
%	0,420	0,473	0,479	0,463	0,493	0,516	0,506	0,466	0,458
h	0,926	0,936	0,931	0,913	0,920	0,916	0,905	0,856	0,853
Δ AUJ	-0,5	-0,5	-0,8	-0,6	-0,8	-1,0	-1,0	-1,2	-1,1
%	-0,5	-0,5	-0,7	-0,5	-0,7	-0,8	-0,8	-1,1	-1,0
ΔKHJ	-0,6	-0,6	-0,5	-0,7	-0,6	-0,8	-0,8	-1,1	-1,0
%	-1,7	-1,5	-1,4	-1,8	-1,6	-2,0	-1,9	-2,5	-2,3
Δ EUJ	-1,5	-1,2	-1,4	-2,2	-1,7	-2,0	-2,5	-5,1	-5,2
%	-0,4	-0,3	-0,3	-0,5	-0,4	-0,4	-0,5	-0,9	-0,9

Fortsetzung

Tabelle 3. 4: Fortsetzung

	1968	1969	1970	1971	1972	1973	1974	1977	1978
4 Blutkrankheiten									
H	0,681	0,679	0,681	0,681	0,682	0,686	0,686	0,692	0,692
Δ H	0,000	0,000	0,000	0,000	0,000	0,000	0,000	0,000	0,000
%	0,048	0,051	0,049	0,048	0,046	0,045	0,045	0,039	0,037
h	0,916	0,921	0,938	0,916	0,913	0,911	0,933	0,871	0,864
Δ AUJ	-0,1	-0,1	-0,1	-0,1	-0,1	-0,1	-0,1	-0,1	-0,1
%	-0,1	-0,1	-0,1	-0,1	-0,1	-0,1	-0,1	-0,1	-0,1
Δ KHJ	-0,2	-0,1	-0,2	-0,1	-0,2	-0,1	-0,1	-0,2	-0,2
%	-0,6	-0,3	-0,4	-0,2	-0,5	-0,3	-0,3	-0,4	-0,3
Δ EUJ	-0,2	-0,2	0,0	-0,1	-0,1	-0,3	-0,1	-0,2	-0,3
%	-0,0	-0,0	0,0	0,0	0,0	-0,1	0,0	0,0	0,0
5 Seelische Störungen									
H	0,682	0,681	0,682	0,683	0,684	0,688	0,688	0,696	0,695
Δ H	0,002	0,002	0,002	0,002	0,002	0,002	0,002	0,003	0,003
%	0,259	0,248	0,259	0,294	0,304	0,316	0,364	0,492	0,504
h	0,362	0,350	0,324	0,333	0,342	0,354	0,313	0,302	0,301
Δ AUJ	-1,3	-1,4	-1,6	-1,5	-1,8	-1,8	-1,9	-2,1	-2,2
%	-1,2	-1,2	-1,4	-1,3	-1,5	-1,5	-1,6	-1,9	-1,9
Δ KHJ	-1,3	-1,3	-1,5	-1,8	-2,1	-1,7	-2,2	-2,5	-2,8
%	-3,5	-3,5	-3,9	-4,5	-5,1	-4,2	-5,0	-5,4	-6,1
Δ EUJ	-21,9	-21,3	-22,9	-25,8	-25,8	-27,0	-33,2	-47,1	-47,9
%	-5,9	-5,7	-5,8	-5,8	-5,6	-6,2	-6,6	-8,3	-8,4
6 Krankheiten des Nervensystems									
H	0,684	0,682	0,684	0,684	0,685	0,689	0,689	0,695	0,695
Δ H	0,003	0,003	0,003	0,003	0,003	0,003	0,003	0,003	0,003
%	0,483	0,486	0,469	0,472	0,465	0,460	0,468	0,472	0,462
h	0,687	0,703	0,678	0,677	0,660	0,665	0,643	0,591	0,595
Δ AUJ	-4,0	-4,3	-5,3	-4,6	-4,9	-5,1	-4,5	-4,7	-4,9
%	-3,9	-3,9	-4,5	-3,9	-4,1	-4,1	-3,9	-4,3	-4,2
Δ KHJ	-1,1	-1,0	-1,5	-1,3	-1,4	-1,4	-1,4	-1,5	-1,4
%	-2,9	-2,7	-3,9	-3,2	-3,5	-3,3	-3,1	-3,4	-3,2
Δ EUJ	-16,5	-15,1	-14,7	-15,5	-16,2	-15,5	-18,0	-21,9	-20,8
%	-4,5	-4,1	-3,7	-3,5	-3,5	-3,6	-3,6	-3,9	-3,7

Fortsetzung

Tabelle 3.4: Fortsetzung

	1968	1969	1970	1971	1972	1973	1974	1977	1978
7 Krankheiten des Kreislaufsystems									
H	0,737	0,739	0,741	0,744	0,747	0,750	0,751	0,762	0,759
Δ H	0,057	0,060	0,061	0,064	0,065	0,064	0,065	0,070	0,067
%	8,352	8,857	8,942	9,362	9,490	9,354	9,547	10,16	9,711
h	0,878	0,888	0,873	0,872	0,866	0,865	0,855	0,814	0,855
ΔAUJ	-10,2	-11,1	-22,5	-12,1	-12,7	-15,2	-13,2	-11,1	-10,4
%	-10,0	-10,1	-19,3	-10,2	-10,6	-12,1	-11,3	-10,1	-9,0
ΔKHJ	-1,3	-1,3	-1,4	-1,3	-1,4	-0,1	-2,1	-0,8	0,9
%	-3,5	-3,5	-3,5	-3,3	-3,6	-0,2	-4,8	-1,7	2,0
Δ EUJ	-96,5	-97,8	-107	-120	-128	-129	-143	-220	-147
%	-26,1	-26,4	-27,0	-27,1	-27,9	-30,7	-28,4	-38,7	-25,8
8 Krankheiten der Atmungsorgane									
H	0,690	0,689	0,690	0,689	0,690	0,693	0,693	0,699	0,699
Δ H	0,010	0,010	0,010	0,008	0,008	0,008	0,008	0,007	0,008
%	1,409	1,450	1,456	1,209	1,183	1,152	1,097	1,036	1,102
h	0,819	0,827	0,804	0,763	0,761	0,762	0,753	0,744	0,737
ΔAUJ	-21,2	-22,6	-26,3	-22,6	-22,4	-23,0	-19,6	-18,0	-21,0
%	-20,6	-20,6	-22,4	-19,0	-18,6	-18,4	-16,7	-16,4	-18,2
ΔKHJ	-2,2	-2,4	-2,4	-2,2	-2,4	-2,3	-2,4	-2,1	-2,3
%	-6,1	-6,2	-6,2	-5,7	-5,8	-5,5	-5,6	-4,6	-5,0
Δ EUJ	-11,3	-9,1	-10,6	-15,1	-14,6	-13,5	-15,7	-16,9	-17,4
%	-3,1	-2,4	-2,7	-3,4	-3,2	-3,1	-3,1	-3,0	-3,0
9 Krankheiten der Verdauungsorgane									
H	0,689	0,687	0,689	0,689	0,691	0,694	0,694	0,700	0,699
Δ H	0,008	0,008	0,008	0,008	0,008	0,008	0,009	0,008	0,008
%	1,219	1,214	1,203	1,217	1,221	1,220	1,244	1,191	1,131
h	0,821	0,813	0,806	0,799	0,806	0,803	0,811	0,827	0,836
ΔAUJ	-13,0	-14,0	-14,7	-16,3	-16,4	-16,7	-14,9	-11,9	-11,3
%	-12,6	-12,7	-12,6	-13,6	-13,6	-13,4	-12,7	-10,8	-9,8
ΔKHJ	-7,5	-8,0	-7,7	-7,9	-8,0	-7,8	-7,9	-6,4	-6,0
%	-20,6	-21,2	-20,2	-20,1	-19,8	-18,5	-18,1	-14,3	-13,2
Δ EUJ	-7,8	-7,9	-8,3	-7,8	-7,5	-7,2	-7,1	-6,8	-5,0
%	-2,1	-2,1	-2,1	-1,8	-1,6	-1,6	-1,4	-1,2	-0,9

Fortsetzung

Tabelle 3. 4: Fortsetzung

	1968	1969	1970	1971	1972	1973	1974	1977	1978
10 Krankheiten der Harn- und Geschlechtsorgane									
H	0,683	0,682	0,683	0,683	0,685	0,688	0,688	0,694	0,693
Δ H	0,003	0,002	0,003	0,003	0,003	0,003	0,002	0,002	0,002
%	0,427	0,406	0,393	0,382	0,371	0,370	0,361	0,297	0,282
h	0,826	0,822	0,814	0,793	0,787	0,770	0,747	0,710	0,698
Δ AUJ	-3,0	-3,1	-3,2	-3,6	-3,6	-4,0	-3,5	-3,1	-3,1
%	-2,9	-2,9	-2,8	-3,0	-2,9	-3,2	-3,0	-2,8	-2,7
Δ KHJ	-3,8	-3,7	-3,9	-4,1	-4,2	-4,6	-4,9	-3,9	-4,0
%	-10,4	-9,9	-10,1	-10,4	-10,4	-10,9	-11,2	-8,7	-8,8
Δ EUJ	-2,7	-2,2	-2,1	-2,5	-2,4	-2,7	-3,4	-4,6	-4,5
%	-0,7	-0,6	-0,5	-0,6	-0,5	-0,6	-0,7	-0,8	-0,8
11 Schwangerschaftskomplikationen									
H	0,681	0,679	0,681	0,681	0,682	0,686	0,686	0,692	0,692
Δ H	0,000	0,000	0,000	0,000	0,000	0,000	0,000	0,000	0,000
%	0,048	0,048	0,043	0,041	0,033	0,033	0,027	0,033	0,030
h	0,812	0,770	0,767	0,731	0,696	0,666	0,592	0,484	0,400
Δ AUJ	-0,5	-0,5	-0,5	-0,5	-0,5	-0,5	-0,5	-0,4	-0,4
%	-0,5	-0,5	-0,4	-0,4	-0,4	-0,4	-0,4	-0,4	-0,3
Δ KHJ	-0,9	-1,0	-1,0	-1,0	-1,0	-1,1	-1,1	-2,1	-2,3
%	-2,5	-2,7	-2,5	-2,5	-2,4	-2,6	-2,4	-4,6	-5,0
Δ EUJ	0,0	0,1	0,1	0,1	0,1	0,1	0,1	0,1	0,1
%	0,0	0,0	0,0	0,0	0,0	0,0	0,0	0,0	0,0
12 Hautkrankheiten									
H	0,681	0,679	0,681	0,681	0,682	0,686	0,686	0,692	0,692
Δ H	0,000	0,000	0,000	0,000	0,000	0,000	0,000	0,000	0,000
%	0,033	0,036	0,036	0,036	0,039	0,036	0,036	0,034	0,036
h	0,303	0,305	0,277	0,250	0,282	0,305	0,305	0,235	0,250
Δ AUJ	-2,6	-2,7	-2,8	-2,9	-3,0	-2,8	-2,4	-2,4	-2,4
%	-2,5	-2,5	-2,4	-2,5	-2,5	-2,2	-2,0	-2,2	-2,1
Δ KHJ	-0,6	-0,7	-0,7	-0,7	-0,8	-0,7	-0,8	-1,0	-1,0
%	-1,9	-1,8	-1,8	-1,8	-2,1	-1,8	-1,7	-2,1	-2,2
Δ EUJ	-0,5	-0,5	-0,6	-0,6	-0,6	-0,5	-0,7	-0,8	-0,8
%	-0,1	-0,1	-0,1	-0,1	-0,1	-0,1	-0,1	-0,1	-0,1

Fortsetzung

Tabelle 3. 4: Fortsetzung

	1968	1969	1970	1971	1972	1973	1974	1977	1978
13 Rheumatische Erkrankungen									
H	0,683	0,681	0,687	0,684	0,685	0,689	0,689	0,697	0,696
Δ H	0,002	0,002	0,002	0,003	0,003	0,003	0,004	0,004	0,005
%	0,384	0,342	0,364	0,435	0,457	0,467	0,512	0,646	0,689
h	0,179	0,187	0,164	0,147	0,142	0,149	0,134	0,083	0,074
Δ AUJ	-14,0	-15,0	-15,9	-18,1	-18,3	-19,3	-18,0	-21,2	-22,5
%	-13,6	-13,7	-13,6	-15,1	-15,2	-15,4	-15,4	-19,3	-19,5
Δ KHJ	-2,1	-2,1	-2,1	-2,5	-2,1	-2,8	-2,8	-3,2	-3,4
%	-5,7	-5,5	-5,4	-6,2	-5,2	-6,7	-6,5	-7,3	-7,4
Δ EUJ	-25,0	-26,0	-29,2	-37,0	-40,5	-39,8	-47,9	-68,2	-73,9
%	-6,8	-7,0	-7,4	-8,3	-8,8	-9,1	-9,5	-12,0	-13,0
14 Angeborene Mißbildungen									
H	0,684	0,682	0,683	0,684	0,685	0,688	0,689	0,695	0,694
Δ H	0,003	0,003	0,003	0,003	0,003	0,003	0,003	0,003	0,003
%	0,483	0,481	0,431	0,456	0,420	0,423	0,431	0,427	0,422
h	0,997	0,997	1,000	1,000	0,997	0,997	0,997	0,985	0,985
Δ AUJ	0,5	0,5	0,5	0,6	0,5	0,5	0,5	0,3	0,3
%	0,5	0,5	0,4	0,5	0,4	0,4	0,4	0,2	0,2
Δ KHJ	0,1	0,1	0,1	0,1	0,1	0,1	0,1	-0,1	-0,2
%	0,3	0,3	0,2	0,3	0,2	0,3	0,3	-0,2	-0,5
Δ EUJ	1,8	1,8	1,7	2,1	1,9	1,8	2,1	2,0	2,1
%	0,5	0,5	0,4	0,5	0,4	0,4	0,4	0,3	0,4
15 Sonstige Krankheiten									
H	0,694	0,692	0,693	0,693	0,695	0,697	0,697	0,702	0,702
Δ H	0,013	0,013	0,013	0,013	0,013	0,012	0,012	0,010	0,010
%	1,965	1,924	1,906	1,872	1,844	1,747	1,729	1,463	1,466
h	0,951	0,944	0,925	0,919	0,899	0,918	0,906	0,866	0,850
Δ AUJ	-0,3	-0,4	-1,1	-1,3	-7,4	-1,6	-1,4	-1,3	-1,7
%	-0,3	-0,4	-1,0	-1,1	-6,1	-1,2	-1,2	-1,2	-1,5
Δ KHJ	-0,3	-0,2	-0,3	-0,4	-0,6	-0,5	-0,5	-1,4	-1,7
%	-0,9	-0,6	-0,8	-0,9	-1,6	-1,3	-1,2	-3,0	-3,7
Δ EUJ	-4,5	-6,0	-10,5	-11,1	-10,5	-10,2	-12,6	-18,3	-21,2
%	-1,2	-1,6	-2,7	-2,5	-2,3	-2,3	-2,5	-3,2	-3,7

Fortsetzung

Tabelle 3. 4: Fortsetzung

	1968	1969	1970	1971	1972	1973	1974	1977	1978
16 Unfälle									
H	0,696	0,695	0,697	0,697	0,698	0,701	0,700	0,707	0,706
ΔH	0,015	0,016	0,016	0,017	0,016	0,016	0,015	0,015	0,015
%	2,216	2,289	2,415	2,448	2,374	2,304	2,177	2,187	2,150
h	0,930	0,930	0,957	0,937	0,954	0,934	0,921	0,937	0,931
ΔAUJ	-15,7	-16,2	-8,4	-16,6	-9,5	-13,8	-18,6	-14,4	-14,9
%	-15,2	-14,7	-7,2	-13,9	-7,9	-11,1	-15,9	-13,1	-12,9
ΔKHJ	-3,5	-3,8	-3,5	-3,4	-3,6	-5,4	-3,6	-4,1	-4,2
%	-9,6	-9,9	-9,1	-8,6	-8,7	-13,0	-8,4	-9,1	-9,2
ΔEUJ	4,8	5,5	8,3	9,2	10,1	7,9	7,8	10,9	9,6
%	1,3	1,5	2,1	2,1	2,2	1,8	1,6	1,9	1,7

[1] Eigene Kurzbezeichnungen in Anlehnung an die Bezeichnungen der ICD (8. Rev.).

[2] Bei den Werten von H liegt die Gewichtungsvariante C zugrunde (vgl. Tabelle 2.2). Die Werte wurden berechnet für eine Kohorte mit einem Ausgangsbestand von 100000 Personen und einem Grenzalter von 100 Jahren.

[3] Veränderung der Zahl der durchlebten AU-Jahre in Tausend, berechnet für eine Kohorte mit einem Ausgangsbestand von 100000 Personen und einem Grenzalter von 100 Jahren.

[4] Veränderung der Zahl der durchlebten KH-Jahre in Tausend, berechnet für eine Kohorte mit einem Ausgangsbestand von 100000 Personen und einem Grenzalter von 100 Jahren.

[5] Veränderung der Zahl der durchlebten EU-Jahre in Tausend, berechnet für eine Kohorte mit einem Ausgangsbestand von 100000 Personen und einem Grenzalter von 100 Jahren.

Mit einer Abnahme der Werte für die beeinträchtigten Lebensjahre ist dagegen immer dann zu rechnen, wenn Krankheiten eliminiert werden, die hauptsächlich für die gesundheitliche Qualität des Lebens von Bedeutung sind. Bei ihnen entfallen durch die Elimination so viele Beeinträchtigungen, daß die Zunahme von Beeinträchtigungen durch andere Krankheiten wegen der nur geringfügigen Verlängerung des Lebens nicht zu einer Überkompensation des Wegfalls von Beeinträchtigungen ausreichen würde.

Kommen wir nun zur Betrachtung der berechneten Werte für die Größe h. Auch hier zeigt sich ein uneinheitliches Bild. So weisen die angeborenen Mißbildungen einen sehr hohen Wert von h aus. Bei ihnen nehmen daher auch die Werte für die beeinträchtigten Lebensjahre fast durchgehend zu. Die Krankheiten des Skeletts, der Muskeln und des Bindegewebes weisen demgegenüber einen sehr niedrigen Wert von h auf. Hier nehmen die Werte für die beeinträchtigten Lebensjahre denn auch erheblich ab. Wegen der unterschiedlichen Bedeutung der Krankheiten für die einzelnen Beeinträchtigungsniveaus und wegen der unterschiedlichen Größenordnungen der Bedeutung der Krankheiten insgesamt kann allerdings eine eindeutige Zuordnung der Werte von h zu den Werten für die einzelnen Beeinträchtigungsniveaus nicht vorgenommen werden.

Die Einschränkung der Aussagefähigkeit von h läßt sich am Beispiel der Neubildungen verdeutlichen. So liegt der Wert von h bei dieser Krankheitsgruppe für das Jahr 1968 mit 0,947 sehr hoch. Dennoch sinken die Werte für die in den Beeinträchtigungsniveaus stationäre Behandlung und Erwerbsunfähigkeit durchlebten Jahre um 1,9 % bzw. 3,1 %. Erklärt werden kann dies beispielsweise in bezug auf die Erwerbsunfähigkeit damit, daß ein großer Teil der an diesen Krankheiten Gestorbenen vorher bereits erwerbsunfähig war und daß der Anteil dieser Erwerbsunfähigen an der Gesamtzahl der Erwerbsunfähigen in diesem Jahr relativ groß war. Für das Jahr 1978 liegt der Wert von h bei 0,973. Hier weist die Veränderung des Wertes für die EU-Jahre das "richtige" Vorzeichen auf. Diese Entwicklung im Zeitablauf kann auf verschiedene Ursachen zurückzuführen sein. So können mehr Personen an diesen Krankheiten gestorben sein, die wegen ihres sozialen Status keinen Anspruch auf eine EU-Rente geltend machen konnten, etwa nichterwerbstätige Frauen. Oder es ist durch neue therapeutische Maßnahmen möglich, die Erwerbsfähigkeit länger aufrechtzuerhalten. Oder die anderen Krankheiten haben als Ursache der Erwerbsunfähigkeit an Gewicht gewonnen. Möglich ist natürlich auch eine Kombination dieser und anderer, nichtgenannter Ursachen.

Trotz dieser Einschränkungen kann aus dem Wert von h abgeleitet werden, ob vorwiegend ein Gewinn an zusätzlicher Lebenslänge zu erwarten ist oder vorwiegend ein Rückgang der beeinträchtigten Lebensjahre. Eine Steigerung der Aussagekraft dieser Größe für die Betrachtung zeitlicher Entwicklungen kann sicher durch eine Berechnung standardisierter Werte erzielt werden, wie wir sie in 2.4 durchgeführt haben. Eine deutliche Erhöhung der Aussagekraft von h ist schließlich dann zu erwarten, wenn Beeinträchtigungsniveaus verwendet werden können, die von der Erwerbstätigkeit unabhängig sind.

Nach diesen Gedanken zur Charakterisierung von Krankheiten durch die Werte der Größe h wollen wir die Verbesserungen des Gesundheitszustandes der Bevölkerung als Folge des Ausschaltens einzelner Krankheiten betrachten. Wie zu erwarten war, kann der größte Gewinn an zusätzlicher Gesundheit durch die Elimination der Krankheiten des Kreislaufsystems erzielt werden. So weisen die Angaben für das Jahr 1978 eine mögliche Steigerung von 9,7 % aus. Weniger als die Hälfte (4,0 %) wäre mit der Elimination der Neubildungen zu erreichen gewesen. An dritter Stelle liegen die Unfälle, Vergiftungen und Gewalteinwirkungen mit einer durch ihre Ausschaltung möglichen Erhöhung des Gesundheitszustandes um 2,2 %. Im Zeitablauf deutlich gestiegen sind die möglichen Gewinne durch eine Elimination der seelischen Störungen und der Krankheiten des Skeletts, der Muskeln und des Bindegewebes, wenn sie auch im Vergleich zu den nach unserer Aggregation "großen" Krankheiten immer noch ein relativ geringes Gewicht besitzen.

Abschließend sei kurz auf die Frage der möglichen Verzerrungen der Ergebnisse im Zeitablauf eingegangen, die aus der Verwendung einer anderen Systematik durch den Bundesverband der Ortskrankenkassen bis zum Jahre 1974 resultieren. Die Betrachtung dieser Problematik wird natürlich erschwert durch das Fehlen von Daten für die Jahre 1975 und 1976, so daß größere Sprünge in den Werten für die einzelnen Krankheiten von 1974 auf 1977 auch auf gemäßigte Entwicklungen in den nicht ausgewiesenen Jahren beruhen können. Aus den vorliegenden Daten sind solche "unnatürlichen" Sprünge nicht abzuleiten, so daß wir keine Anhaltspunkte dafür haben, daß die Umstellung auf die ICD im Jahre 1975 eine wesentliche Fehlerquelle für Zeitreihenbetrachtungen auf diesem Aggregationsniveau darstellt.

Selbst unter Berücksichtigung aller theoretischen, methodischen und empirischen Probleme und Unzulänglichkeiten des Modells erhält der Gesundheitspolitiker also wertvolle Informationen über die Auswirkungen einer erfolgreichen Bekämpfung einzelner Krankheiten auf den Gesundheitszustand der Bevölkerung. Zudem werden auch erste Hinweise auf die ökonomischen Auswirkungen sichtbar: ob zum Beispiel die Belastungen der GRV durch eine Abnahme der EU-Renten sinken, oder eher die Belastungen der GKV steigen, weil etwa die Werte für die KH- und AU-Jahre zunehmen. Wir gehen somit davon aus, daß die epidemiologische Erweiterung des Modells zur Messung des Gesundheitszustandes der Bevölkerung nicht nur für die Berechnung der Auswirkungen gesundheitspolitischer Maßnahmen auf den Gesundheitszustand notwendig ist, sondern darüber hinaus wesentliche Informationen für den Gesundheitspolitiker erbringt.

4 Bewertung gesundheitspolitischer Maßnahmen

In den bisherigen Kapiteln haben wir gezeigt, wie man die Leistung einer gesundheitspolitischen Maßnahme, die Veränderung des Gesundheitszustandes der Bevölkerung, messen kann. Um diese Leistung und damit die Maßnahme selbst bewerten zu können, verbleiben somit noch 2 Aufgaben: ihre Opportunitätskosten zu ermitteln und festzustellen, bis zu welcher Höhe der Opportunitätskosten die Maßnahme effizient ist und deswegen durchgeführt werden sollte. Der Lösung dieser beiden Aufgaben soll das folgende Modell dienen.

Bei der Formulierung dieses Modells gehen wir wie bei den Modellen zur Messung des Gesundheitszustandes der Bevölkerung und zur Berechnung der Auswirkungen gesundheitspolitischer Maßnahmen auf den Gesundheitszustand von vorliegenden Ansätzen aus. Auf diesen Ansätzen aufbauend soll ein möglichst allgemeingültiger Rahmen für die Bewertung gesundheitspolitischer Maßnahmen entworfen werden, der operationalisiert werden kann, ohne neue Statistiken zu erfordern. Aufgrund dieser Zielsetzung werden wir bei den weiteren Ausführungen von den spezifischen Eigenschaften bestimmter Maßnahmen absehen. In besonderem Maße sind dabei die Überlegungen zur Konzeption des Modells allgemein gehalten. Danach werden wir die Konzeption insoweit konkretisieren, als wir die Verfahren zur Berechnung der empirischen Werte für die Opportunitätskosten gesundheitspolitischer Maßnahmen und für die maximale Zahlungsbereitschaft darstellen. Auf die Berechnung empirischer Werte mußten wir jedoch verzichten, da zwar geeignete Daten für die Berechnung der Opportunitätskosten und der maximalen Zahlungsbereitschaft vorliegen, für konkrete Berechnungen jedoch noch aufbereitet und durch Schätzungen ergänzt werden müssen.

4.1 Konzeption des Modells

4.1.1 Grundsätzlicher Aufbau des Modells

Zunächst sind die Leistungen gesundheitspolitischer Maßnahmen so darzustellen, daß einer Einheit dieser Leistungen ihre Opportunitätskosten gegenübergestellt werden können. Danach werden wir die Opportunitätskosten der Maßnahmen definieren und festlegen, bis zu welcher Höhe eine Maßnahme effizient ist und daher durchgeführt werden sollte. Als erstes werden wir daher untersuchen, wie man, ohne auf spezifische Eigenschaften bestimmter Maßnahmen einzugehen, ihre Leistung definieren kann, um eine möglichst allgemeingültige Konzeption für die Bewertung gesundheitspolitischer Maßnahmen zu erhalten.

Auf den ersten Blick scheint dies unmöglich, da es ein breites Spektrum äußerst heterogener Maßnahmen gibt. Diese Heterogenität läßt sich durch eine Reihe von Kriterien charakterisieren, zum Beispiel, ob eine Maßnahme die Merkmale eines öffentlichen oder eines privaten Gutes aufweist, ob sie sich auf alle Personen einer Bevölkerung auswirkt oder nur auf Personen mit bestimmten Eigenschaften (etwa einer bestimmten Erkrankung) und ob sie sich "automatisch" auf alle Personen auswirkt oder nur auf diejenigen, die in irgendeiner Form an der Leistungserstellung mitwirken. So kann man dem Reduzieren der Luftverschmutzung oder dem Trockenlegen eines Sumpfes (um den Lebensraum krankheitsübertragender Insekten zu vernichten) die Merkmale eines öffentlichen Gutes zuweisen (vgl. Weisbrod 1968, S. 17). Die Maßnahmen wirken sich zudem auf alle in der Gegend lebenden Personen aus, ohne daß diese Personen bestimmte Eigenschaften aufweisen müssen und ohne daß sie in irgendeiner Form an der Leistungserstellung mitwirken. Eine Krebsfrüherkennungsuntersuchung hat dagegen die Merkmale eines privaten Gutes. Sie wirkt sich nur auf Personen aus, die sich daran beteiligen, und sie erfordert eine Mitwirkung insofern, als man freiwillig einen bestimmten Arzt aufsuchen und sich untersuchen lassen muß. Eine wiederum andere Konstellation ergibt sich bei der Ausstattung eines Krankenhauses mit einem Computertomographen. Diese Maßnahme weist die Merkmale eines privaten Gutes auf, sie betrifft nur Personen mit bestimmten Eigenschaften (etwa einer Schädelverletzung), und ein Betroffener muß nicht notwendigerweise in irgendeiner Form mitwirken (was zum Beispiel ein bewußtloses Unfallopfer gar nicht könnte).

Neben diesen Unterschieden in der Wirkungsweise unterscheiden sich gesundheitspolitische Maßnahmen auch in ihrer Finanzierung und in den ökonomischen Auswirkungen. So können sie entweder über Steuern finanziert werden, über Sozialversicherungsbeiträge oder über Zahlungen der Betroffenen. Die ökonomischen Auswirkungen können zum Beispiel darin bestehen, daß die Ausgaben aller Träger der sozialen Sicherung steigen oder sinken oder daß es bei konstanter Höhe der gesamten Ausgaben Umschichtungen zwischen den verschiedenen Trägern gibt. Weiterhin unterscheiden sich die Maßnahmen in den Auswirkungen auf den Gesundheitszustand der Betroffenen. So können sie entweder vornehmlich die Länge des Lebens oder vornehmlich seine gesundheitliche Qualität erhöhen.

Diese Heterogenität der Maßnahmen wirkt sich vor allem darin aus, daß es kaum möglich ist, ein für alle Maßnahmen gültiges *und* konkretes Verfahren ihrer Bewertung zu entwerfen. Es lassen sich jedoch auch gemeinsame Eigenschaften der Maßnahmen erkennen, so daß es zumindest möglich ist, weitgehend allgemeingültige Grundregeln für ihre Bewertung aufzustellen. Dies wollen wir hier versuchen und werden dazu im folgenden zunächst die Gemeinsamkeiten gesundheitspolitischer Maßnahmen untersuchen.

Als erstes gemeinsames Charakteristikum gesundheitspolitischer Maßnahmen sehen wir an, daß bei ihrer Durchführung entweder die Wahrscheinlichkeit des Auftretens einer oder mehrerer Krankheiten vermindert werden kann oder bei deren

Auftreten eine bessere Behandlung möglich ist (s. 3.1). Dies hat für den von einer Maßnahme Betroffenen zur Folge, daß entweder die Wahrscheinlichkeit des Sterbens an einer oder mehreren Krankheiten sinkt oder daß nur noch geringere Beeinträchtigungen durch die Krankheit(en) zu erwarten sind. Dies bedeutet, daß die von dem Betroffenen zu erwartende Anzahl qualitätsbereinigter Lebensjahre zunimmt. Die je Betroffenem zu erwartende Anzahl zusätzlicher qualitätsbereinigter Lebensjahre bezeichnen wir daher als "individuelle Leistung" oder "individuelle Effektivität" ("efficacy") einer Maßnahme.

Mit dieser Kennzeichnung gesundheitspolitischer Maßnahmen legen wir fest, daß der Wert der individuellen Leistung nicht negativ werden kann. Maßnahmen, bei denen ein negativer Wert der individuellen Leistung zu erwarten ist, werden als Komplement zu den Maßnahmen betrachtet, bei denen ein positiver Wert zu erwarten ist. So betrachten wir die Maßnahme, ein Krankenhaus zu schließen, als Komplement der Maßnahme, es weiter zu betreiben. Durch diese Abgrenzung des Begriffs der gesundheitspolitischen Maßnahme werden die weiteren Überlegungen einfacher, ohne ihre Allgemeingültigkeit einzubüßen.

Ein weiteres gemeinsames Charakteristikum gesundheitspolitischer Maßnahmen ist, daß zum Zeitpunkt der Entscheidung über ihre Durchführung nur die Anzahl der von ihr Betroffenen geschätzt werden kann, diese Betroffenen jedoch nicht namentlich bekannt sind. Dient die Bewertung der Maßnahme daher als Hilfe für diese Entscheidung, so folgt daraus, daß nicht die Verbesserung des Gesundheitszustandes konkreter Personen bewertet wird, sondern die Erhöhung der durchschnittlich zu erwartenden Anzahl qualitätsbereinigter Lebensjahre einer geschätzten Zahl anonymer Personen (vgl. Schelling 1968, S. 161 f.; Zeckhauser 1975, S. 430 f.; Acton 1976, S. 48 f.; Goddeeris 1983, S. 149 f.).

Für die Gesamtbevölkerung lassen sich nun aus der individuellen Leistung einer gesundheitspolitischen Maßnahme und der geschätzten Anzahl der von ihr Betroffenen mit Hilfe des in Kap. 3 dargestellten Modells die bei Durchführung der Maßnahme zu erwartenden Veränderungen der krankheitsspezifischen und der allgemeinen Sterbeziffern je Einwohner nach Alter und Geschlecht, der entsprechenden Quoten "AU-Tage mit ambulanter Behandlung je erwerbstätigem GKV-Mitglied" usw. berechnen. Daraus läßt sich dann die zu erwartende Anzahl zusätzlicher qualitätsbereinigter Lebensjahre einer normierten Kohorte von 100000 Personen bis zum Grenzalter A^0 ermitteln. Diese Anzahl zusätzlich zu erwartender qualitätsbereinigter Lebensjahre bezeichnen wir als "gesellschaftliche Leistung" oder "Effektivität" ("effectiveness") einer gesundheitspolitischen Maßnahme. Ihre Bewertung ist der Gegenstand des in diesem Kapitel zu formulierenden Modells.

Ausgangspunkt für die Bewertung ist die Gegenüberstellung von gesellschaftlicher Leistung und Opportunitätskosten der Maßnahmen. Ohne vorerst auf die konkrete Ausgestaltung dieses Begriffs näher einzugehen, läßt sich jetzt die zentrale Frage einer auf das Ziel "Effizienz" gerichteten Gesundheitspolitik formulieren: Bis zu welchem zu erwartenden Wert der Opportunitätskosten pro zusätzlich zu erwartendem qualitätsbereinigten Lebensjahr ist eine Maßnahme effizient und sollte daher durchgeführt werden? Diese Frage zu beantworten ist das Ziel der

Bewertung gesundheitspolitischer Maßnahmen, an dem sich natürlich auch die hier zu entwerfende Konzeption orientieren muß.

Zur Vereinfachung der Analysen unterstellen wir, daß die je Betroffenem zu erwartende Anzahl zusätzlicher qualitätsbereinigter Lebensjahre, die Gesamtzahl zusätzlich zu erwartender qualitätsbereinigter Lebensjahre und der zu erwartende Wert der Opportunitätskosten richtig geschätzt werden können. Weiter gehen wir davon aus, daß bei den Opportunitätskosten sowohl positive als auch negative Werte als auch der Wert 0 möglich sind. Zur Vereinfachung der Schreibweise werden wir zudem auf die Kennzeichnung der verschiedenen Variablenwerte als Erwartungsgrößen verzichten und sie nur noch als "Anzahl zusätzlicher qualitätsbereinigter Lebensjahre je Betroffenem", als "Gesamtzahl zusätzlicher qualitätsbereinigter Lebensjahre" und als "Wert der Opportunitätskosten" bezeichnen. Damit läßt sich die oben gestellte Frage umformulieren zu: Bis zu welchem Wert der Opportunitätskosten pro zusätzlichem qualitätsbereinigtem Lebensjahr ist eine Maßnahme effizient und sollte daher durchgeführt werden?

Die formale Darstellung dieser Frage kann nach 2 Ansätzen erfolgen. Wir können einmal in einer ersten Näherung annehmen, es gebe mehrere gesundheitspolitische Maßnahmen, von denen wir jeweils die Opportunitätskosten pro zusätzlichem qualitätsbereinigtem Lebensjahr kennen. Diese Kosten seien bei jeder Maßnahme vom Umfang ihrer Durchführung unabhängig, ihr Wert also konstant. Betrachtet man zum Beispiel die Ausstattung der Kliniken Baden-Württembergs mit Computertomographen als eine Maßnahme, so sollen die Opportunitätskosten pro zusätzlichem qualitätsbereinigten Lebensjahr unabhängig davon sein, wieviele Geräte angeschafft und betrieben werden. Weiterhin seien die Werte dieser Kosten bei den verschiedenen Maßnahmen unterschiedlich hoch.

Ordnet man jetzt die Maßnahmen nach der Höhe der Opportunitätskosten pro zusätzlichem qualitätsbereinigtem Lebensjahr aufsteigend an, so erhält man eine Opportunitätsgrenzkostenfunktion für die "Produktion" zusätzlicher qualitätsbereinigter Lebensjahre, die man als Angebotsfunktion für zusätzliche qualitätsbereinigte Lebensjahre interpretieren kann (vgl. Grosse 1972, S. 93 f., 1975, S. 330 f.; Zeckhauser u. Shepard 1976, S. 15 f.; Henke 1978, S. 43 f.). Eine derartige (hypothetische) Opportunitätsgrenzkosten- oder Angebotsfunktion ist in Abb. 4.1 wiedergegeben. Sie zeigt für eine Reihe hypothetischer Maßnahmen die Opportunitätsgrenzkosten pro zusätzlichem qualitätsbereinigten Lebensjahr (GK) und die Gesamtzahl zusätzlicher qualitätsbereinigter Lebensjahre (ΔQALYs), die durch die einzelnen Maßnahmen (und damit natürlich auch durch alle Maßnahmen zusammen) erreicht werden können. Zu bestimmen ist nun der Wert GK^0 der Opportunitätsgrenzkosten, bis zu dem die Maßnahmen effizient sind und daher durchgeführt werden sollten. Ist der Wert GK^0 bekannt, dann ergibt sich aus dem Schnittpunkt E^0 die Gesamtzahl zusätzlicher qualitätsbereinigter Lebensjahre, Q^0, also der Wert der gesellschaftlichen Leistung der Maßnahmen. Zugleich ergibt sich daraus der Wert der gesamten Opportunitätskosten für die gesellschaftliche Leistung der Maßnahmen.

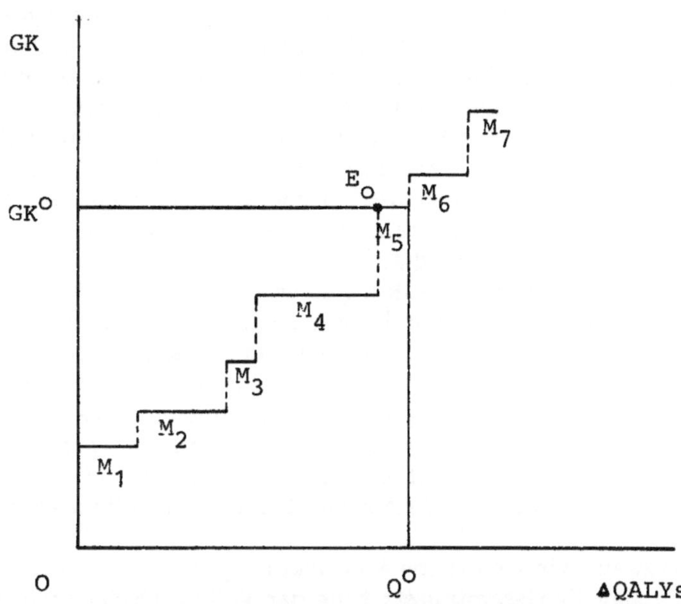

Abb. 4.1. Opportunitätskostenfunktion zusätzlicher qualitätsbereinigter Lebensjahre

Eine analoge Darstellung dazu ergibt sich, wenn man alternativ zum vorhergehenden Ansatz von nur einer Maßnahme ausgeht, deren Opportunitätskosten je zusätzlichem qualitätsbereinigtem Lebensjahr mit zunehmendem Umfang der Durchführung steigen. Hier muß man versuchen, den Umfang so zu steuern, daß die Opportunitätsgrenzkosten GK^0 gerade erreicht werden. Ein Beispiel für die (wenn auch nicht explizit so begründete) Anwendung dieser Überlegung ist das Setzen von Altersgrenzen bei den Krebsfrüherkennungsuntersuchungen für den Kreis der GKV-Versicherten, für den die Kosten dieser Untersuchungen getragen werden. Denn bei gegebener Altersverteilung der GKV-Versicherten wird dadurch bestimmt, wieviele Untersuchungen maximal durchgeführt werden müssen. Kennt man auch die Quote der Beteiligung an dieser Maßnahme, kann man die tatsächliche Anzahl der Untersuchungen, die Opportunitätsgrenzkosten und die gesamten Opportunitätskosten abschätzen. Beide Vorgehensweisen sind also für eine erste Darstellung der Problematik gleichwertig.

4.1.2 Opportunitätskosten gesundheitspolitischer Maßnahmen

Als Opportunitätskosten gesundheitspolitischer Maßnahmen verstehen wir wie üblich die bewerteten entgangenen Produktionsmöglichkeiten der Volkswirtschaft. Daher sind für die Konkretisierung dieser Kosten als erstes die wirtschaftlichen Auswirkungen der Maßnahmen zu spezifizieren. Auf der Spezifikation der wirtschaftlichen Auswirkungen aufbauend, ist dann zu untersuchen, wie diese Auswirkungen zu bewerten sind.

Beginnen wir also mit der *Spezifikation* der wirtschaftlichen Auswirkungen gesundheitspolitischer Maßnahmen. Als erste wirtschaftliche Auswirkung ergibt sich, daß die Durchführung einer Maßnahme Ressourcen erfordert, die aus einer Verwendung außerhalb des Gesundheitswesens abgezogen werden. Als Ergebnis der Maßnahme sind nun folgende Auswirkungen auf die Ressourcen möglich: 1) Durch die Maßnahme werden andere Gesundheitsleistungen eingespart, zum Beispiel können durch Früherkennungsuntersuchungen längerfristig stationäre Behandlungen entfallen. Die Einsparungen können den Ressourcenverbrauch durch die Maßnahme selbst 1a) überkompensieren, 1b) gerade ausgleichen oder 1c) nicht voll kompensieren. 2) Durch die Maßnahme werden zusätzliche Gesundheitsleistungen notwendig. Gelingt es zum Beispiel, das Leben eines Rentners mit einer chronischen Erkrankung zu verlängern, ohne die chronische Erkrankung zu heilen, wird deren Behandlung in den zusätzlichen Lebensjahren auch zusätzliche Ressourcen erfordern. Bei der oben unter 1a) beschriebenen Möglichkeit werden also Ressourcen für die Produktion außerhalb des Gesundheitswesens freigesetzt, bei der Möglichkeit 1b) gleicht sich der Ressourcentransfer aus und bei den Möglichkeiten 1c) und 2) verbraucht das Gesundheitswesen durch die Maßnahme mehr Ressourcen als vorher. Hier handelt es sich also um eine *Umschichtung* von Ressourcen bei gegebener Gesamtausstattung der Volkswirtschaft mit Ressourcen.

Als zweite wirtschaftliche Auswirkung gesundheitspolitischer Maßnahmen ergibt sich, daß die Gesamtausstattung der Volkswirtschaft mit Ressourcen durch Auswirkungen auf die Qualität und die Quantität des Produktionsfaktors Arbeit verändert werden kann. Als solche Auswirkungen verstehen wir zum Beispiel, daß die Anzahl der AU-Tage pro Arbeitnehmer und Jahr verringert werden kann. Eine weitere mögliche Auswirkung dieser Art ist darin zu sehen, daß bei gegebener Zahl der Arbeitstage pro Arbeitnehmer und Jahr aufgrund des besseren Gesundheitszustandes eines Arbeitnehmers seine Arbeitsproduktivität höher ist. Und schließlich kann sich eine Maßnahme auch in einer Erhöhung der EU-Fälle auswirken, wenn etwa die Verlängerung des Lebens durch einen Eingriff einige Zeit vor dem sonst zu erwartenden Tod möglich ist, der Eingriff aber zur Erwerbsunfähigkeit führt. Hier handelt es sich also um eine *Veränderung* der Gesamtausstattung einer Volkswirtschaft mit Ressourcen. Da sich diese Veränderung aus Veränderungen der Qualität und der Quantität des Produktionsfaktors Arbeit ergibt, bezeichnen wir sie als "Veränderung des Arbeitspotentials".

Aus diesen Überlegungen zur Spezifikation der wirtschaftlichen Auswirkungen gesundheitspolitischer Maßnahmen kann als ein erstes Ergebnis abgeleitet werden, daß die Maßnahmen nicht notwendigerweise Opportunitätskosten verursachen, sondern auch Opportunitätserträge ermöglichen können. So wird insbesondere in der Regel das Arbeitspotential vergrößert. Daher ist es aus terminologischen Gründen problematisch, von vornherein nur von Opportunitätskosten zu sprechen.

Als Ausweg bietet sich in dieser Situation an, der Vorgehensweise des Humankapitalansatzes zu folgen und von den volkswirtschaftlichen Kosten der Krankheiten auszugehen (s. 1.4). Wir halten jedoch die terminologischen Bedenken gegen "negative" Opportunitätskosten nicht für so schwerwiegend, um von unserer Vorgehensweise abzurücken. Daher halten wir an ihr fest und beschränken uns im folgenden zugunsten einer einfachen Schreibweise auf den Begriff Opportunitätskosten, zumal eine Unterscheidung von Opportunitätskosten und Opportunitätserträgen für unsere weiteren Überlegungen ohne Bedeutung ist.

Nach der Spezifikation der wirtschaftlichen Auswirkungen gesundheitspolitischer Maßnahmen gehen wir nun zu ihrer Bewertung über. Hierfür werden wir als erstes die Umschichtung der Ressourcen bei gegebener Gesamtausstattung einer Volkswirtschaft mit Ressourcen betrachten. Diese Auswirkungen sind nach der Konzeption der Opportunitätskosten daran zu messen, wie die Individuen die Auswirkungen der Umschichtung auf die Produktion der *anderen* Güter bewerten. Diese Vorgehensweise erfordert es, zunächst die Auswirkungen der Umschichtung auf die Produktion der anderen Güter zu schätzen und anschließend zu ermitteln, in welchem Ausmaß die einzelnen Individuen von den Auswirkungen betroffen werden. Maßstab für die Änderung der individuellen Wohlfahrt ist dabei die Konsumentenrente (vgl. Hesse 1980, S. 362 f.). Um den empirischen Wert dieser Rente berechnen zu können, muß man also wissen, in *welchen* alternativen Verwendungen die durch eine Maßnahme verbrauchten Ressourcen ohne die gesundheitspolitische Maßnahme eingesetzt würden oder in *welchen* Verwendungen die durch eine Maßnahme freigesetzten Ressourcen eingesetzt werden könnten.

Wenn auch in der letzten Zeit eine ganze Reihe von Arbeiten zur Operationalisierung der Konzeption der Konsumentenrente erschienen sind (vgl. Chipman u. Moore 1980; Randall u. Stoll 1980; Hausman 1981; Foster 1981, 1983; McKenzie u. Pearce 1982; Bockstael u. McConnell 1983; Ng 1983; McKenzie 1983), halten wir die Praktikabilität dieses Ansatzes derzeit noch für unzureichend, um für den Gesundheitspolitiker empirische Daten als Entscheidungshilfe erarbeiten zu können. Begründen läßt sich diese Einschätzung allein schon daraus, daß wir nicht wissen, in welchen alternativen Verwendungen die durch eine Maßnahme verbrauchten Ressourcen ohne die Maßnahme eingesetzt würden, oder in welchen Verwendungen die durch die Maßnahme freigesetzten Ressourcen eingesetzt werden könnten. Damit ist aber auch nicht abzuschätzen, welche Auswirkungen die Umschichtung der Ressourcen auf die Produktion der anderen Güter hätte und wie sich dadurch die Marktpreise ändern würden.

Da für uns jedoch gerade der Gesichtspunkt der Operationalisierbarkeit der hier zu entwickelnden Konzeption eine sehr große Bedeutung hat, werden wir diesen Ansatz nicht weiter verfolgen. Stattdessen nehmen wir an, daß der Marktwert der Güter, die ohne die Maßnahme zusätzlich (oder weniger) produziert werden könnten, genau den Veränderungen der Ausgaben für die Versorgung der Bevölkerung mit Gesundheitsleistungen entspricht. Die Versorgung der Bevölkerung mit Gesundheitsleistungen bezeichnen wir dabei im folgenden abkürzend als "medizinische Versorgung" der Bevölkerung. Der Wert der Opportunitätskosten gesundheitspolitischer Maßnahmen, die aus der Umschichtung der Ressourcen bei gegebener Gesamtausstattung einer Volkswirtschaft mit Ressourcen resultieren, ist daher analog zur gesellschaftlichen Leistung der Maßnahme als Veränderung der Ausgaben für die medizinische Versorgung einer normierten Kohorte von 100000 Personen bis zum Grenzalter A^0 zu berechnen.

Wir sind uns dessen bewußt, daß diese Vorgehensweise, durch die wir das Konzept der Opportunitätskosten letztlich nur noch formal aufrechterhalten, äußerst problematisch ist. Denn wir setzen damit voraus, daß die Preise für die medizinische Versorgung genau die Opportunitätskosten widerspiegeln. Dies ist jedoch kaum anzunehmen. So können zum Beispiel die Einkommen der Ärzte oder die Preise der Medikamente überhöht sein. Wir sehen jedoch keine andere Möglichkeit, das Konzept der Opportunitätskosten zu operationalisieren, und haben uns daher trotz erheblicher Bedenken zu dieser Vorgehensweise entschlossen.

Wir befassen uns nun im weiteren mit der Frage, wie die Veränderungen des Arbeitspotentials bewertet werden können. Zur Vereinfachung der Überlegungen betrachten wir dabei zunächst nur den Fall, daß das Arbeitspotential durch eine Maßnahme vergrößert wird.

Eine Vergrößerung des Arbeitspotentials ist nach der Konzeption der Opportunitätskosten entweder nach dem Marktwert des erzielbaren Mehrprodukts oder nach dem Einkommenszuwachs des Produktionsfaktors Arbeit zu bewerten (vgl. Arnold 1980, S. 383). Beide Vorgehensweisen erfordern also für die Berechnung der empirischen Werte dieser Opportunitätskosten Daten, die im allgemeinen nicht vorliegen. So braucht man zur Schätzung des Marktwerts des erzielbaren Mehrprodukts Informationen über die tatsächliche Mehrproduktion der verschiedenen Güter und über die Änderungen der Marktpreise und der nachgefragten Mengen, die diese Mehrproduktionen zur Folge hätten. Auch den Einkommenszuwachs des Faktors Arbeit zu schätzen ist mit erheblichen Problemen verbunden, da in der Regel die Höhe des Einkommens nicht nur von der Qualität und der Quantität der Arbeit, sondern auch von einer Reihe weiterer Faktoren bestimmt wird (vgl. ebenda, S. 383 f.).

Die Bewertung eines vergrößerten Arbeitspotentials erfordert daher aufgrund des Fehlens ausreichender Daten das Setzen weitreichender Annahmen. Dabei halten wir das Fehlen der Daten und die daraus resultierende Notwendigkeit, Annahmen zu setzen, bei der Bewertung nach dem zusätzlich erzielbaren Einkommen des Faktors Arbeit für unproblematischer als bei der Bewertung nach dem Marktwert des erzielbaren Mehrprodukts. Grundlage dieser Einschätzung ist, daß sich die Maßnahmen auf das Arbeitspotential direkt auswirken, auf den Marktwert des erzielbaren Mehrprodukts aber nur indirekt. Daher sind für die Schätzung des Marktwerts wesentlich mehr zusätzliche Faktoren zu beachten. Da wir jedoch nur unzureichende Kenntnisse über diese zusätzlichen Faktoren haben, wählen wir das einfachere Verfahren und bewerten das vergrößerte Arbeitspotential nach den zusätzlich erzielbaren Arbeitseinkommen. Der Wert dieser Opportunitätskosten ist daher analog zur gesellschaftlichen Leistung der Maßnahme und analog zu den Opportunitätskosten der Umschichtung der Ressourcen als Veränderung der Arbeitseinkommen einer normierten Kohorte von 100000 Personen bis zum Grenzalter A^0 zu berechnen. Da mit diesem Verfahren auch diejenige Veränderung des Arbeitseinkommens berechnet werden kann, die sich aus einer Verminderung des Arbeitspotentials ergibt, brauchen wir diesen Fall somit nicht weiter zu betrachten.

In der üblichen Terminologie werden nun diejenigen Opportunitätskosten, die aus der Umschichtung der Ressourcen resultieren, als direkte Kosten bezeichnet und diejenigen Opportunitätskosten, die sich aus den Veränderungen des Arbeitspotentials ergeben, als indirekte Kosten. Wir werden jedoch von dieser Terminologie abweichen und Bezeichnungen verwenden, in denen die Art der Kosten besser zum Ausdruck kommt, um die Ausführungen anschaulicher zu gestalten. So bezeichnen wir die direkten Kosten im weiteren als "Opportunitätskosten der Ressourcenumschichtung" und die indirekten Kosten als "Opportunitätskosten der Veränderung des Arbeitspotentials".

Mit diesen Definitionen schließen wir die Betrachtungen zu den Opportunitätskosten gesundheitspolitischer Maßnahmen ab. Für die Fragestellung, ob eine bestimmte Maßnahme effizient ist und deshalb durchgeführt werden sollte, ergibt sich nun die folgende Situation: Ist der Wert der Opportunitätskosten < 0 oder gleich 0 und ist der Wert der gesellschaftlichen Leistung > 0, so ist die Maßnahme effizient und sollte durchgeführt werden. Sind die Werte der Opportunitätskosten und auch der gesellschaftlichen Leistung gleich 0, kann nach dem Kriterium der Effizienz nicht über die Durchführung entschieden werden. Ist der Wert der Opportunitätskosten > 0 und der Wert der gesellschaftlichen Leistung gleich 0, so ist die Maßnahme ineffizient und sollte nicht durchgeführt werden. In allen diesen Fällen ist die Bewertung der Maßnahmen also unproblematisch.

Problematisch für die Frage nach der Durchführung einer Maßnahme sind somit nur die Fälle, in denen einem positiven Wert der gesellschaftlichen Leistung auch ein positiver Wert der Opportunitätskosten gegenübersteht. Nur für diese Fälle muß untersucht werden, welche Höhe der Opportunitätskosten pro zusätzlichem qualitätsbereinigtem Lebensjahr die Gesellschaft maximal zu zahlen bereit ist.

4.1.3 Maximale Zahlungsbereitschaft für gesundheitspolitische Maßnahmen

In diesem Unterabschnitt werden wir uns mit der letzten konzeptionellen Frage beschäftigen, die im Rahmen unseres Modells zur Bewertung gesundheitspolitischer Maßnahmen noch offen geblieben ist: der Frage nach der maximalen Höhe der Opportunitätskosten gesundheitspolitischer Maßnahmen, die von der Gesellschaft akzeptiert wird. Unbestritten ist bei dieser Fragestellung, daß die gesellschaftlich akzeptierte Höhe der Opportunitätskosten von der Wertschätzung des Gutes "zusätzliches qualitätsbereinigtes Lebensjahr" abhängt. Umstritten ist dagegen, *wie* die Wertschätzung ermittelt werden soll. So werden insbesondere grundsätzliche Bedenken geäußert, die Leistung gesundheitspolitischer Maßnahmen, nämlich die zusätzlichen qualitätsbereinigten Lebensjahre, nach den üblichen wohlfahrtstheoretischen Verfahren (also zum Beispiel nach dem Kompensationsprinzip) zu bewerten. Diese Bedenken werden wir im folgenden als erstes betrachten.

Der Ausgangspunkt dieser grundsätzlichen Bedenken ist, daß die zusätzlichen qualitätsbereinigten Lebensjahre auch durch die Vermeidung von Todesfällen innerhalb des Beobachtungszeitraums entstanden sind. Diese vermiedenen Todesfälle werden als "gerettete" Menschenleben betrachtet, bei deren Bewertung einige Besonderheiten gelten. So weist Zeckhauser (1975, S. 425 f.) darauf hin, daß menschliches Leben nicht durch traditionelle industrielle Prozesse hergestellt werden könne, daß es keine gesicherten Eigentumsrechte dafür gebe und daß es nicht legal gehandelt werden dürfe. Daher handle es sich um ein geschütztes Gut. Wenn aber die Gesellschaft ein Gut als nicht "marktfähig" ansehe, sei nicht einzusehen, daß seine Bewertung nach den Regeln für marktfähige Güter durchgeführt werden dürfe. Zeckhauser leitet daraus jedoch nicht ab, daß zusätzliche qualitätsbereinigte Lebensjahre grundsätzlich nicht bewertet werden können oder nicht bewertet werden sollten.

Eine wesentlich weitergehende Kritik übt Broome (1978), indem er die (erwartete) Veränderung der Sterbeziffern und damit der Sterbewahrscheinlichkeiten als Grundlage der Bewertung "geretteter" Menschenleben verwirft. Ausgehend von der wohlfahrtstheoretischen Konzeption der Bewertung nach dem Kompensationsprinzip, argumentiert er (auf unsere Fragestellung übertragen), daß durch gesundheitspolitische Maß nahmen ex post gesehen eben doch Menschenleben gerettet wurden. Hätte man zum Zeitpunkt der Entscheidung über die Durchführung der Maßnahme die betroffenen Individuen gekannt und die Maßnahme nach ihren Präferenzen bewertet, so hätte sie einen unendlich hohen Wert erhalten. Denn der Verzicht auf die Maßnahme hätte für die Individuen den Tod bedeutet, wofür keine endlich hohe Kompensation möglich sei. Dieser Argumentation vermögen wir jedoch nicht zu folgen, da Allokationsentscheidungen stets Ex-ante-Entscheidungen sind und seine Kritik somit am Wesen der Bewertung gesundheitspolitischer Maßnahmen vorbeigeht (vgl. Mishan 1981).

Wir gehen also im folgenden davon aus, daß zusätzliche qualitätsbereinigte Lebensjahre prinzipiell nach denselben Verfahren bewertet werden können wie die übrigen Güter auch. Nach dieser grundsätzlichen Entscheidung ist nun zu prüfen, nach welchem konkreten Verfahren die Bewertung durchzuführen ist. Grundsätzlich möglich ist dabei zum einen die Bewertung nach den individuellen Präferenzen der Bevölkerung (und damit nach der Konzeption der maximalen Zahlungsbereitschaft) und zum anderen nach von den individuellen Präferenzen der Bevölkerung abweichenden "sozialen" Präferenzen.

Für die Bewertung nach den individuellen Präferenzen der Bevölkerung spricht der Grundsatz der Konsumentensouveränität, der in der angelsächsischen Literatur gelegentlich mit der bekannten Forderung "no taxation without representation" illustriert wird (Schelling 1968, S. 160 f.; Zeckhauser 1975, S. 438; Acton 1976, S. 61; Jones-Lee 1976, S. 3; Hesse 1980, S. 362; Taylor 1980, S. 55 f.). Gegen die Bewertung nach den individuellen Präferenzen spricht im wesentlichen das Argument, daß zusätzliche qualitätsbereinigte Lebensjahre externe Effekte haben. Sie werden daher von einigen Autoren als meritorische Güter angesehen, bei deren Produktion der Staat intervenieren muß, um den externen Effekten Geltung zu verschaffen.[1] Hier müßte die Bewertung der zusätzlichen qualitätsbereinigten

---

[1] Zur ausführlichen Erläuterung des Begriffs und der Problematik meritorischer Güter vgl. Musgrave u. Musgrave (1976, S. 65 f.) und Timm (1981, S. 144 f.).

Lebensjahre nach "sozialen" Präferenzen erfolgen. Die Frage nach den externen Effekten zusätzlicher qualitätsbereinigter Lebensjahre ist deshalb für die Bewertung gesundheitspolitischer Maßnahmen von zentraler Bedeutung. Ihr wollen wir im folgenden nachgehen.

In der Literatur werden hauptsächlich drei externe Effekte zusätzlicher qualitätsbereinigter Lebensjahre genannt. Als wichtigsten Effekt werten Culyer (1971 a, S. 199 f.) und Pauly (1972, S. 9 f.), daß der Nutzen eines Individuums, dessen Gesundheitszustand durch eine Maßnahme nicht verändert wird, aus humanitären Motiven im allgemeinen auch dann steigt, wenn der Gesundheitszustand eines anderen Individuums verbessert wird. Als weiteren externen Effekt nennen die beiden Autoren, daß bei übertragbaren Krankheiten durch die Verhütung oder Heilung einer Erkrankung die Ansteckungsgefahr und damit die Erkrankungswahrscheinlichkeit der übrigen Individuen sinkt. Sie weisen jedoch darauf hin, daß in entwickelten Ländern die Infektionskrankheiten eine so geringe empirische Bedeutung besitzen, daß dieses Argument allein nicht gegen eine Bewertung nach den individuellen Präferenzen der Bevölkerung sprechen kann. Als letzter externer Effekt ist schließlich die mögliche Veränderung des Arbeitspotentials einer Volkswirtschaft anzusehen.

Zeckhauser (1975, S. 427 f.) und Dorfman (1979, S. 63 f.) teilen daher auch den Kreis der Nutznießer gesundheitspolitischer Maßnahmen auf in das von der Maßnahme betroffene Individuum selbst, seine Familienangehörigen und Freunde sowie die Gesellschaft als Ganzes. Sie gehen dabei offensichtlich davon aus, daß der humanitäre Aspekt sich vor allem auf die Familienangehörigen und Freunde bezieht, wogegen die Gesellschaft als Ganzes vor allem von der Vergrößerung des Arbeitspotentials profitiert (falls eine solche Vergrößerung eintritt). Da eine mögliche Veränderung des Arbeitspotentials in unserer Konzeption jedoch schon berücksichtigt ist, werden wir auf diesen externen Effekt im folgenden nicht weiter eingehen.

Pauly (1972) folgert nun, daß bei der Bewertung zusätzlicher qualitätsbereinigter Lebensjahre nach den individuellen Präferenzen der Bevölkerung die Wertschätzung dieses Gutes zu niedrig angegeben wird, da die externen Effekte nicht berücksichtigt werden. So wird nach seiner Argumentation zwar erfaßt, welche Kosten das Individuum für ein zusätzliches qualitätsbereinigtes Lebensjahr selbst zu tragen bereit ist, nicht aber, welche Kosten die übrigen Mitglieder der Gesellschaft aus humanitären Gründen dafür zu tragen bereit sind.

Der Kernpunkt der Argumentation Paulys ist die Annahme, daß ein Individuum aus humanitären Gründen aus *jeder* Verbesserung des Gesundheitszustandes eines anderen Individuums einen Nutzenzuwachs erhält und daher bereit ist, Kosten für diese Verbesserung zu übernehmen. Culyer (1971 b, S. 297) ist demgegenüber der Meinung, daß es weiten Teilen der Bevölkerung Unbehagen bereitet, wenn jemand *zu wenig* Gesundheitsleistungen erhält, setzt also eine weit schwächere Annahme. Diese Annahme präzisieren wir dahingehend, daß es weiten Teilen der Bevölkerung Unbehagen bereitet, wenn jemand nur wegen eines zu geringen Einkommens Gesundheitsleistungen nicht erhält, die ein Arzt für notwendig hält. Wir unterstellen also im weiteren, daß dem humanitären Aspekt zusätzlicher qualitätsbereinigter Lebensjahre weitgehend Rechnung getragen ist, wenn niemandem nur wegen eines zu geringen Einkommens notwendige Gesundheitsleistungen vorenthalten werden. Die notwendigen Gesundheitsleistungen müssen somit unabhängig davon gewährt werden, ob das Einkommen des Individuums ausreicht, sie zu bezahlen.

Gelingt es daher zu zeigen, daß im allgemeinen die notwendigen Gesundheitsleistungen unabhängig von einem ausreichenden Einkommen gewährt werden, kann man von dem humanitären Aspekt bei der Bewertung zusätzlicher qualitätsbereinigter Lebensjahre absehen. Es ist daher im weiteren zu prüfen, unter welchen Rahmenbedingungen die notwendigen Gesundheitsleistungen unabhängig von einem ausreichenden Einkommen gewährt werden. Sind diese Rahmenbedingungen in der Bundesrepublik Deutschland gegeben, kann der humanitäre Aspekt nicht mehr als Argument gegen eine Bewertung zusätzlicher qualitätsbereinigter Lebensjahre nach den individuellen Präferenzen der Bevölkerung herangezogen werden.

Unabhängig von einem ausreichenden Einkommen werden den Individuen die notwendigen Gesundheitsleistungen im allgemeinen stets dann gewährt, wenn entweder der Staat die Leistungen bereitstellt und über allgemeine Steuern finanziert oder wenn die Leistungen über Märkte bereitgestellt werden und die Individuen sich zur Abdeckung der Ausgaben für diese Leistungen versichern können. Letzteres setzt voraus, daß derartige Versicherungen existieren und die Individuen in der Lage sind, die geforderten Prämien zu bezahlen.

Ohne auf die Vor- und Nachteile der Bereitstellung medizinischer Leistungen durch den Staat oder über Märkte bei gleichzeitigem Versicherungsschutz der Individuen einzugehen (vgl. dazu Culyer 1972; Metze 1982) und ohne die allgemeinen Bedingungen zu untersuchen, unter denen die Individuen Versicherungen zur Abdeckung der Ausgaben für Gesundheitsleistungen abschließen können (vgl. dazu Arrow 1963), läßt sich erkennen, daß in der Bundesrepublik Deutschland wegen der Institution der GKV im allgemeinen ein Individuum unabhängig von einem ausreichenden Einkommen die notwendigen Gesundheitsleistungen erhält. Damit kann der humanitäre Aspekt zusätzlicher qualitätsbereinigter Lebensjahre nicht mehr als Argument gegen ihre Bewertung nach den individuellen Präferenzen der Bevölkerung herangezogen werden.

Die zentrale Position der GKV in dieser Argumentation ist dadurch begründet, daß sie für jedes der durch sie Versicherungsschutz genießenden Individuen die medizinische Versorgung gemäß der (individualistischen) maximalen Zahlungsbereitschaft gewährleistet. Diese Gewährleistung ist möglich, weil in ihr durch Zwangsmitgliedschaft und Umverteilung zugunsten der Personen mit geringem oder überhaupt keinem Einkommen (also zum Beispiel zugunsten der mitversicherten Familienangehörigen) die "soziale" Zahlungsbereitschaft institutionalisiert ist. Die sozialen Präferenzen sind also durch die Zwangsversicherung und die Umverteilung berücksichtigt, und wegen dieser Berücksichtigung ist die Verwendung der individualistischen Konzeption der maximalen Zahlungsbereitschaft zulässig.

Für die Diskussion um die Bewertung zusätzlicher qualitätsbereinigter Lebensjahre ergibt sich somit die folgende Situation: Der humanitäre Aspekt zusätzlicher qualitätsbereinigter Lebensjahre ist durch die Institution der GKV weitgehend abgedeckt; die Verminderung der Ansteckungsgefahr und damit der Erkrankungswahrscheinlichkeit auch nicht direkt betroffener Personen besitzt wegen der geringen empirischen Bedeutung der Infektionskrankheiten (vgl. Tab. 3.4) ein ebenfalls nur geringes Gewicht; und die Veränderung des Arbeitspotentials ist in unserer Konzeption bereits berücksichtigt. Wir halten es deshalb für zulässig, die Bewertung zusätzlicher qualitätsbereinigter Lebensjahre nach den individuellen Präferenzen der Bevölkerung und damit nach der Konzeption der maximalen Zahlungsbereitschaft durchzuführen.

Für die Bewertung zusätzlicher qualitätsbereinigter Lebensjahre sind damit als erstes die individuellen Wertschätzungen eines zusätzlichen qualitätsbereinigten Lebensjahres zu ermitteln. Gemessen wird diese Wertschätzung durch den Betrag, auf den ein Individuum maximal zu verzichten bereit ist, um die durchschnittliche Anzahl qualitätsbereinigter Lebensjahre um eines zu erhöhen (vgl. Andel 1977, S. 486). Daraus ist dann die durchschnittliche Wertschätzung zu berechnen, wobei wir der Wertschätzung jedes Individuums das gleiche Gewicht beimessen. Für die Bewertung einer gesundheitspolitischen Maßnahme ist aus diesem Durchschnittswert die Wertschätzung der Gesamtzahl zusätzlicher qualitätsbereinigter Lebensjahre zu berechnen. Hierfür wird der Durchschnittswert pro zusätzlichem qualitätsbereinigtem Lebensjahr mit der Gesamtzahl zusätzlicher qualitätsbereinigter Lebensjahre multipliziert. Ist der so bestimmte Wert mindestens so groß wie der Wert der Opportunitätskosten, ist die Maßnahme effizient und sollte durchgeführt werden. Ist der Wert geringer als der Wert der Opportunitätskosten, ist die Maßnahme ineffizient und sollte nicht durchgeführt werden.

Mit dieser letzten Entscheidungsregel ist unsere Konzeption abgeschlossen. Als wesentliches Kennzeichen dieser Konzeption läßt sich festhalten, daß zuerst die Werte der gesellschaftlichen Leistung und der Opportunitätskosten einer Maßnahme ermittelt werden. Danach vergleicht man den Wert der Opportunitätskosten mit dem Wert, den die Individuen der gesellschaftlichen Leistung der Maßnahme zumessen. Beide Werte sind dabei aggregierte Werte, man vergleicht also nicht die individuellen Opportunitätskosten und die Wertschätzung der Anzahl zusätzlicher qualitätsbereinigter Lebensjahre je Betroffenem, sondern gesellschaftliche Gesamtgrößen. Damit werden die gesundheitspolitischen Maßnahmen danach bewertet, ob sie potentiell eine Verbesserung der Paretoeffizienz im Sinne des Kaldor-Hicks-Kompensationskriteriums bewirken können (vgl. Andreae 1981, S. 11).

Ein wesentliches Charakteristikum dieser Vorgehensweise ist, daß wir nicht berücksichtigen, wie sich die Leistung und die Opportunitätskosten einer Maßnahme auf die Individuen verteilen. Man muß jedoch annehmen, daß sich bei gesundheitspolitischen wie bei fast allen politischen Maßnahmen die Leistungen und die Opportunitätskosten sehr unterschiedlich auf die einzelnen Individuen verteilen. So gibt es Individuen, die nahezu ausschließlich von den Leistungen "betroffen" werden, wogegen andere nahezu ausschließlich von den Opportunitätskosten "betroffen" werden, und bei wiederum anderen können die individuellen Opportunitätskosten den individuellen Leistungen nahezu entsprechen. Wegen dieser unterschiedlichen Verteilung der Leistung und der Opportunitätskosten auf die Individuen haben die Maßnahmen im Prinzip dieselben Auswirkungen wie Maßnahmen zur Einkommensumverteilung. Boadway (1974) fordert daher, die Verteilungswirkungen politischer Maßnahmen in die Kosten-Nutzen-Analysen der Maßnahmen einzubeziehen. Wir werden im folgenden begründen, warum wir im Gegensatz zu dieser Forderung die Verteilungswirkungen nicht berücksichtigen.

Ausgangspunkt sind die möglichen konkreten Unterschiede in den Verteilungen der Leistung und der Opportunitätskosten bei verschiedenen Maßnahmen. So unterscheiden sich die verschiedenen Maßnahmen in der Verteilung der Gesamtzahl zusätzlicher qualitätsbereinigter Lebensjahre auf die Individuen einer Bevölkerung. Wir hatten aber bereits bei der Messung des Gesundheitszustandes der Bevölkerung gesetzt, daß die Verteilung der realisierten Lebensjahre auf die Individuen einer Bevölkerung bis zum Grenzalter A^0 für den Wert des Maßes für den Gesundheitszustand unerheblich ist. Begründet haben wir diese Annahme mit dem intrinsischen Wert, den jedes Lebensjahr besitzt und der für jedes Individuum und jedes Lebensalter gleich hoch ist (s. 2.1.1). Dann muß natürlich auch die Verteilung der zusätzlichen qualitätsbereinigten Lebensjahre auf die Individuen unerheblich sein. Zudem sollte die Einkommensverteilung bei der Bewertung gesundheitspolitischer Maßnahmen nur insofern von Bedeutung sein, als den Beziehern niedriger Einkommen notwendige Gesundheitsleistungen nicht vorenthalten werden dürfen. Die Auswirkungen der Maßnahmen selbst auf die Einkommensverteilung sollten jedoch getrennt von ihrer Bewertung gesehen werden. Falls die Maßnahmen sozialpolitisch "unerwünschte" Verteilungswirkungen haben, sollten diese durch Maßnahmen der Einkommensumverteilung korrigiert werden, nicht aber die Durchführung der gesundheitspolitischen Maßnahme berühren (vgl. Hylland u. Zeckhauser 1979; Taylor 1980, S. 59; Klarman 1982, S. 596 f.). Wir unterstellen also auch hier, daß es unerheblich ist, ob sich die zusätzlichen qualitätsbereinigten Lebensjahre auf wenige Individuen konzentrieren oder ob sehr viele Individuen in geringem Ausmaß "betroffen" sind, und wir unterstellen weiter, daß es unerheblich ist, in welchem Alter die zusätzlichen qualitätsbereinigten Lebensjahre anfallen.

Aus diesen Annahmen folgt, daß wir von einer konstanten Wertschätzung eines zusätzlichen qualitätsbereinigten Lebensjahres ausgehen müssen. Wir unterstellen also, daß es für die Wertschätzung eines zusätzlichen qualitätsbereinigten Lebensjahres unerheblich ist, wieviele zusätzliche qualitätsbereinigte Lebensjahre ein Individuum erwarten kann, und in welchem Alter es die zusätzlichen qualitätsbereinigten Lebensjahre erwarten kann. Dies ist jedoch eine Annahme, die im allgemeinen nicht zutrifft, wie man sich schon durch einige einfache Überlegungen plausibel machen kann. So muß man sich vor Augen halten, daß die durchschnittliche Anzahl zusätzlicher qualitätsbereinigter Lebensjahre auch auf einer Verringerung der Sterbewahrscheinlichkeiten beruht. Bezeichnen wir zur Vereinfachung die Wahrscheinlichkeit, mit der ein Individuum in den nächsten 12 Monaten sterben wird, mit p. Es ist unmittelbar einleuchtend, daß das Individuum eine Reduzierung von $p^0 = 1{,}0$ auf $p^1 = 0{,}9$ höher bewerten wird als eine Reduzierung von $p^2 = 0{,}2$ auf $p^3 = 0{,}1$.

Die funktionale Form der Beziehung zwischen der Wertschätzung einer verminderten Sterbewahrscheinlichkeit und dem Ausmaß und dem Niveau der Verminderung wurde unter anderen von Jones-Lee (1974), Linnerooth (1979) und Weinstein et al. (1980) aus Nutzenfunktionen theoretisch abgeleitet. Nach ihren Ergebnissen ist zu erwarten, daß die Wertschätzung bei gegebenem Ausgangswert p^0 mit zunehmendem Ausmaß Δp exponentiell steigt und daß die Wertschätzung bei gegebenem Ausmaß $(\Delta p)^0$ um so größer ist, je höher der Ausgangswert p liegt.

Aus diesen Ergebnissen folgt, daß der Wert, den ein Individuum einem zusätzlichen Lebensjahr zumißt, mit zunehmender Anzahl zu erwartender zusätzlicher Lebensjahre exponentiell abnimmt. Es folgt weiter, daß dieser Wert um so höher liegt, je niedriger die von ihm zu erwartende Anzahl realisierter Lebensjahre in der Ausgangssituation ist. Da wir die "Qualitätsbereinigung" der realisierten Lebensjahre mittels konstanter Gewichtungsfaktoren für diejenigen Zeiten vornehmen, die in den einzelnen Beeinträchtigungsniveaus durchlebt werden, folgt daraus auch, daß der Wert, den ein Individuum einem zusätzlichen qualitätsbereinigten Lebensjahr zumißt, mit zunehmender Anzahl zu erwartender zusätzlicher qualitätsbereinigter Lebensjahre exponentiell abnimmt. Und es folgt weiter, daß dieser Wert um so höher liegt, je niedriger die von ihm zu erwartende Anzahl qualitätsbereinigter Lebensjahre in der Ausgangssituation ist.

Die Annahme der konstanten Wertschätzung jedes zusätzlichen qualitätsbereinigten Lebensjahres in unserem Modell wird daher bei der Bewertung gesundheitspolitischer Maßnahmen zu um so größeren Fehlern führen, je mehr die Gesamtzahl der zusätzlichen qualitätsbereinigten Lebensjahre sich auf nur wenige Personen konzentriert. Mit einem weiteren Fehler aus dieser Annahme muß dann gerechnet werden, wenn es in der Bevölkerung verschiedene Gruppen mit unterschiedlichen Werten der durchschnittlichen Anzahl qualitätsbereinigter Lebensjahre (also unterschiedlichen qualitätsbereinigten Lebenserwartungen) gibt und die verschiedenen Gruppen von den einzelnen Maßnahmen in unterschiedlichem Ausmaß betroffen werden. Maßnahmen, die vornehmlich Gruppen mit niedrigen Werten der durchschnittlichen Anzahl qualitätsbereinigter Lebensjahre betreffen, würden systematisch unterbewertet. Maßnahmen, die vornehmlich Gruppen mit hohen Werten der durchschnittlichen Anzahl qualitätsbereinigter Lebensjahre betreffen, würden dagegen systematisch überbewertet.

Für die Bewertung gesundheitspolitischer Maßnahmen müßte also die Wertschätzung eines zusätzlichen qualitätsbereinigten Lebensjahres in Abhängigkeit von der Anzahl zusätzlicher qualitätsbereinigter Lebensjahre je Betroffenem und in Abhängigkeit vom Ausgangswert der durchschnittlichen Anzahl qualitätsbereinigter Lebensjahre ermittelt und bei der Bewertung berücksichtigt werden. Hierzu sehen wir jedoch keine Möglichkeit, da wir über die Verteilung der Gesamtzahl zusätzlicher qualitätsbereinigter Lebensjahre auf die Individuen so wenig wissen, daß bei einem sehr hohen Erhebungsaufwand mit einem genaueren Ergebnis kaum zu rechnen ist. Daher halten wir an der Annahme einer konstanten Wertschätzung jedes zusätzlichen qualitätsbereinigten Lebensjahres fest.

Nicht absehen werden wir jedoch davon, daß sich die gesundheitspolitischen Maßnahmen in der *zeitlichen* Verteilung der Gesamtzahl zusätzlicher qualitätsbereinigter Lebensjahre und des Gesamtwerts der Opportunitätskosten unterscheiden können. Die unterschiedlichen zeitlichen Verteilungen werden wir wie üblich durch die Diskontierung der Werte aller Größen auf Gegenwartswerte ausgleichen (vgl. Hesse 1980, S. 376 f.; Klarman 1982, S. 589 f.). Als Diskontierungsrate halten wir den Zinssatz für langfristige Wertanlagen für eine geeignete Größe.

Obwohl unsere theoretische Konzeption somit eine Reihe von Auswirkungen gesundheitspolitischer Maßnahmen nicht enthält, sind die wesentlichen Leistungen und Opportunitätskosten der Maßnahmen doch berücksichtigt. Es wird nun zu zeigen sein, wie diese Konzeption unter Beachtung der spezifischen Gegebenheiten des Gesundheitswesens der Bundesrepublik Deutschland operationalisiert werden kann. Dieser Problematik widmen wir uns in den beiden folgenden Abschnitten.

4.2 Bestimmung der Opportunitätskosten gesundheitspolitischer Maßnahmen

Als zweiten Schritt unserer Analysen zur Bewertung gesundheitspolitischer Maßnahmen werden wir im folgenden untersuchen, wie man die Opportunitätskosten der Maßnahmen empirisch bestimmen kann. Dazu ist es erforderlich, diese Kosten konkreter darzustellen. Da wir bei dieser Konkretisierung von den spezifischen Gegebenheiten des Gesundheitswesens in der Bundesrepublik Deutschland ausgehen, können die Ergebnisse der Überlegungen nicht notwendigerweise auf andere Länder übertragen werden. Diese Einschränkung ist insbesondere beim internationalen Vergleich von Kosten-Nutzen- und Kosten-Effektivitäts-Analysen zu beachten.

4.2.1 Opportunitätskosten der Ressourcenumschichtung

In 4.1.2 haben wir die Annahme gesetzt, daß die Opportunitätskosten der durch gesundheitspolitische Maßnahmen bewirkten Umschichtung der Ressourcen einer Volkswirtschaft genau den Veränderungen der Ausgaben für die medizinische Versorgung einer normierten Kohorte von 100000 Personen bis zum Grenzalter A^0 entsprechen. Daher wirken sich die als Rahmenbedingungen gesetzten spezifischen Charakteristika des Gesundheitswesens vor allem auf diese Opportunitätskosten aus. Wir werden daher die spezifischen Charakteristika und ihre Konsequenzen für die Berechnung der Veränderungen der Ausgaben für die medizinische Versorgung der Kohorte an den Anfang der weiteren Erörterungen stellen.

Das Gesundheitswesen der Bundesrepublik Deutschland ist geprägt durch die Gesetzliche Krankenversicherung (GKV), die im April 1980 mit 90,3 % den größten Teil der Bevölkerung umfaßte. Die übrigen 9,7 % der Bevölkerung waren entweder überwiegend privat versichert (7,5 %) oder sonstwie gegen die Ausgaben für medizinische Leistungen gesichert (2,0 %), wie zum Beispiel durch die freie Heilfürsorge bei der Bundeswehr. Nur ein verschwindend geringer Anteil der Bevölkerung von 0,2 % wies keinerlei Versicherungsschutz auf (Statistisches Bundesamt 1981 c, S. 16).

Die wesentliche Aufgabe der GKV besteht darin, daß sie die Ausgaben für die medizinische Versorgung der Versicherten übernimmt und sie über Beiträge finanziert, die sich nur am Einkommen der Mitglieder orientieren. Von den Gesamtausgaben der GKV im Jahre 1980 in Höhe von 87,5 Mrd. DM waren 76,0 Mrd. DM (86,7 %) durch diese Aufgabe bedingt. Neben der Übernahme der Ausgaben für die medizinische Versorgung ist als weitere Aufgabe der zeitlich begrenzte Ersatz des Arbeitseinkommens bei Arbeitsunfähigkeit zu nennen, wofür im Jahr 1980 7,6 Mrd. DM ausgegeben wurden (das waren 8,7 % der Gesamtausgaben). Die restlichen Ausgaben in Höhe von 4,0 Mrd. DM konnten nicht auf die einzelnen Aufgaben verteilt werden (Statistisches Bundesamt 1982, S. 29).[2]

Von den gesamten Ausgaben für die medizinische Versorgung in Höhe von 131,7 Mrd. DM wurden also mit 76,0 Mrd. DM von der GKV 57,7 % getragen. Weitere Institutionen, die Ausgaben für die medizinische Versorgung tätigen, sind der Staat mit den wesentlichen Leistungen der Vorbeugung und Betreuung, Ausbildung und Forschung, sowie den Investitionen für die stationäre Versorgung (20,4 Mrd. DM), die Arbeitgeber, die direkt oder über die gesetzliche Unfallversicherung die medizinische Versorgung am Arbeitsplatz bereitstellen (9,0 Mrd. DM), die gesetzliche Rentenversicherung mit der Übernahme der Ausgaben für stationäre Heilbehandlungen (3,7 Mrd. DM) sowie die private Krankenversicherung (5,8 Mrd. DM). Daneben tragen auch die privaten Haushalte mit Ausgaben von 16,7 Mrd. DM einen Teil der Ausgaben für die medizinische Versorgung direkt, zum Beispiel durch den Kauf nicht verordneter Medikamente oder durch Selbstbeteiligungen vor allem im Bereich der privaten Krankenversicherung (Statistisches Bundesamt 1982, S. 29).

Man kann also festhalten, daß die GKV und der Staat für die medizinische Versorgung der Bevölkerung eine dominierende Rolle spielen. Sie tragen zusammen mit 96,4 Mrd. DM 73,2 % aller Ausgaben dafür. Wir werden uns daher auf diese Institutionen konzentrieren und bei der Berechnung des Einflusses gesundheitspolitischer Maßnahmen auf die Ausgaben für die medizinische Versorgung nur diejenigen Leistungen berücksichtigen, bei denen die Ausgaben von der GKV oder vom Staat getragen werden. Damit werden hauptsächlich 4 Leistungsbereiche erfaßt: die ambulanten und die stationären Behandlungen, die Investitionen für die stationäre Versorgung und die Leistungen des Staates zur Vorbeugung und Betreuung.

Aus der dominierenden Stellung der GKV und des Staates für die medizinische Versorgung ergibt sich als wesentliche Konsequenz für die Berechnung der Veränderung der Ausgaben für die medizinische Versorgung durch gesundheitspolitische Maßnahmen, daß für den überwiegenden Teil der Gesundheitsleistungen keine Marktpreise im Sinne von Wettbewerbspreisen existieren. So erfolgt die Vergütung der ambulant erbrachten ärztlichen Leistungen für GKV-Versicherte nach

---

[2] Im einzelnen wurden als Ausgaben für die medizinische Versorgung die Ausgaben bei den Positionen "Vorbeugende und betreuende Maßnahmen", "Behandlung" sowie "Ausbildung und Forschung" gezählt. Als Ausgaben für den Ersatz des Arbeitseinkommens wurden die Ausgaben der Position "Krankheitsfolgeleistungen" gezählt.

Gebührenordnungen, die von den Verbänden der gesetzlichen Krankenkassen und den Kassenärztlichen Vereinigungen als den Verbänden der Leistungsanbieter ausgehandelt werden. Auch die Versorgung der GKV-Versicherten mit Medikamenten wird nicht durch Marktprozesse geregelt. Denn die Medikamente werden von den Ärzten verordnet, von den Versicherten konsumiert und den Krankenkassen bezahlt (sieht man einmal von einer geringen Selbstbeteiligung der Versicherten ab). Und die Vergütung der stationär erbrachten Leistungen erfolgt auf der Grundlage von Pflegesätzen, die alle Kosten der Krankenhäuser mit Ausnahme der Investitionskosten pauschal abdecken. Auch für die vom Staat direkt erstellten medizinischen Leistungen zur Vorbeugung und Betreuung existieren keine Marktpreise. Lediglich bei den Investitionsgütern für die stationäre Versorgung kann man Marktpreise beobachten, wenn auch bei einigen Gütern ein bilaterales Monopol angenommen werden muß.

Da dem überwiegenden Teil der Ausgaben für die medizinische Versorgung keine Marktpreise zugrunde liegen, müßten für die Berechung der Veränderung der Ausgaben für die medizinische Versorgung nach der Konzeption der Opportunitätskosten Schattenpreise verwendet werden (vgl. Klarman 1982, S. 589). Wir sehen jedoch kein Verfahren, das eine zuverlässige Berechnung solcher Schattenpreise erlaubt. Daher gehen wir bei den weiteren Überlegungen von den oben dargestellten Ausgaben aus.

Mit dieser Abgrenzung haben wir die einzelnen Ausgaben definiert, auf deren Basis wir berechnen werden, wie sich eine Maßnahme auf die gesamten Ausgaben für die medizinische Versorgung auswirkt. Das Berechnungsverfahren selbst wollen wir im folgenden näher beschreiben. Es beruht darauf, daß die Auswirkungen der Maßnahme auf die Ausgaben für die medizinische Versorgung in verschiedene Komponenten zerlegt werden. Die Zerlegung erfolgt dabei nach einem Schema, das von Weinstein u. Stason (1977, S. 718) vorgeschlagen wurde. Nach diesem Schema können die Veränderungen bei den Ausgaben für die medizinische Versorgung aufgeteilt werden in:

1) die Ausgaben für die Maßnahme selbst,
2) die Ausgaben für die Beseitigung von Nebenwirkungen der Maßnahme,
3) die durch die Maßnahme verursachten Einsparungen,
4) die Ausgaben, die durch eine erhöhte durchschnittliche Lebenserwartung der von der Maßnahme betroffenen Personen entstehen.

Als Ausgaben für die Maßnahme selbst sind dabei sowohl die Ausgaben für die Leistungen anzusehen, die für die Maßnahme konstitutiv sind (zum Beispiel bei den Krebsfrüherkennungsuntersuchungen die Ausgaben für diese Untersuchungen), als auch die Ausgaben für die unmittelbar als Folge der Maßnahme veranlaßten Leistungen (um bei dem vorher genannten Beispiel zu bleiben, die Ausgaben für die Behandlung entdeckter Krebserkrankungen). Der Wert dieser Komponente wird stets > 0 sein.

Als Ausgaben für die Beseitigung von Nebenwirkungen der Maßnahme sind die Ausgaben für die Behandlung der Erkrankungen anzusehen, die durch die Maßnahme selbst verursacht werden (zum Beispiel Nebenwirkungen bei Impfungen). Der Wert dieser Komponente kann dabei allein aus definitorischen Gründen nur > 0 oder gleich 0 werden.

Einsparungen sind durch gesundheitspolitische Maßnahmen insofern zu erwarten, als eine Verminderung des Auftretens von Krankheiten auch deren Behandlung erspart. Die frühzeitige Erkennung und Behandlung von Krankheiten kann zwar ebenfalls spätere Behandlungen ersparen, es kann jedoch nicht ausgeschlossen werden, daß durch Früherkennungsmaßnahmen lediglich ein früherer Behandlungsbeginn erreicht wird, aber spätere Behandlungen in gleichem Umfang wie ohne Durchführung der Maßnahmen notwendig sind. Weiterhin sind Einsparungen auch dadurch möglich, daß ohne die jeweils betrachtete Maßnahme andere Leistungen erbracht worden wären.

Durch eine höhere durchschnittliche Lebenserwartung der von einer Maßnahme Betroffenen entstehen Ausgaben insofern, als in den zusätzlichen Lebensjahren auch zusätzliche Erkrankungen auftreten können, durch deren Behandlung Ausgaben entstehen. Diese Ausgaben werden um so stärker in Erscheinung treten, je mehr durch eine Maßnahme die Verlängerung des Lebens aufgrund einer höheren individuellen Leistung bei gegebenem Ressourceneinsatz erzielt wird. Sie werden um so weniger in Erscheinung treten, je weniger Ressourcen bei gegebener individueller Leistung die einzelnen Maßnahmen erfordern.

Man muß sich nun vor Augen halten, daß gesundheitspolitische Maßnahmen nicht nur zusätzliche Lebensjahre bewirken können, aus denen bei gegebener Höhe der Ausgaben für die medizinische Versorgung eines Individuums pro Jahr zusätzliche Ausgaben entstehen können, sondern daß sich auch die Ausgaben für die medizinische Versorgung eines Individuums pro Jahr ändern können. Daher ist eine zweistufige Vorgehensweise erforderlich, um die Auswirkungen einer Maßnahme auf die Ausgaben für die medizinische Versorgung ermitteln zu können. In der ersten Stufe sind dabei die ersten 3 Komponenten, also die Ausgaben für die Maßnahme selbst, die Ausgaben für die Beseitigung von Nebenwirkungen und die Einsparungen, zu berechnen. Das Ergebnis dieser Berechnungen ist in eine Veränderung der Ausgaben für die medizinische Versorgung pro Person und pro Jahr nach Alter und Geschlecht umzusetzen. In der zweiten Stufe ist auf der Grundlage der veränderten Pro-Kopf-Werte im Rahmen des Modells für die Berechnung der zusätzlichen qualitätsbereinigten Lebensjahre bei Durchführung der Maßnahme auch die Veränderung der Ausgaben für die medizinische Versorgung der Kohorte zu ermitteln. Der zeitliche Aspekt der Veränderung ist dabei durch die Diskontierung der zusätzlichen Kosten oder der Einsparungen auf Gegenwartswerte zu berücksichtigen.

Diese Vorgehensweise bietet den Vorteil, daß die Werte für die ersten drei Komponenten und die Veränderungen der Pro-Kopf-Werte der Ausgaben für die medizinische Versorgung parallel zu den Auswirkungen auf die krankheitsspezifischen und allgemeinen Sterbeziffern usw. ermittelt werden können, und daß auch die Berechnung der gesamten Auswirkung auf die Ausgaben für die medizinische Versorgung parallel zur Berechnung der zusätzlichen Lebensjahre erfolgen kann. Hierzu ist es lediglich erforderlich, in das Modell zur Bestimmung der zusätzlichen qualitätsbereinigten Lebensjahre ein Verfahren zu integrieren, das die Veränderung der Ausgaben für die medizinische Versorgung auf der Grundlage der geänderten Pro-Kopf-Werte nach Alter und Geschlecht parallel zur Anzahl der zusätzlich realisierten Lebensjahre berechnet.

Als letzten Schritt werden wir nun zeigen, wie man die durch eine konkrete Maßnahme bewirkte Veränderung der Ausgaben für die medizinische Versorgung erfassen kann. Wir betrachten dazu beispielhaft den Kauf eines Computertomographen und seinen Einsatz innerhalb einer gegebenen Planungsperiode als gesundheitspolitische Maßnahme, ohne allerdings konkrete Zahlen zu verwenden. Wir unterstellen dabei vereinfachend, daß das Gerät nach Ablauf der Planungsperiode vollkommen abgeschrieben ist. Als erste Komponente der Veränderung der Ausgaben für die medizinische Versorgung sind nach unserer Vorgehensweise nun die Ausgaben für die Maßnahme selbst zu bestimmen. Diese umfassen neben dem Kaufpreis und den durch den Einsatz des Gerätes verursachten Ausgaben auch die Ausgaben für die Behandlung der Krankheiten, die durch Untersuchungen mit dem Gerät entdeckt werden.

Die Ausgaben für den Kauf und den Einsatz des Computertomographen bestehen neben dem Kaufpreis im wesentlichen in den Löhnen und Gehältern des Bedienungspersonals, den Ausgaben für die Energie, das Verbrauchsmaterial und die Wartung und Instandhaltung sowie der (möglicherweise nur kalkulatorischen) Miete für die erforderlichen Räume. Bis auf den Kaufpreis gehen dabei alle Ausgaben als Kosten des Krankenhauses in den pauschalen Pflegesatz ein.

Berechnet man nun diese Ausgaben und fügt die Ausgaben für die veranlaßten stationären Behandlungen hinzu, die auf der Basis pauschaler Pflegesätze berechnet werden, so werden alle Ausgaben mit Ausnahme des Kaufpreises doppelt gezählt. Denn bis auf den Kaufpreis sind alle Ausgaben bereits in den pauschalen Pflegesätzen enthalten. Daher müssen als Basis der Ausgabenberechnung Behandlungsfälle gewählt werden. Zu den Ausgaben für diese Fälle, berechnet nach den pauschalen Pflegesätzen für die stationären Behandlungen, den Honoraren für die ambulant erbrachten ärztlichen Leistungen und den Ausgaben für Medikamente, sind dann die Abschreibungen auf den Kaufpreis anteilig zu addieren.

Dieses Verfahren sieht zwar von der Konzeption her relativ einfach aus, seine Durchführung ist jedoch mit erheblichen Problemen verbunden. Um einen ersten Eindruck von diesen Schwierigkeiten zu vermitteln, betrachten wir den (fiktiven) Fall eines Patienten, der einen Unfall erleidet und von einem Rettungswagen in das nächstgelegene Krankenhaus eingeliefert wird. In dem Krankenhaus wird eine Untersuchung durchgeführt und eine Schädelverletzung gefunden. Der untersuchende Arzt weist den Patienten daraufhin in ein anderes Krankenhaus ein, das über einen Computertomographen verfügt. Mit der Einweisung in das zweite Krankenhaus beginnt der Behandlungsfall.

Im zweiten Krankenhaus wird der Patient mit dem Computertomographen untersucht und anschließend operiert. Nach der Operation bleibt er noch einige Zeit in diesem Krankenhaus, um weiter stationär behandelt zu werden. Danach wird der Patient entlassen, muß sich aber durch den Hausarzt noch weiter ambulant behandeln lassen. Dieser erbringt ärztliche Leistungen und verordnet auch Medikamente. Nach etwa einem Jahr ist der Patient beschwerdefrei und wird als geheilt betrachtet. Damit ist der Behandlungsfall abgeschlossen.

Bereits diese Ausführungen machen deutlich, daß die empirische Ermittlung der Ausgaben für die Maßnahmen selbst einen hohen Aufwand erfordert. So sind schon für die Berechnung der Ausgaben für diesen einen Fall folgende Unterlagen zusammenzustellen: die Rechnung des Krankenhauses, die Krankenscheine des Hausarztes und die Rezepte. Erschwerend ist dabei, daß die verschiedenen Einzelleistungen von den Krankenkassen unabhängig voneinander vergütet werden und eine personenbezogene Zusammenführung der Unterlagen im allgemeinen nicht erfolgt. Dabei haben wir noch einen relativ einfachen Fall geschildert. Wären noch andere Krankheiten aufgetreten, hätten auf den Krankenscheinen des Hausarztes die Leistungen für deren Behandlung herausgerechnet werden müssen. Und auch bei den Rezepten hätte unterschieden werden müssen zwischen den Medikamenten, die für die Nachbehandlung des Unfalls notwendig waren, und den Medikamenten, die für die Behandlung der zusätzlichen Krankheiten notwendig waren.

Dieser erhebliche Aufwand bei der Berechnung der Ausgaben für die Maßnahmen selbst erzwingt es nahezu, mit Schätzungen zu arbeiten. So wird man in dem von uns herangezogenen Beispiel des Kaufs und des Einsatzes eines Computertomographen zunächst die Anzahl der untersuchten Personen und die Häufigkeitsverteilung der entdeckten Krankheiten schätzen. Für die einzelnen Krankheiten können dann, gestützt auf Erfahrungswerte und auf wenige gezielte Studien, typische Behandlungsfälle gebildet werden. Die Ausgaben für diese typischen Behandlungsfälle können anschließend als Basis für die Schätzung der Ausgaben für die Maßnahme selbst herangezogen werden.

Eine solche Vorgehensweise wird auch bei der Berechnung der Ausgaben für die Beseitigung von Nebenwirkungen der Maßnahmen und der Einsparungen verfolgt werden müssen. Dabei ist das Kernproblem, was als Nebenwirkungen im Sinne von behandlungsbedürftigen Nebenwirkungen der erbrachten Gesundheitsleistungen zu werten ist. Zudem ist zu berücksichtigen, daß wegen der Vergütung der stationären Behandlungen nach pauschalen Pflegesätzen die Ausgaben für die stationär erbrachten Leistungen zur Behandlung der Nebenwirkungen bereits in den Ausgaben für die stationäre Behandlung der entdeckten Krankheiten enthalten sein können.

Als Einsparungen sind in unserem Beispiel die Ausgaben für diejenige stationäre Behandlung des Unfallopfers zu sehen, die ohne eine Untersuchung mit dem Computertomographen durchgeführt worden wäre, sowie die Ausgaben für diejenigen ambulanten Behandlungen, die sich an diese stationäre Behandlung angeschlossen hätten. Vor einer allzu positiven Sicht derartiger Einsparungen muß indessen gewarnt werden: sie können auch durch den Tod des Patienten entstehen, wenn er wegen einer unzureichenden Diagnose nicht adäquat behandelt werden kann.

Hat man auf diese Weise die Ausgaben für die Maßnahme selbst, die Ausgaben für die Beseitigung von Nebenwirkungen der Maßnahme und die Einsparungen geschätzt, müssen als nächstes diese Werte in Veränderungen der Ausgaben für die medizinische Versorgung eines Individuums pro Jahr nach Alter und Geschlecht umgesetzt werden. Für diese Umrechnung benötigt man zunächst einmal Ausgangswerte, das heißt, man muß die Ausgaben für die medizinische Versorgung eines Individuums pro Jahr nach Alter und Geschlecht ohne Durchführung der Maßnahme ermitteln. Als Näherungswert für diese Ausgaben können die Ausgaben für die medizinische Versorgung eines GKV-Versicherten pro Jahr nach Alter Geschlecht angesehen werden. Für die Ermittlung dieser Kosten gilt ebenfalls die bei der Berechnung der Ausgaben für die Maßnahmen selbst getroffene Feststellung, daß aus den Unterlagen der gesetzlichen Krankenkassen die Ausgaben für die medizinische Versorgung eines Versicherten nicht direkt ablesbar sind. Daher sind auch für ihre Berechnung eigene Erhebungen notwendig.

Zusammenfassend läßt sich also festhalten, daß die Veränderung der Ausgaben für die medizinische Versorgung einer normierten Kohorte von 100000 Personen bis zum Grenzalter A^0 in 2 Stufen berechnet wird: in der ersten Stufe werden die Ausgaben für die Maßnahme selbst, die Ausgaben für die Beseitigung von Nebenwirkungen der Maßnahme und die Einsparungen ermittelt und in Veränderungen der Pro-Kopf-Werte für die medizinische Versorgung nach Alter und Geschlecht umgesetzt. In der zweiten Stufe werden die Ausgaben für die medizinische Versorgung der Kohorte berechnet, die sich bei Durchführung der Maßnahme ergeben, und mit den entsprechenden Ausgaben verglichen, die sich ohne Durchführung der Maßnahme ergeben. Die zeitliche Verteilung der Ausgaben wird dabei durch die Berechnung von Gegenwartswerten berücksichtigt.

Mit dieser Darstellung des Verfahrens zur Berechnung der Veränderung der Ausgaben für die medizinische Versorgung einer normierten Kohorte schließen wir die Analysen zu den Opportunitätskosten der Ressourcenumschichtung ab. Es bleibt nun noch zu untersuchen, wie man die Opportunitätskosten einer Veränderung des Arbeitspotentials bestimmen kann.

4.2.2 Opportunitätskosten einer Veränderung des Arbeitspotentials

In 4.1.2 haben wir abgeleitet, daß die Opportunitätskosten einer Veränderung des Arbeitspotentials durch die Veränderung der erzielbaren Arbeitseinkommen einer normierten Kohorte von 100000 Personen bis zum Grenzalter A^0 zu messen sind. Wir haben dort auch gesehen, daß man sich zugunsten einer einfacheren Schreibweise bei den Analysen zu diesem Thema auf den Fall einer Vergrößerung des Arbeitspotentials beschränken kann und die Ergebnisse der Analysen für den Fall einer Verminderung des Arbeitspotentials nur umzukehren braucht. Für die Bestimmung der Kosten eines vergrößerten Arbeitspotentials ist nun als erstes zu definieren, woran die Vergrößerung des Arbeitspotentials gemessen werden soll. Als geeignetes Maß der Vergrößerung sehen wir die Anzahl der zusätzlichen Mannjahre an, die bei konstanten Erwerbsquoten nach Alter und Geschlecht (vgl. Gl. 2.22) für eine Erwerbstätigkeit zur Verfügung stehen. Diese Mannjahre nennen wir "Erwerbsjahre". Der Wert eines Erwerbsjahres kann nach den vorliegenden Daten am einfachsten durch das durchschnittliche Bruttoeinkommen aus unselbständiger Arbeit ausgedrückt werden. Der Wert der Opportunitätskosten eines vergrößerten Arbeitspotentials ergibt sich dann als Produkt aus der Anzahl zusätzlicher Erwerbsjahre und dem Wert des durchschnittlichen Bruttoeinkommens aus unselbständiger Arbeit.[3]

Durch die oben dargestellte Vorgehensweise werden eine Reihe von Auswirkungen gesundheitspolitischer Maßnahmen auf das Arbeitspotential nicht berücksichtigt. So vernachlässigen wir, daß neben der Quantität auch die Qualität des Faktors Arbeit zunehmen kann. Eine höhere Qualität des Faktors Arbeit kann aber auch einen höheren Lohnsatz zur Folge haben (vgl. Grossman u. Benham 1974; Bartel u. Taubman 1979; Lee 1982). Ebenfalls nicht in das Berechnungsverfahren einbezogen ist der Aspekt, daß sich bei einer höheren Anzahl von Erwerbsjahren die Arbeitsangebotskurve nach rechts verschieben und damit der Lohnsatz sinken kann. Zudem verwenden wir nur das Bruttoeinkommen aus unselbständiger Arbeit und berücksichtigen nicht das Bruttoeinkommen aus Unternehmertätigkeit. Und schließlich vernachlässigen wir den Wert der Tätigkeit im eigenen Haushalt, berechnen also keine "Schattenlöhne" für diese Tätigkeit.

Dem Verzicht auf die Einbeziehung dieser Aspekte liegen im wesentlichen zwei Überlegungen zugrunde. Erstens scheint uns die Berücksichtigung von Faktoren wie zum Beispiel der Einfluß zusätzlicher Erwerbsjahre auf den Lohnsatz die Genauigkeit der berechneten Werte kaum zu erhöhen, sondern nur das Berechnungsverfahren durch die Aufnahme komplexerer Annahmen unübersichtlicher zu machen. Denn gesicherte Daten liegen zu allen genannten Aspekten nicht vor. Zweitens verzichten wir auf die Bewertung der Tätigkeiten im eigenen Haushalt, um unsere Konzeption der Berechnung des Sozialprodukts so ähnlich wie möglich zu gestalten. Wir sehen darin den Vorteil, daß wir für das Verständnis der Konzeption die Nähe zu einer eingeführten Größe ausnutzen können. Deshalb scheint uns die Berechnung der Opportunitätskosten eines vergrößerten Arbeitspotentials nach dem oben dargestellten, sehr einfachen Ansatz gerechtfertigt.

Nach diesen konzeptionellen Überlegungen wollen wir nun das Verfahren näher betrachten, mit dem der Wert dieser Opportunitätskosten berechnet wird. Da das Verfahren analog zum Verfahren zur Berechnung des Wertes der Opportunitätskosten ist, die aus der Ressourcenumschichtung resultieren, werden wir die weiteren Erörterungen relativ kurz halten. Zudem beschränken wir uns nicht mehr allein auf die Vergrößerung des Arbeitspotentials und sprechen allgemein von der Veränderung des Arbeitspotentials.

In der ersten Stufe des Verfahrens ist zu schätzen, wie sich aufgrund einer gesundheitspolitischen Maßnahme das Arbeitspotential verändert. Diese Veränderung entsteht einerseits durch die Veränderung der realisierten Lebensjahre von Erwerbspersonen und andererseits durch die Veränderung der durchlebten AU- und

---

[3] Es sei hier daran erinnert, daß es sich dabei natürlich um Opportunitätserträge handelt und wir nur zugunsten einer einfacheren Schreibweise von Opportunitätskosten sprechen.

EU-Jahre sowie durch die Veränderung der KH-Jahre, die von erwerbstätigen GKV-Mitgliedern durchlebt werden. Lediglich bei der letzten Größe muß also eine Modifikation gegenüber der Vorgehensweise zur Berechnung der zusätzlichen qualitätsbereinigten Lebensjahre vorgenommen werden. Diese besteht in einer Aufteilung der durchlebten KH-Jahre in KH-Jahre, die von erwerbstätigen GKV-Mitgliedern durchlebt werden, und KH-Jahre, die von nicht erwerbstätigen GKV-Versicherten durchlebt werden. Veränderungen in der Anzahl der Erwerbsjahre, die durch Veränderungen bei den stationären Heilbehandlungen und den Berufsunfähigkeiten entstehen, vernachlässigen wir.

Durch diese Abgrenzungen fallen die erforderlichen Ausgangswerte für die Berechnung des veränderten Arbeitspotentials im wesentlichen bereits bei der Erhebung der Ausgangswerte für die Berechnung der zusätzlichen qualitätsbereinigten Lebensjahre an. Zugleich werden die Ausgangswerte im wesentlichen bereits dort in Veränderungen der Pro-Kopf-Werte umgesetzt. Lediglich die Quote "KH-Tage je GKV-Versicherten nach Altersgruppen und Geschlecht" (vgl. Gl. 2.34 und 3.8-3.10) ist zu ersetzen durch die Quote "KH-Tage je erwerbstätiges GKV-Mitglied".

Auch in der zweiten Stufe des Verfahrens wird der größte Teil der notwendigen Rechenschritte schon bei der Berechnung der zusätzlichen qualitätsbereinigten Lebensjahre durchgeführt. So werden dort die Anzahl der Erwerbspersonen berechnet, die ein bestimmtes Alter erreichen [GEP (i, k), vgl. Gl. 2.26], sowie die AU- und die EU-Jahre. Zu berechnen sind somit nur noch die KH-Jahre erwerbstätiger GKV-Mitglieder und aus der Anzahl der Erwerbspersonen, die ein bestimmtes Alter erreichen, die Anzahl der von Erwerbspersonen realisierten Lebensjahre. Davon sind dann die Anzahl der AU-Jahre, die Anzahl der EU-Jahre und die Anzahl der KH-Jahre erwerbstätiger GKV-Mitglieder abzusetzen, um die Anzahl der Erwerbsjahre zu erhalten. Dieser Wert ist zu vergleichen mit dem entsprechenden Wert ohne Durchführung der Maßnahme. Die Differenz der beiden Werte beziffert die Veränderung des Arbeitspotentials, die durch die Maßnahme verursacht wird.

Als letzter Schritt der Berechnung der Opportunitätskosten des veränderten Arbeitspotentials ist die Differenz der Erwerbsjahre mit dem durchschnittlichen Bruttoeinkommen aus unselbständiger Arbeit zu bewerten und auf den Gegenwartswert zu diskontieren. Zu diesem Wert der Opportunitätskosten eines veränderten Arbeitspotentials ist der Wert derjenigen Opportunitätskosten zu addieren, die aus der Ressourcenumschichtung entstanden sind. Der Wert dieser Summe gibt den Gesamtwert der Opportunitätskosten einer gesundheitspolitischen Maßnahme an.

Wir erinnern nochmals daran, daß der Gesamtwert der Opportunitätskosten positiv, negativ oder gleich 0 sein kann. Denn sowohl die Opportunitätskosten der Ressourcenumschichtung als auch die Opportunitätskosten der Veränderung des Arbeitspotentials können positive oder negative Werte oder den Wert 0 annehmen. Daher sind folgende Werte-Kombinationen denkbar: (1) Bei der Ressourcenumschichtung ergibt sich ein Opportunitätsertrag, der 1a) größer als die Opportunitätskosten der Veränderung des Arbeitspotentials ist, 1b) diese Opportunitätskosten gerade ausgleicht oder 1c) kleiner als diese Opportunitätskosten ist. 2) Es wird bei der Ressourcenumschichtung weder ein Opportunitätsertrag hervorgerufen noch werden Opportunitätskosten verursacht; das Arbeitspotential bleibt unverändert. 3) Durch eine Vergrößerung des Arbeitspotentials ergibt sich ein Opportunitätsertrag, der 3a) größer als die Opportunitätskosten der Ressourcenumschichtung ist, 3b) diese Opportunitätskosten gerade ausgleicht oder 3c) kleiner als diese Opportunitätskosten ist. Nur in den Fällen 1c) und 3c) entstehen also "echte" Opportunitätskosten, in den Fällen 1a) und 3a) entsteht ein Opportunitätsertrag und in den Fällen 1b), 2) und 3b) werden die bewerteten Produktionsmöglichkeiten der Volkswirtschaft nicht verändert.

Damit haben wir die Bestimmung der Opportunitätskosten gesundheitspolitischer Maßnahmen abgeschlossen. Als wesentliche Charakteristika unserer Vorgehensweise lassen sich festhalten, daß die Ausgangswerte für die Berechnung der Opportunitätskosten und der gesellschaftlichen Leistung einer Maßnahme parallel zueinander über gezielte Studien und über Erfahrungswerte geschätzt werden, daß die Ausgangswerte anschließend in Veränderungen der Pro-Kopf-Werte umgesetzt werden und daß schließlich innerhalb eines Modells die Werte aller Größen bestimmt werden können. Es ist jedoch zu beachten, daß wegen der Vernachlässigung der Ausgaben, die von anderen Institutionen der sozialen Sicherung als der GKV und dem Staat getragen werden, nicht alle Auswirkungen gesundheitspolitischer Maßnahmen und damit nicht alle Opportunitätskosten erfaßt sind. (So würden zum Beispiel bei einer Verpflichtung der Arbeitgeber, die medizinische Versorgung am Arbeitsplatz zu erweitern, die wesentlichen Ausgaben nach unserer Konzeption nicht erfaßt.) Daher sollten mit unserem Verfahren nur Maßnahmen bewertet werden, bei denen diese Auswirkungen auch vernachlässigbar sind. Wir gehen jedoch davon aus, daß dies in den meisten Fällen angenommen werden kann und unser Verfahren somit die meisten gesundheitspolitischen Maßnahmen zu bewerten erlaubt.

4.3 Bestimmung der maximalen Zahlungsbereitschaft für gesundheitspolitische Maßnahmen

Nach den Überlegungen zur Bestimmung der Opportunitätskosten gesundheitspolitischer Maßnahmen wenden wir uns im dritten Schritt unserer Analysen zur Bewertung solcher Maßnahmen der letzten Frage zu, die noch offen geblieben ist: wie kann die maximale Höhe der Opportunitätskosten pro zusätzlichem qualitätsbereinigten Lebensjahr ermittelt werden? Zur Beantwortung dieser Frage greifen wir auf die in der Literatur vorliegenden Ansätze zurück und prüfen, welche Vorgehensweise einen zuverlässigen Wert für diejenige Höhe der Opportunitätskosten erwarten läßt, die die Bevölkerung maximal zu zahlen bereit ist. Zur Beurteilung der Zuverlässigkeit werden wir dabei sowohl die theoretischen Grundlagen der Ansätze untersuchen als auch die Erfahrungen aus den bisher durchgeführten empirischen Studien auswerten.

4.3.1 Explizite Bestimmung der maximalen Zahlungsbereitschaft aus Befragungen

Die explizite Bestimmung der maximalen Zahlungsbereitschaft für gesundheitspolitische Maßnahmen aus Befragungen der Bevölkerung ist die vielleicht naheliegendste Vorgehensweise. Sie hat jedoch den Nachteil, daß Fragen hypothetisch sind und man die Opportunitätskosten der Maßnahmen nicht in Ausgaben für die Befragten umsetzen kann. Es kann allenfalls geschätzt werden, wie sich die Beitragssätze für die GKV und die GRV ändern würden. Da bei den meisten Maßnahmen diese Änderungen nur marginal sein dürften, würden sie für den einzelnen auch kaum ausgabenwirksam. Zudem kann ein GKV-Versicherter nicht von der Nutzung einer Maßnahme ausgeschlossen werden. Wie bei der Bestimmung der Nachfrage nach öffentlichen Gütern tritt somit das Problem des Trittbrettfahrens (Free-rider-Problem) auf.[4]

Trotz dieser Problematik darf die explizite Bestimmung der maximalen Zahlungsbereitschaft aus Befragungen nicht von vornherein als vollständig ungeeignet angesehen werden (vgl. Hesse 1980, S. 376; Taylor 1980, S. 68 f.). So zeigt beispielsweise Bohm (1971, 1979), daß obere und untere Grenzen der Zahlungsbereitschaft ermittelt werden können. Ausgangspunkt seiner Überlegungen ist es, die Befragten in zwei Gruppen zu teilen. Gelingt es nun, den Befragten der ersten Gruppe die Überzeugung zu vermitteln, sie müßten bei Durchführung des zu bewertenden Projekts gemäß ihrer angegebenen Zahlungsbereitschaft zu den Kosten beitragen, dann würden die Befragten dieser Gruppe als Wert der Zahlungsbereitschaft höchstens den Betrag nennen, den sie zu zahlen bereit sind. Die Befragten der zweiten Gruppe können dagegen davon ausgehen, daß sie bei Durchführung des Projekts nur einen marginalen Beitrag zu den Kosten leisten müßten. Sie würden somit als Wert der Zahlungsbereitschaft mindestens den Betrag nennen, den sie zu zahlen bereit sind (Bohm 1979, S. 149 f.).

Wir halten jedoch gegenüber diesen Versuchen eine erhebliche Skepsis für angebracht, insbesondere wenn man sie auf die Bewertung gesundheitspolitischer Maßnahmen übertragen will. So ist zum Beispiel einem GKV-Versicherten wohl kaum vermittelbar, er müsse in Abweichung von den üblichen Gepflogenheiten zu den Kosten einer gesundheitspolitischen Maßnahme nach seiner angegebenen Zahlungsbereitschaft beitragen. Will man zudem die Befragung anschaulich gestalten und wählt konkrete Maßnahmen als Vorlagen, so müssen zum Beispiel sehr kleine Änderungen der Sterbewahrscheinlichkeiten bewertet werden. Dies ist jedoch äußerst schwierig (vgl. Viscusi 1978, S. 371; Kahnemann u. Tversky 1979).[5] Auch die Erfahrungen aus den beiden empirischen Arbeiten auf der Grundlage einer Befragung tragen zu unseren Vorbehalten insofern bei, als ihre Ergebnisse weit unterhalb (Acton 1973) und weit oberhalb (Jones-Lee 1976) der Ergebnisse aller Studien auf der Grundlage beobachteten Verhaltens liegen (vgl. Blomquist 1981, S. 158).

Acton (1973) befragte rund 125 zufällig ausgewählte Personen in Boston (USA) unter anderem nach ihrer Zahlungsbereitschaft für Maßnahmen zur Behandlung von Herzanfällen. Er verwendete dazu 3 Fragenkomplexe. Im ersten fragte er nach

---

4 Zur ausführlichen Darstellung des Free-rider-Problems vgl. Sohmen (1976, S. 296 f.).

5 Dieser Einwand gilt natürlich für alle Verfahren, in denen ein Zusammenhang zwischen dem Verhalten und dem Mortalitätsrisiko angenommen wird. Wir werden diesen Einwand daher im folgenden nicht weiter nennen, obwohl er ständig zu beachten ist.

dem Betrag, den die Befragten selbst für eine Notfallstation zur Behandlung von Herzanfällen zu zahlen bereit wären, wenn durch die Station x Menschen pro 100000 Personen gerettet werden könnten. Im zweiten Komplex fragte er nach dem Betrag, den der Nachbar des Befragten nach dessen Ansicht für eine Maßnahme zahlen sollte, die das Risiko des Nachbarn, an einem Herzanfall zu sterben, von x auf y Prozent senken würde. Im dritten Komplex fragte er dann nach dem Betrag, den der Befragte selbst für eine Maßnahme zahlen würde, die sein Risiko, an einem Herzanfall zu sterben, von x auf y Prozent senken würde. Es zeigte sich, daß die meisten der Befragten zwischen 28000 und 43000 US $ pro gerettetem Leben zu zahlen bereit waren.[6] Blomquist (1981) rechnete das Ergebnis dieser Arbeit in Werte für 1979 um und erhielt einen Betrag von 50000 US $ pro gerettetem Leben.

Das Ergebnis der zweiten Befragung muß mit noch größerer Skepsis aufgenommen werden, da Jones-Lee nur rund 30 beantwortete Fragebogen auswerten konnte. Zudem stammten die Antworten hauptsächlich von Wissenschaftlern, so daß die Ergebnisse kaum als repräsentativ gelten können. Die maximale Zahlungsbereitschaft sollte in dieser Arbeit durch 2 Fragenkomplexe ermittelt werden. Im ersten Komplex wurde nach der Differenz zwischen den Preisen zweier Fluggesellschaften gefragt, die eine Differenz in der Häufigkeit der Abstürze pro 500000 Flüge bei den beiden Gesellschaften gerade ausgleichen würde. Im zweiten Komplex wurde nach der Differenz zwischen den Wohnungsmieten in zwei Regionen gefragt, die eine Differenz der durchschnittlichen Lebenserwartung der Bewohner zwischen den beiden Regionen gerade ausgleichen würde. Die unterschiedlich hohen durchschnittlichen Lebenserwartungen sollten dabei durch verschieden hohe Luftverschmutzungen bedingt sein (vgl. Jones-Lee 1976, S. 130 f.). Auch das Ergebnis dieser (Pilot-)Studie wurde von Blomquist (1981) auf das Jahr 1979 umgerechnet und ergab einen Wert von 8,9 Mio. US $ pro gerettetem Leben.

Ein abschließendes Urteil läßt sich natürlich aus den Erfahrungen der beiden Arbeiten nicht ableiten. Die Erfahrungen und auch die Argumente Bohms reichen jedoch nicht aus, unsere grundsätzlichen Bedenken gegen eine Bestimmung der maximalen Zahlungsbereitschaft durch Befragungen auszuräumen. Wir halten diese Vorgehensweise insbesondere zur Bewertung gesundheitspolitischer Maßnahmen für noch nicht geeignet.

4.3.2 Implizite Bestimmung der maximalen Zahlungsbereitschaft aus dem Verhalten im Straßenverkehr

Die implizite Bestimmung der maximalen Zahlungsbereitschaft für gesundheitspolitische Maßnahmen aus dem Verhalten im Straßenverkehr beruht auf der Erkenntnis, daß bestimmte Verhaltensweisen im Straßenverkehr die Häufigkeit und die Schwere von Unfällen beeinflussen. Im Gegensatz zur Bestimmung der maximalen Zahlungsbereitschaft aus Befragungen hat diese Vorgehensweise den Vorteil, daß man wenigstens die Zusammenhänge zwischen den verschiedenen Verhaltensweisen und der Häufigkeit und der Schwere von Unfällen *beobachten* kann.

---

6 Zitiert nach Acton (1976, S. 159 f.) und Linnerooth (1979, S. 54).

Untersucht wurden bisher zwei Verhaltensweisen, die das Mortalitätsrisiko im Straßenverkehr beeinflussen: Ghosh et al. (1975) bestimmten den Wert eines geretteten Lebens für Großbritannien aus der beobachteten Durchschnittsgeschwindigkeit und Blomquist (1979) für die USA aus der Häufigkeit, mit der die Autofahrer den Sicherheitsgurt anlegen. In der ersten Studie berechneten die Autoren zunächst eine optimale Durchschnittsgeschwindigkeit abhängig vom Wert des Kraftstoffverbrauchs und dem Wert der für die Fahrten verbrauchten Zeit. Dann unterstellten sie, die beobachtete Durchschnittsgeschwindigkeit sei die optimale Durchschnittsgeschwindigkeit. Bei den *beobachteten* Werten für den Zusammenhang zwischen der Häufigkeit tödlicher Unfälle und der Durchschnittsgeschwindigkeit und einem *angenommenem* Preis für eine Stunde Zeitbedarf für die Fahrten von 1 Pfund Sterling ergab sich ein Wert von 94000 Pfund Sterling pro gerettetem Leben im Jahre 1973, den Blomquist (1981) in einen Betrag von 310000 US $ für das Jahr 1979 umrechnete.

In der zweiten Studie schätzte Blomquist (1979) aus dem Wert der Zeit, die man für das Anlegen des Sicherheitsgurtes braucht, und der Reduzierung des Mortalitätsrisikos durch das Anlegen des Sicherheitsgurtes einen Wert pro gerettetem Leben von rund 236000 US $ für das Jahr 1972, den er später in einen Wert von 410000 US $ für das Jahr 1979 umrechnete (Blomquist 1981). Den Wert der Zeit, die man für das Anlegen des Sicherheitsgurtes braucht, berechnete er aus dem Zeitbedarf für das Anlegen und einem Preis pro Stunde dieses Zeitbedarfs, den er aus dem Lohnsatz ableitete. Dabei nahm er an, daß der Preis rund 40 % des Lohnsatzes beträgt.

Kennzeichnend für diese Vorgehensweise ist somit, daß zwar der Zusammenhang zwischen dem Verhalten der Autofahrer (Durchschnittsgeschwindigkeit, Anlegen des Sicherheitsgurtes) und dem Mortalitätsrisiko beobachtet werden kann, die Bewertung des Verhaltens und damit natürlich auch des Mortalitätsrisikos jedoch eine Annahme über den Preis einer Einheit der verbrauchten Zeit notwendig macht. Die Bewertung des Mortalitätsrisikos ist deshalb letztlich nicht auf der Grundlage beobachteter Werte möglich, sondern nur auf der Grundlage gesetzter Werte. Wir halten daher diesen Ansatz für eine Bewertung des Mortalitätsrisikos und damit auch für die Bestimmung der maximalen Zahlungsbereitschaft für gesundheitspolitische Maßnahmen für schwächer als einen Ansatz, der sich ganz auf beobachtete Werte stützen kann.

4.3.3 Implizite Bestimmung der maximalen Zahlungsbereitschaft aus dem Verhalten auf dem Arbeitsmarkt

Die implizite Bestimmung der maximalen Zahlungsbereitschaft für gesundheitspolitische Maßnahmen aus dem Verhalten auf dem Arbeitsmarkt beruht auf der Theorie der "kompensierenden Lohnsatzunterschiede" ("compensating wage differentials"). Nach dieser Theorie werden bestimmte Eigenschaften einer Tätigkeit, wie zum Beispiel ein sehr hohes Unfallrisiko oder das Arbeiten mit gesundheitsgefährdenden Stoffen, durch Unterschiede im Lohnsatz kompensiert. In der ursprünglichen Form geht diese Theorie auf Adam Smith zurück (nach Smith 1979, S. 339). Hauptsächlich Sherwin Rosen (1974) arbeitete die Theorie dann so aus, daß sie für die implizite Bestimmung der maximalen Zahlungsbereitschaft nutzbar wurde. Zusammen mit Richard Thaler legte er ein Jahr später auch die erste empirische Arbeit auf dieser Basis vor (Thaler u. Rosen 1975).

Bevor wir auf diese empirische Arbeit und die nach ihr erschienenen zahlreichen weiteren empirischen Studien eingehen, seien kurz die wesentlichen Elemente der Theorie der kompensierenden Lohnsatzunterschiede dargestellt. Die grundlegende Aussage dieser Theorie ist, daß sich der Lohnsatz für eine bestimmte Tätigkeit aus impliziten Preisen für die verschiedenen Eigenschaften der Tätigkeit zusammensetzt. Zur Erklärung des impliziten Preises der Eigenschaft "Mortalitätsrisiko" wird unterstellt, daß sich die Arbeitgeber nach Isogewinnlinien zwischen den Kosten für die Arbeitssicherheit und dem Lohnsatz verhalten und daß sich die Arbeitnehmer nach Indifferenzkurven zwischen dem Mortalitätsrisiko und dem Lohnsatz verhalten. Der Marktpreis für das Mortalitätsrisiko wird dann durch die Tangentialpunkte zwischen den Isogewinnlinien und den Indifferenzkurven bestimmt. Findet man daher Tätigkeiten, die sich nur durch ein verschieden hohes Mortalitätsrisiko unterscheiden, stellen die beobachteten Differenzen zwischen den Lohnsätzen für diese Tätigkeiten den empirischen Marktpreis für das Mortalitätsrisiko dar (vgl. Rosen 1974; Thaler u. Rosen 1975, S. 266 f.; Smith 1979, S. 340 f.).

Die empirische Bestimmung der maximalen Zahlungsbereitschaft auf der Basis dieser Theorie wirft nun einige Probleme auf, die zum Teil allgemein auf die der Theorie zugrundeliegenden Annahmen zurückzuführen sind und zum Teil auf die spezifischen Eigenschaften gesundheitspolitischer Maßnahmen. Eines der wesentlichen Argumente in der Diskussion um die Bedeutung der Theorie für die Bewertung gesundheitspolitischer Maßnahmen ist, daß nur Werte für die Erwerbstätigen erhoben werden können. Ihre Bewertung des Mortalitätsrisikos ist aber nicht notwendigerweise repräsentativ für die gesamte Bevölkerung (vgl. Acton 1976, S. 63). Es ist jedoch kaum abzuschätzen, in welcher Richtung oder gar in welchem Ausmaß das Ergebnis verzerrt wird. Denn einerseits sind bei den Erwerbstätigen die Männer in der Mehrzahl. Da Männer eine geringere durchschnittliche Lebenserwartung haben als Frauen, würden sie nach den nutzentheoretischen Überlegungen eine Reduzierung des Mortalitätsrisikos höher bewerten als die Frauen. Andererseits spricht für eine Unterbewertung niedrigerer Mortalitätsraten das wiederholt angesprochene Argument, daß vornehmlich diejenigen Erwerbstätigen Tätigkeiten mit sehr hohem Mortalitätsrisiko ausüben, die dieses Risiko sehr niedrig bewerten. Außerdem ist fraglich, ob sie ihren Entscheidungen nur das Mortalitätsrisiko zugrunde legen oder auch das Risiko nichttödlicher Verletzungen und Erkrankungen (vgl. Zeckhauser 1975, S. 435; Acton 1976, S. 63; Smith 1979, S. 349; Dorfman 1979, S. 66; Bailey 1980, S. 111 f.).

Als problematisch ist auch zu sehen, daß die Arbeitnehmer das Mortalitätsrisiko bei den verschiedenen Tätigkeiten genau kennen müssen. Gerade weil es sich bei den Differenzen im Wert des Mortalitätsrisikos zwischen den verschiedenen Tätigkeiten um extrem kleine Werte handelt, ist die Gefahr von Fehleinschätzungen groß. Weil aber die Werte extrem niedrig sind, kommt es bei Fehleinschätzungen zu sehr großen Fehlern bei der Wertschätzung eines geretteten Lebens, da die Werte mit sehr großen Faktoren hochgerechnet werden müssen. Zudem wird die Frage aufgeworfen, ob die Arbeitnehmer bei der Auswahl der Tätigkeit das Mortalitätsrisiko überhaupt in ihr Kalkül einbeziehen, und wenn dies der Fall ist, ob sie sich überhaupt frei entscheiden können (vgl. Acton 1976, S. 63; Linnerooth 1979, S. 53).

Neben diesen konzeptionellen Schwierigkeiten tritt bei der empirischen Bestimmung des impliziten Preises einer bestimmten Eigenschaft das Problem auf, die verschiedenen Tätigkeiten nach nur dieser einen Eigenschaft korrekt abzugrenzen. Die unzureichende Lösung dieses Problems ist möglicherweise eine Ursache dafür, daß bei den empirischen Arbeiten bisweilen Ergebnisse zustande kommen, die von der Theorie her nicht zu erwarten sind (vgl. Brown 1980). Mit der Theorie inkonsistente Ergebnisse sind jedoch bei den bisherigen Studien zur Bestimmung des impliziten Preises des Mortalitätsrisikos nicht aufgetreten.

Der Stellenwert der genannten Einwände wird für die Bewertung des Mortalitätsrisikos daher insofern abgeschwächt, als die Ergebnisse der empirischen Arbeiten konsistent mit den Ergebnissen der theoretischen Überlegungen sind. Dies gilt natürlich nur insoweit, als es sich überhaupt um empirisch testbare Einwände handelt. So können zum Beispiel selbst die erheblich voneinander abweichenden Werte für ein gerettetes Leben zumindest teilweise durch Unterschiede in der Zusammensetzung der erfaßten Populationen oder in den Definitionen der Variablen erklärt werden (vgl. Thaler u. Rosen 1975; Viscusi 1978; Smith 1976, 1979; Brown 1980; Blomquist 1981; Marin u. Psacharopoulos 1982; Arnould u. Nichols 1983; Low u. McPheters 1983). Die Werte für ein gerettetes Leben reichen dabei bezogen auf das Jahr 1979 von 0,3 Mio. US $ (A.E. Dillingham 1979, The injury risk structure of occupations and wages, unveröffentlicht)[7] bis zu 2,5 Mio. US $ (Viscusi 1978). Damit liegen die Werte sehr viel näher zusammen als bei der expliziten Bestimmung der maximalen Zahlungsbereitschaft durch Befragungen, wo der untere Wert bei 0,05 Mio. US $ lag und der obere bei 8,9 Mio. US $. Bei so wenigen Studien darf die Streuung der gefundenen Werte als Qualitätskriterium allerdings nicht überbewertet werden.

Es sprechen daher auch einige Gründe dafür, die Theorie der kompensierenden Lohnsatzunterschiede trotz einiger Bedenken als geeignete Grundlage für die empirische Bestimmung der maximalen Zahlungsbereitschaft für gesundheitspolitische Maßnahmen anzusehen. So halten wir es durchaus für zulässig, das Mortalitätsrisiko und seine Kompensation durch Lohnsatzunterschiede als eine Determinante der Entscheidung für oder gegen eine bestimmte Tätigkeit anzusehen. Als ein Argument dafür werten wir, daß Tätigkeiten im allgemeinen recht lange ausgeübt werden und man daher wohl von einem bewußten Entscheidungsprozeß ausgehen kann. Dann ist aber nicht zu erwarten, daß die bekannten Unterschiede in den Mortalitätsrisiken verschiedener Tätigkeiten nicht in den Entscheidungsprozeß eingehen.

---

7 Zitiert nach Blomquist (1981, S. 158).

Weitaus problematischer ist dagegen die Notwendigkeit, daß die Individuen die Unterschiede in den Mortalitätsrisiken richtig einschätzen müssen. Dies kann in der Tat nicht notwendigerweise unterstellt werden. Wenn man auch davon ausgehen kann, daß die Existenz solcher Unterschiede und auch die ungefähre Höhe bekannt sind, so ist doch die Kenntnis der exakten Werte kaum bei allen Individuen anzunehmen. Wir halten jedoch die (weitaus schwächere) Annahme für zulässig, daß die von den Arbeitnehmern angenommenen Werte normalverteilt sind und die Erwartungswerte der Verteilungen den tatsächlichen Differenzen entsprechen. Diese Annahme setzen wir und werten damit gleichzeitig den Einwand ungenügender Kenntnisse der wahren Werte als nicht ausreichend, um die Theorie der kompensierenden Lohnsatzunterschiede als Grundlage der Bewertung des Mortalitätsrisikos abzulehnen.

Die oben dargestellten Argumente stützen dabei die Vorgehensweise, als Parameter der Entscheidung für oder gegen eine Tätigkeit nur das Mortalitätsrisiko zu unterstellen und nicht ein allgemeineres Risiko der Gesundheitsgefährdung. Denn es ist eher anzunehmen, daß ein Individuum aus den ihm zugänglichen Informationen das Mortalitätsrisiko abschätzen kann als etwa das Risiko, eine bestimmte Anzahl von Jahren in einem bestimmten Beeinträchtigungsniveau zu durchleben. Denn erstens müßten mehr Informationen aufgenommen werden, und zweitens müßten diese Informationen in komplexere Beeinträchtigungsrisiken umgesetzt werden.

Auch das Argument, die erhobenen Werte seien wegen der Beschränkung auf die Erwerbstätigen nicht repräsentativ, betrachten wir als nicht ausreichend für die Ablehnung der Theorie als Basis für die Bewertung des Mortalitätsrisikos. Denn die wichtigsten Determinanten für die Höhe der Wertschätzung, die aus nutzentheoretischen Überlegungen abgeleitet wurden, sind im Rahmen der Erhebung erfaßbar. So können wir die Populationen nach unterschiedlichen Werten der durchschnittlichen Lebenserwartung trennen, da sowohl Männer als auch Frauen erwerbstätig sind. Auch das Einkommen als weitere wichtige Determinante ist in den Daten enthalten. Damit haben wir aber bereits 2 Kriterien, mit denen die Repräsentativität wenigstens näherungsweise durch eine A-posteriori-Randomisierung erreicht werden kann.

Insgesamt gesehen betrachten wir daher die beobachteten Lohnsatzunterschiede zwischen Tätigkeiten mit unterschiedlich hohen Mortalitätsrisiken als adäquate Wiedergabe der Bewertung des Mortalitätsrisikos in den Entscheidungen der Arbeitnehmer. Wir halten es daher für zulässig, die Bestimmung der maximalen Zahlungsbereitschaft für ein reduziertes Mortalitätsrisiko auf der Grundlage der Theorie der kompensierenden Lohnsatzunterschiede vorzunehmen. Um aus den Werten der maximalen Zahlungsbereitschaft für ein reduziertes Mortalitätsrisiko die Bewertung gesundheitspolitischer Maßnahmen durchführen zu können, muß nun noch die Bewertung des Mortalitätsrisikos in eine Bewertung zusätzlicher qualitätsbereinigter Lebensjahre umgesetzt werden.

Dies ist deshalb erforderlich, weil wir annehmen, daß nur die unterschiedliche Anzahl der Todesfälle innerhalb eines bestimmten Zeitraums in die Entscheidung des Arbeitnehmers für oder gegen eine Tätigkeit eingeht. Daher werden die Tätigkeiten bei den empirischen Erhebungen auch nur nach der Anzahl von tödlichen Arbeitsunfällen getrennt (vgl. Marin u. Psacharopoulos 1982, S. 386). Die unterschiedliche Anzahl der Todesfälle muß daher in eine unterschiedliche Anzahl qualitätsbereinigter Lebensjahre der in den jeweiligen Tätigkeiten beschäftigten Arbeitnehmer umgerechnet werden. Diese Umrechnung ist von der Konzeption her zulässig, weil ja auch bei den gesundheitspolitischen Maßnahmen zunächst das Mortalitätsrisiko verändert wird und erst daraus die durchschnittliche Anzahl zusätzlicher Lebensjahre und weiter die Gesamtzahl zusätzlicher Lebensjahre berechnet werden. Daher kann die Umrechnung auch wie die Ermittlung der gesellschaftlichen Leistung einer Maßnahme mittels des in Kap. 3 dargestellten Modells durchgeführt werden. Zu beachten ist dabei, daß sich nur die krankheitsspezifischen und damit auch die allgemeinen Sterbeziffern ändern. Die Quoten "AU-Tage mit ambulanter Behandlung je erwerbstätiges GKV-Mitglied" usw. bleiben konstant. Aus den so berechneten Werten zusätzlicher qualitätsbereinigter Lebensjahre ist eine durchschnittliche Anzahl geretteter qualitätsbereinigter Lebensjahre pro gerettetem Leben zu bilden. Der geschätzte Wert eines geretteten Lebens ist dann nach dieser Größe auf ein gerettetes qualitätsbereinigtes Lebensjahr umzurechnen.

Mit diesen Überlegungen zur Ermittlung der Wertschätzung eines qualitätsbereinigten Lebensjahres aus der Wertschätzung von Differenzen zwischen den Mortalitätsrisiken verschiedener Tätigkeiten haben wir die konzeptionellen Erörterungen abgeschlossen. Wir wollen nun noch prüfen, woher man geeignete Daten für diese Konzeption erhalten kann. Dazu sind zunächst die Anforderungen an die Daten zu untersuchen, die sich aus den theoretischen Überlegungen ergeben.

Grundsätzlich können für die empirische Bestimmung der maximalen Zahlungsbereitschaft nach der Theorie der kompensierenden Lohnsatzunterschiede nur Daten herangezogen werden, von denen wir annehmen, daß sie der Entscheidung von Arbeitnehmern für oder gegen bestimmte Tätigkeiten zugrunde liegen. Wir gehen nun davon aus, daß die Arbeitnehmer bei ihren Entscheidungen nicht nur die aktuellen Daten berücksichtigen, sondern auch einen Zeitraum davor betrachten, um Entwicklungen in ihre Entscheidung einbeziehen zu können. Daraus folgt, daß Durchschnittswerte aus den Daten mehrerer Jahre gebildet werden müssen. Weitere Anforderungen an die Daten sind, daß sie eine Trennung von Tätigkeiten allein nach dem Kriterium "tödliche Arbeitsunfälle" erlauben und die Einkommen der Arbeitnehmer enthalten müssen.

Daten mit diesen Eigenschaften fallen im Prinzip bei der gesetzlichen Unfallversicherung an. Denn dort werden die Beiträge für die Mitgliedsunternehmen einer Berufsgenossenschaft nach den Entgelten der versicherten Arbeitnehmer und nach den Unfallgefahrenklassen berechnet, in die die einzelnen Unternehmen eingestuft sind. Die Unfallgefahrenklassen werden nach der Häufigkeit und der Schwere der Arbeitsunfälle gebildet, die in den verschiedenen Wirtschaftszweigen vorkommen (vgl. Lampert 1980, S. 243). Wir können allerdings nicht abschätzen, welcher zusätzliche Erhebungsaufwand erforderlich ist, um die Daten so aufzubereiten, daß sie für die Bewertung des Mortalitätsrisikos herangezogen werden können. Wir gehen jedoch davon aus, daß dies grundsätzlich möglich ist, und betrachten die gesetzliche Unfallversicherung daher als eine Quelle geeigneter Daten für die Ausfüllung der Theorie der kompensierenden Lohnsatzunterschiede mit empirischen Werten.

Zusammenfassend läßt sich festhalten, daß wir von den derzeit praktizieren Versuchen, die maximale Zahlungsbereitschaft für gesundheitspolitische Maßnahmen zu ermitteln, den Ansatz nach der Theorie der kompensierenden Lohnsatzunterschiede für die geeignetste Vorgehensweise halten. Trotz einiger Einwände gegen diese Theorie und trotz erheblicher Probleme bei ihrer Operationalisierung geben die Erfahrungen aus den bisherigen empirischen Arbeiten den Ausschlag für diese Einschätzung. Geeignete Daten für empirische Erhebungen in der Bundesrepublik Deutschland sind im Bereich der gesetzlichen Unfallversicherung vorhanden, allerdings nicht in aufbereiteter oder gar in veröffentlichter Form. So ist auch hier mit einem beträchtlichen Erhebungsaufwand zu rechnen, der jedoch kein unüberwindbares Hindernis für eine Erhebung sein dürfte.

5 Schlußbemerkungen

Als Abschluß der Arbeit wollen wir im folgenden die Ergebnisse unserer Analysen zusammenfassend beurteilen und sie an der Zielsetzung der Arbeit messen, nämlich die theoretischen und auch die empirischen Grundlagen der Bewertung gesundheitspolitischer Maßnahmen zu erweitern. Es ist also im folgenden darzustellen, wie die bisherigen Verfahren zur Bewertung gesundheitspolitischer Maßnahmen erweitert werden konnten.

Für die Bewertung gesundheitspolitischer Maßnahmen muß zum einen ihre Leistung gemessen werden können, zum anderen muß festzustellen sein, bis zu welcher Höhe der Opportunitätskosten pro Leistungseinheit die gesellschaftliche Wohlfahrt durch eine Maßnahme erhöht werden kann. Die Leistungsmessung erfordert ihrerseits ein Modell zur Messung des Gesundheitszustandes der Bevölkerung und ein Modell, das die Auswirkungen gesundheitspolitischer Maßnahmen auf den Gesundheitszustand zu berechnen erlaubt.

Die Messung des Gesundheitszustandes der Bevölkerung sollte sowohl die Komponente "Länge des Lebens" als auch die Komponente "gesundheitliche Qualität" des Lebens umfassen. Diese Forderung läßt sich aus der Beobachtung ableiten, daß die einzelnen Krankheiten sehr unterschiedlich auf die beiden Komponenten einwirken. So gibt es Krankheiten, die vornehmlich als Todesursachen auftreten und damit vor allem die Länge des Lebens berühren. Andere Krankheiten treten vornehmlich als Ursache der Morbidität auf und berühren damit vor allem die gesundheitliche Qualität des Lebens. Gelingt es nun durch gesundheitspolitische Maßnahmen, die zuletzt genannten Krankheiten zu bekämpfen, so würde die Leistung dieser Maßnahmen untererfaßt, wenn man sich bei der Messung des Gesundheitszustandes (und damit auch bei der Berechnung der Auswirkungen dieser Maßnahmen) auf die Länge des Lebens beschränken würde.

Trotz der Notwendigkeit, sowohl die Länge des Lebens als auch seine gesundheitliche Qualität bei der Messung des Gesundheitszustandes der Bevölkerung zu berücksichtigen, gibt es bisher kein allgemeines Modell für die Bundesrepublik Deutschland, das beide Komponenten enthält. Daher haben wir ein solches Modell auf der Grundlage des Beeinträchtigungskonzepts entwickelt. Als empirische Basis des Modells wählten wir aus den vorliegenden Statistiken des Gesundheitswesens zu Mortalität und Morbidität die Statistik der Todesursachen für die Messung der Länge des Lebens und die Statistiken der Arbeitsunfähigkeit, der stationären Behandlungen und der Erwerbsunfähigkeit für die Messung der gesundheitlichen

Qualität des Lebens. Wir bildeten somit die 3 Beeinträchtigungsniveaus "Arbeitsunfähigkeit", "stationäre Behandlung" und "Erwerbsunfähigkeit".

Charakteristisch für unser Modell ist deshalb, daß der Gesundheitszustand der Bevölkerung durch Daten zur Inanspruchnahme von Leistungen des Gesundheitswesens gemessen wird. Obwohl mit dieser Vorgehensweise einige Probleme auftreten, kann sie als grundsätzlich zulässig betrachtet werden. Als wesentlicher Nachteil unseres Modells muß jedoch angesehen werden, daß die Beeinträchtigungsniveaus "Arbeitsunfähigkeit" und "Erwerbsunfähigkeit" nahezu ausschließlich Erwerbstätige und damit nur rund ein Drittel der Bevölkerung umfassen. Daher ist es erforderlich, diese Niveaus durch andere mit einer breiteren Grundgesamtheit zu ersetzen. Wir halten hierfür die Niveaus "ambulante Behandlung" und "Behinderung" für geeignet. Die Statistik der stationären Behandlungen umfaßt zwar mit den GKV-Versicherten 90 % der Bevölkerung, hat jedoch den wesentlichen Mangel, daß die Daten der mitversicherten Familienangehörigen nur zusammengefaßt ausgewiesen werden. Dadurch müssen bei der Messung des Gesundheitszustandes heroische Annahmen gesetzt werden. Ein disaggregierter Nachweis dieser Daten ist also dringend erforderlich.

Die oben genannten Eigenschaften der empirischen Basis unseres Modells haben zur Folge, daß der Gesundheitszustand der Bevölkerung überhöht ausgewiesen wird und damit lediglich seine Entwicklung im Zeitablauf durch die Berechnung standardisierter Werte zuverlässig wiedergegeben werden kann. Die Leistung gesundheitspolitischer Maßnahmen wird wegen dieser Eigenschaften unvollständig erfaßt, weil die Veränderung des Gesundheitszustandes nichterwerbstätiger Personen weitgehend unberücksichtigt bleibt. Dadurch werden die Opportunitätskosten der Maßnahmen pro Leistungseinheit zu hoch ausgewiesen.

Die Berechnung der Auswirkungen gesundheitspolitischer Maßnahmen auf den Gesundheitszustand der Bevölkerung wird neben den bereits dargestellten Problemen noch durch methodische Probleme krankheitsbezogener Analysen erschwert. Als wesentliche Probleme dieser Art sind zu nennen, daß die ausgewiesenen Daten unikausal aufbereitet sind, daß die "International Classification of Diseases (ICD)" für die Klassifikation der Krankheitsbilder in der ambulanten ärztlichen Versorgung nur bedingt geeignet ist und daß einige Zweifel an der Validität der Daten bestehen. Wegen der unikausalen Aufbereitung der Daten können die Auswirkungen einer teilweisen oder vollständigen Elimination von Krankheiten als Ursachen von Mortalität und Morbidität auf den Gesundheitszustand nur unzureichend berechnet werden, weil das Zusammenwirken von Krankheiten bei Mortalität und Morbidität unberücksichtigt bleiben muß.

Trotz der aus diesen Problemen folgenden Einschränkungen der Aussagekraft unserer Modellergebnisse erlauben sie doch wesentlich weiter gehende Aussagen als die Ergebnisse einer Messung des Gesundheitszustandes nur durch die Komponente Länge des Lebens. Denn dort werden überhaupt keine Beeinträchtigungen der gesundheitlichen Qualität des Lebens erfaßt. Wenn unsere Modelle auch nicht als ideal anzusehen sind, erweitern sie doch die empirische Grundlage gesundheitspolitischer Entscheidungen beträchtlich.

Nach diesen Überlegungen zur Messung der Leistung gesundheitspolitischer Maßnahmen gehen wir nun zur Bewertung dieser Leistung über. Hier sind 2 Fragen von wesentlicher Bedeutung: zum einen die Frage nach den externen Effekten einer Veränderung des Gesundheitszustandes der Bevölkerung und ihren Konsequenzen für die Bewertung gesundheitspolitischer Maßnahmen, zum anderen die Frage nach der empirischen Ermittlung der maximalen Zahlungsbereitschaft einer Gesellschaft für diese Maßnahmen.

Als wesentlicher externer Effekt eines veränderten Gesundheitszustandes ist nach unseren Überlegungen unter den Rahmenbedingungen des Gesundheitswesens der Bundesrepublik Deutschland die Veränderung des Arbeitspotentials anzusehen. Indem wir diesen Effekt in die Definition der Opportunitätskosten gesundheitspolitischer Maßnahmen aufnehmen, entfällt das Argument, das Gut "Gesundheit" sei ein meritorisches Gut, das nicht nach den individuellen Präferenzen der Bevölkerung bewertet werden dürfe. Wir halten daher die Bewertung der Maßnahmen nach den individuellen Präferenzen der Bevölkerung bei dieser Vorgehensweise für zulässig.

Als letztes Problem bleibt somit zu lösen, wie die maximale Zahlungsbereitschaft der Bevölkerung für gesundheitspolitische Maßnahme empirisch ermittelt werden kann. Grundsätzlich möglich ist dabei zum einen die explizite Ermittlung durch Befragungen und zum anderen die implizite Ermittlung aus beobachtetem Verhalten. Für den Vergleich dieser Vorgehensweisen ist entscheidend, daß die gesundheitspolitischen Maßnahmen über Steuern und Sozialversicherungsbeiträge finanziert werden, so daß bei Befragungen das Problem des Trittbrettfahrens auftritt. Daher geben Befragungsergebnisse kaum den Betrag wieder, den die Bevölkerung für eine gesundheitspolitische Maßnahme maximal zu zahlen bereit ist. Dieses Problem tritt bei der impliziten Bestimmung der maximalen Zahlungsbereitschaft aus beobachtetem Verhalten nicht auf, so daß dieser Vorgehensweise der Vorzug zu geben ist.

Als geeignetes Verfahren zur empirischen Bestimmung der maximalen Zahlungsbereitschaft der Bevölkerung für gesundheitspolitische Maßnahmen kann trotz einiger Probleme die Ermittlung aus dem Verhalten auf dem Arbeitsmarkt angesehen werden. Begründen läßt sich diese Einschätzung damit, daß hierfür mit der Theorie der kompensierenden Lohnsatzunterschiede eine ausreichende theoretische Grundlage gegeben ist und daß wesentliche Einwände gegen dieses Verfahren durch die Ergebnisse empirischer Studien erheblich an Gewicht verlieren. Dies gilt natürlich nur für diejenigen Einwände, die sich einer empirischen Überprüfung unterziehen lassen. Die verbleibenden Probleme, insbesondere die möglicherweise unterdurchschnittliche Aversion gegen das Mortalitätsrisiko der in Tätigkeiten mit überdurchschnittlich hohem Mortalitätsrisiko beschäftigten Personen, halten wir nicht für ausreichend, das Verfahren abzulehnen. Daten für diese Vorgehensweise fallen im Prinzip bei der gesetzlichen Unfallversicherung an, so daß die Operationalisierung des Modells auf der Grundlage vorliegender Daten prinzipiell möglich ist.

Der Vorzug unseres Modells zur Bewertung gesundheitspolitischer Maßnahmen gegenüber der bisher üblichen Bewertung nach dem Humankapitalansatz ist darin zu sehen, daß in unserem Modell der Gesundheit ein eigenständiger Wert zugewiesen wird (wir das Gut "Gesundheit" also auch als Konsumgut ansehen), wogegen das Gut "Gesundheit" nach dem Humankapitalansatz nur die Eigenschaften eines Investitionsgutes hat. Der Vorzug unseres Modells gegenüber einer Bewertung nach der Konzeption der maximalen Zahlungsbereitschaft ohne Berücksichtigung externer Effekte eines veränderten Gesundheitszustandes ist darin zu sehen, daß die Gesundheit dort nur als Konsumgut betrachtet wird, wogegen wir sowohl den investiven als auch den konsumptiven Aspekt des Gutes "Gesundheit" in die Bewertung einbeziehen.

Insgesamt wird somit die Bewertung gesundheitspolitischer Maßnahmen durch unser Modell sowohl bei der Leistungsmessung als auch bei der Leistungsbewertung erweitert. Bei der Leistungsmessung ergänzen wir die Messung des Gesundheitszustandes der Bevölkerung (und damit natürlich auch die Berechnung der Auswirkungen gesundheitspolitischer Maßnahmen auf den Gesundheitszustand) um die Komponente "gesundheitliche Qualität" des Lebens, und bei der Leistungsbewertung berücksichtigen wir, daß das Gut "Gesundheit" sowohl die Eigenschaften eines Investionsgutes als auch die Eigenschaften eines Konsumgutes hat.

Um die Frage nach der allokativen Effizienz konkreter gesundheitspolitischer Maßnahmen beantworten zu können, ist als wichtigste Aufgabe weiterer Forschungsarbeiten die maximale Zahlungsbereitschaft für gesundheitspolitische Maßnahmen empirisch zu bestimmen. Denn die hierfür ermittelten Werte sind für alle Maßnahmen relevant, so daß dieser Aufgabe ein sehr hohes Gewicht zukommt. Eine solche maßnahmenübergreifende Bedeutung kann dagegen der empirischen Ermittlung der Opportunitätskosten der Maßnahmen nicht zugewiesen werden, weil sie für jede Maßnahme anhand unseres Modells neu zu berechnen sind. Auch hier ist jedoch zu erwarten, daß sich der Aufwand für die Berechnung empirischer Werte deutlich senken läßt, wenn aufgrund der Erfahrungen aus den Untersuchungen zu einigen Maßnahmen die Daten zugriffsgerechter bereitgestellt werden können. Dennoch darf nicht übersehen werden, daß es für definitive Antworten auf die Frage nach der allokativen Effizienz konkreter gesundheitspoltischer Maßnahmen noch einiger Forschungsarbeit bedarf.

Anhang

Verzeichnis der Variablen und Datenquellen zur Messung des Gesundheitszustandes der Bevölkerung in der Bundesrepublik Deutschland 1968-1978[1]

Variable	Quelle
Bevölkerung	a) 1968-1969,1971-1978 Statistisches Bundesamt: Statistisches Jahrbuch für die Bundesrepublik Deutschland. Stuttgart, Mainz, Jge. 1970-1971,1973-1980. b) 1970 -- Fachserie A, Bevölkerung und Kultur, Volkszählung vom 27.5.1970, Heft 5, Bevölkerung und Bevölkerungsentwicklung nach Alter und Familienstand. Stuttgart, Mainz, 1974
Erwerbspersonen	a) 1968-1974 Statistisches Bundesamt: Fachserie A, Bevölkerung und Kultur, Reihe 6, Erwerbstätigkeit, I. Entwicklung der Erwerbstätigkeit. Stuttgart, Mainz, Jge. 1968-1974 b) 1977 -- Fachserie 1, Bevölkerung und Erwerbstätigkeit, Reihe 4. 1, Stand und Entwicklung der Erwerbstätigkeit 1977. Stuttgart, Mainz, 1978 c) 1978 -- Fachserie 1, Bevölkerung und Erwerbstätigkeit, Reihe 4. 1. 1, Stand und Entwicklung der Erwerbstätigkeit 1978. Stuttgart, Mainz, 1979
GKV-Versicherte	a) 1968-1974 Statistisches Bundesamt: Fachserie A, Bevölkerung und Kultur, Reihe 6, Erwerbstätigkeit, II. Versicherte in der gesetzlichen Kranken- und Rentenversicherung. Stuttgart, Mainz, Jge. 1968-1974

[1] Ein Verzeichnis mit detaillierteren Quellenangaben kann beim Verfasser angefordert werden.

Variable	Quelle
	b) 1977-1978 -- Fachserie 13, Sozialleistungen, Reihe 1, Versicherte in der Kranken- und Rentenversicherung. Stuttgart, Mainz, Jge. 1977-1978
Erwerbstätige GKV-Mitglieder	a) 1968-1974 Statistisches Bundesamt: Fachserie A, Bevölkerung und Kultur, Reihe 6, Erwerbstätigkeit, II. Versicherte in der gesetzlichen Kranken- und Rentenversicherung. Stuttgart, Mainz, Jge. 1968-1974 b) 1977-1978 Statistisches Bundesamt: Fachserie 13, Sozialleistungen, Reihe 1, Versicherte in der Kranken- und Rentenversicherung. Stuttgart, Mainz, Jge. 1977-1978
Pflichtmitglieder der Ortskrankenkassen AU-Tage der Pflichtmitglieder der Ortskrankenkassen KH-Tage der Pflichtmitglieder der Ortskrankenkassen	a) 1968-1969 Bundesverband der Ortskrankenkassen: Krankheitsarten-, Krankheitsursachen- und Sterblichkeitsstatistik der Ortskrankenkassen, Teil 1, Pflichtmitglieder mit sofortigem Anspruch auf Barleistungen. Bonn, Jge. 1968-1969 b) 1970-1974 -- Krankheitsarten-, Krankheitsursachen- und Sterblichkeitsstatistik der Ortskrankenkassen, Teil 1, Pflichtmitglieder. Bonn, Jge. 1970-1974 c) 1977-1978 -- Statistik der Ortskrankenkassen. Krankheitsarten-, Krankheitsursachen- und Sterblichkeitsstatistik. Bonn, Jge. 1977-1978
GRV-Mitglieder	a) 1968-1974 Statistisches Bundesamt: Fachserie A, Bevölkerung und Kultur, Reihe 6, Erwerbstätigkeit, II. Versicherte in der gesetzlichen Kranken-und Rentenversicherung. Stuttgart, Mainz, Jge. 1968-1974 b) 1977-1978 -- Fachserie 13, Sozialleistungen, Reihe 1, Versicherte in der Kranken- und Rentenversicherung. Stuttgart, Mainz, Jge. 1977-1978

Variable	Quelle
Gestorbene	a) 1968-1974 Statistisches Bundesamt: Fachserie A, Bevölkerung und Kultur, Reihe 7, Gesundheitswesen. Stuttgart, Mainz, Jge. 1968-1974 b) 1975-1978 -- Fachserie 12, Gesundheitswesen, Reihe 4, Todesursachen. Stuttgart, Mainz, Jge. 1975-1978
AU-Tage der erwerbstätigen GKV-Mitglieder	Statistisches Bundesamt: Statistisches Jahrbuch für die Bundesrepublik Deutschland. Stuttgart, Mainz, Jge. 1971-1976, 1979-1980
KH-Tage der GKV-Versicherten	Bundesminister für Arbeit und Sozialordnung: Arbeits- und Sozialstatistik. Hauptergebnisse. Bonn, Jge. 1969-1972,1973/74, 1976,1979-1980
Stationär behandelte Kranke	a) 1974 Statistisches Bundesamt: Fachserie 12, Gesundheitswesen, Reihe 12.S.1, Kranke und unfallverletzte Personen, April 1974. Stuttgart, Mainz, 1977, S. 41 b) 1978 -- Fachserie 12, Gesundheitswesen, Reihe S.3, Fragen zur Gesundheit 1978. Stuttgart, Mainz, 1981, S. 19
Zugang an EU-Renten	1968-1974,1977-1978 Verband Deutscher Rentenversicherungsträger: Statistik der deutschen gesetzlichen Rentenversicherung. Frankfurt, Bde. 29, 31, 33, 36, 39, 42, 44, 50, 52

Literatur

Abt CC (1977) The issue of social costs in cost-benefit analysis of surgery. In: Bunker JP, Barnes BA, Mosteller F (eds) Costs, risks, and benefits of surgery. Oxford University Press, New York, pp 40-55

Acton JP (1973) Evaluating public programs to save lifes: The case of heart attacks. Rand, Santa Monica/Cal (Rand Corporation Report R-950-RC)

Acton JP (1976) Measuring the monetary value of live-safing programs. Law and Contemporary Problems 40:46-72

Adam H (1983) Ambulante ärztliche Leistungen und Ärztedichte – Zur These der anbieterinduzierten Nachfrage im Bereich der ambulanten ärztlichen Versorgung, Duncker & Humblot, Berlin (Beiträge zur angewandten Wirtschaftsforschung, Bd 11)

Albers W (1976) Grenzen des Wohlfahrtsstaates. In: Külp B, Haas HD (Hrsg) Soziale Probleme der modernen Industriegesellschaft. Duncker & Humblot, Berlin (Schriften des Vereins für Socialpolitik, NF Bd 92/II, S 935-962)

Andel N (1977) Nutzen-Kosten-Analysen. In: Neumark F (Hrsg) Handbuch der Finanzwissenschaft, 3. Aufl, Bd I. Mohr, Tübingen, S 475-518

Andersen R, Newman JF (1973) Societal and individual determinants of medical care utilization in the United States. Milb Mem Fund Q/Health and Society 51:95-124

Andreae CA (1981) Anmerkungen zum Stellenwert ökonomischer Überlegungen im Gesundheitswesen: Dargestellt am Beispiel der Nutzen-Kosten-Analyse. Akademie der Wissenschaften und der Literatur, Mainz. Abhandlungen der Geistes-und Sozialwissenschaftlichen Klasse, Jg 1981, Nr 7. Steiner, Wiesbaden.

Angermeyer M (1979) Verteilung gesundheitspolitisch relevanter Herz- und Kreislauferkrankungen in der Bevölkerung. In: Gesundheitspolitisch relevante Herz-und Kreislauferkrankungen. Wissenschaftliches Institut der Ortskrankenkassen, Bonn (WIdO-Materialien, Bd 7, 2. Aufl, S 41-51)

Arnold V (1980) Nutzen-Kosten-Analyse. II: Anwendung. In: Albers W et al. (Hrsg) Handwörterbuch der Wirtschaftswissenschaften, Bd 5. Fischer, Mohr, Vandenhoeck & Ruprecht, Stuttgart New York Tübingen Göttingen Zürich, S 382-399

Arnould RJ, Nichols LM (1983) Wage-risk premiums and workers' compensation: a refinement of estimates of compensating wage differential. J Polit Econ 91:332-340

Arrow KJ (1963) Uncertainty and the welfare economics of medical care. Am Econ Rev 53:941-973

Auster R, Leveson I, Sarachek D (1969) The production of health: an exploratory study. J Human Resources 4:410-436

Bailey MJ (1980) Excerpt from "Measuring the benefits of life-saving". In: Rhoads SE (ed) Valuing life: Public policy dilemmas. Westview Press, Boulder/Colo, pp 105-124

Balinsky W, Berger R (1975) A review of the research on general health status indexes. Medical Care 13:283-293

Ballerstedt E, Glatzer W (1979) Soziologischer Almanach.Handbuch gesellschaftlicher Daten und Indikatoren, 3.Aufl. Campus, Frankfurt New York (Sozialpolitisches Entscheidungs- und Indikatorensystem für die Bundesrepublik Deutschland, Bd 5)

Ballerstedt E et al. (1977) SPES-Indikatorentableau. Soz Welt 28:424-465

Bartel A, Taubman P (1979) Health and labor-market succes: the role of various diseases. Rev Econ Statist 61:1-8

Benham L, Benham A (1975) The impact of incremental medical services on health status, 1963-1970. In: Andersen R, Kravits J, Anderson OW (eds) Equity in health services – empirical studies in social policy. Ballinger, Cambridge/Mass, pp 217-228

Berg RL (1973 a) Weighted life expectancy as a health status index. Health Serv Res 8:153-156

Berg RL (1973 b) Establishing the Values of Various Conditions of life for a Health Status Index. In: Berg RL (ed) Health status indexes. Hospital Research and Educational Trust, Chicago, pp 120-134

Bernholz P (1977) Freiheit, Staat und Wirtschaft: Auf der Suche nach einer neuen Ordnung. Z ges Staatswis 133:575-590

Berry G (1979) A note on Wong's competing risk model. Int J Epidemiol 8:79-80

Blohmke M, Reimer F (1980) Krankheit und Beruf. Hüthig, Heidelberg

Blomquist G (1979) Value of life saving: implications of consumption activity. J Polit Econ 87:540-558

Blomquist G (1981) The value of human life: an empirical perspective. Econ Inquiry, 19:157-164

Bockstael NE, McConnell KE (1983) Welfare measurement in the household production framework. Am Econ Rev 73:806-814

Bohm P (1971) An approach to the problem of estimating demand for public goods. Swed J Econ 73:55-66

Bohm P (1979) Estimating willingness to pay: why and how? Scand J Econ 81:142-153

Borchert G (1980) Untersuchung der Zusammenhänge zwischen Umfang/Struktur des ambulanten ärztlichen Leistungsvolumens und der Arztdichte. Bonn (Forschungsbericht Gesundheitsforschung des Bundesministers für Arbeit und Sozialordnung, Bd 25)

Brennecke R (1981 a) Methodische Konzepte zur Beurteilung von Daten. In: Brennecke R, Greiser E, Paul HA, Schach E (Hrsg) Datenquellen für Sozialmedizin und Epidemiologie. Springer, Berlin Heidelberg New York (Medizinische Informatik und Statistik, Bd 29, S 7-28)

Brennecke R (1981 b) Mikrozensuserhebungen. In: Brennecke R, Greiser E, Paul HA, Schach E (Hrsg) Datenquellen für Sozialmedizin und Epidemiologie. Springer, Berlin Heidelberg New York (Medizinische Informatik und Statistik, Bd 29, S 100-121)

Breyer F (1984) Die Nachfrage nach medizinischen Leistungen. Eine empirische Analyse von Daten aus der Gesetzlichen Krankenversicherung. Springer, Berlin Heidelberg New York Tokyo

Brown C (1980) Equalizing differences in the labor market. Q J Econ 94:113-134

Broome J (1978) Trying to value a life. J Publ Econ 9: 91-100

Brück G, Eichner H (1974) Perspektiven der Sozialpolitik: Synopse sozialpolitischer Vorstellungen der Bundesregierung, SPD, FDP, CDU, CSU, des DGB und der Bundesvereinigung der Deutschen Arbeitgeberverbände. Schwartz, Göttingen (Schriften der Kommission für wirtschaftlichen und sozialen Wandel, Bd 41)

Brüngger H (1974) Die Nutzen-Kosten-Analyse als Instrument der Planung im Gesundheitswesen. Schulthess, Zürich (Basler Sozialökonomische Studien, Bd 3)

Bundesminister für Arbeit und Sozialordnung (Hrsg) (1978) Die Struktur der Ausgaben im Gesundheitsbereich und ihre Entwicklung seit 1970. Bonn (Forschungsbericht Gesundheitsforschung des Bundesministers für Arbeit und Sozialordnung, Bd 7)

Bundesminister für Jugend, Familie und Gesundheit (1971) Gesundheitsbericht. Kohlhammer, Stuttgart Berlin Köln Mainz

Bundesminister für Jugend, Familie und Gesundheit (1978) Internationale Klassifikation der Krankheiten (ICD) 1979. 9. Rev, Bd I: Systematisches Verzeichnis. Deutscher Consulting-Verlag, Wuppertal

Bundesminister für Jugend, Familie und Gesundheit (1980 a) Daten des Gesundheitswesens, Ausgabe 1980. Kohlhammer, Stuttgart Berlin Köln Mainz (Schriftenreihe des Bundesministers für Jugend, Familie und Gesundheit, Bd 151)

Bundesminister für Jugend, Familie und Gesundheit (1980 b) Todesursachen der Gestorbenen, Fehlbildungen bei Geborenen. Kohlhammer, Stuttgart Berlin Köln Mainz (Schriftenreihe des Bundesministers für Jugend, Familie und Gesundheit, Bd 77)
Bundesverband der Betriebskrankenkassen (1980) Krankheitsarten und Arbeitsunfallstatistik '79. Essen
Burghardt A (1975) Die Krankheit als soziologisches Phänomen. In: Lampert H (Hrsg) Aktuelle Probleme der Gesundheitspolitik in der BRD. Duncker & Humblot, Berlin (Schriften des Vereins für Socialpolitik, NF Bd 82, S 9-28)
Bush JW, Chen MM, Patrick DL (1973) Health status indexes in cost effectiveness: Analysis of PKU program. In: Berg RL (ed) Health status indexes. Hospital Research and Educational Trust, Chicago, pp 172-208
Chen MK, Bryant BE (1975) The measurement of health: a critical and selective overview. Int J Epidemiol 4:257-264
Chiang, CL (1968) Introduction to stochastic processes in biostatistics. Wiley, New York
Chiang CL, Cohen RD (1973) How to measure health: a stochastic model for an index of health. Int J Epidemiol 2:7-13
Chipman JS, Moore JC (1980) Compensation variation, consumer's surplus, and welfare. Am Econ Rev 70:933-949
Christian W (1979) Zur 9. Revision der Internationalen Klassifikation der Krankheiten, Verletzungen und Todesursachen (ICD/9). Wirt Stat 31:805-808
Clifford RE et al. (1977) Excess mortality associated with influenza in England and Wales. Int J Epidemiol 6:115-128
Cochrane AL (1972) The history of the measurement of ill health. Int J Epidemiol 1:89-92
Cochrane AL, Leger ASSt, Moore F (1978) Health service "input" and mortality "output" in developed countries. J Epidemiol Com Health 32:200-205
Colvez A, Blanchet M (1983) Potential gains in life expectancy free of disability: a tool for health planning. Int J Epidemiol 12:224-229
Comstock GW, Tonascia JA (1977) Education and mortality in Washington County, Maryland. J Health Soc Behav 18:54-61
Conley BC (1976) The value of human life in the demand for safety. Am Econ Rev 66:45-55
Cooper BS, Rice DP (1976) The economic costs of illness revisited. Social Security Bulletin 39:21-36
Cooper BS, Rice DP (1978) Die volkswirtschaftlichen Kosten von Krankheiten. Direkte und indirekte Kosten nach Krankheitsarten. Ortskrankenkasse 60:849-860
Cornelius I, Gärtner K, Lengsfeld W (1980) Die Entwicklung ausgewählter Todesursachen und ihre Bedeutung für die Lebenserwartung zwischen 1968 und 1977 in der Bundesrepublik Deutschland. Z Bevölkerungswis 6:373-409
Culyer AJ (1971 a) The nature of the commodity 'health care' and its efficient allocation. Oxford Econ Papers (New Ser) 23:189-211
Culyer AJ (1971 b) Medical care and the economics of giving. Economica 38:295-303
Culyer AJ (1972) On the relative efficiency of the national health service. Kyklos 25:266-287
Culyer AJ (1976) Need and the National Health Service. Economics of social choice. Robertson, London
Damiani P, Aubenque M (1975) Model of transition between causes of death. Inter J Epidemiol 4:113-117
Dempsey M (1947) Decline in tuberculosis-the death rate fails to tell the entire story. Am Rev Tubercul 56:157-164
Dinkel R, Schulze-Röbbecke T (1982) Kosten-Effektivitätsanalyse der Zytostatikatherapie von akuter Leukämie im Kindesalter. Bundesverband der Pharmazeutischen Industrie, Pharma-Dialog Nr 73
Dorfman N (1979) The social value of saving a life. In: Mushkin S, Dunlop DW (eds) Health: What is it worth? Measures of health benefits. Pergamon Press, New York Oxford Toronto Sydney Frankfurt, pp 61-68

Eimeren W van (1976) Multimorbidität in der Allgemeinpraxis. Zentralinstitut für die kassenärztliche Versorgung in der Bundesrepublik Deutschland. Deutscher Ärzte-Verlag, Köln-Lövenich (Wissenschaftliche Reihe, Bd 3)
Eimeren W van (1978) Gesundheitsindices – Probleme und Aufgaben. In: Eimeren W van (Hrsg) Perspektiven der Gesundheitssystemforschung. Springer, Berlin Heidelberg New York (Medizinische Informatik und Statistik, Bd 10, S 134-144)
Elsner W (1980) Multidimensionale Bestimmung und Ermittlung von Wohlfahrt mit Hilfe von Sozialindikatoren-Systemen. Theoretische und methodologische Probleme. Jahrb Sozialwis 31:373-399
Fanshel S (1972) A meaningful measure of health for epidemiology. Inter J Epidemiol 1:319-337
Fanshel S, Bush JW (1970) A health status index and its application to health-services outcomes. Oper Res 18: 1021-1066
Feichtinger G (1971) Stochastische Modelle demographischer Prozesse. Springer, Berlin Heidelberg New York (Lecture notes in operations research and mathematical systems, Bd 44)
Feichtinger G (1973) Bevölkerungsstatistik. De Gruyter, Berlin New York
Feichtinger G (1979) Demographische Analyse und populationsdynamische Modelle: Grundzüge der Bevölkerungsmathematik. Springer, Wien New York
von Ferber L (1980) Die Arbeitsunfähigkeitsdiagnose des niedergelassenen Arztes und ihre Aussagefähigkeit. Ortskrankenkasse 62:918-922
Flaskämper P (1962) Grundriß der Sozialwissenschaftlichen Statistik, Teil II: Besondere Statistik, Bd 1: Bevölkerungsstatistik. Meiner, Hamburg
Foster E (1981) The treatment of rents in cost-benefit analysis. Am Econ Rev 71:171-178
Foster E (1983) Rents and pecuniary externalities in cost-benefit analysis: Reply. Am Econ Rev 73:1171-1172
Frentzel-Beyme R, Keil U (1981) Sterblichkeit und Todesbescheinigung. In: Brennecke R, Greiser E, Paul HA, Schach E (Hrsg) Datenquellen für Sozialmedizin und Epidemiologie. Springer, Berlin Heidelberg New York (Medizinische Informatik und Statistik, Bd 29, S 55-77)
Frentzel-Beyme R et al. (1979) Krebsatlas der Bundesrepublik Deutschland. Krebssterblichkeit in den Ländern der Bundesrepublik Deutschland 1955-1975. Springer, Berlin Heidelberg New York
Fries JF (1980) Aging, natural death, and the compression of morbidity. N Engl J Med 303:130-135
Fuchs VR (1966) Health care and the United States economic system. Milb Mem Fund Q 50:211-237
Fuchs VR (1974) Who shall live? Health, economics and social choice. Basic Books, New York
Gäfgen G (1980) Leistungsmessung im Gesundheitswesen. Ein Beispiel für die Ökonomie des Dienstleistungssektors. Hamb Jahrb Wirt Gesell Pol 25:177-196.
Geißler U (1979) Der Verlust an Lebensjahren durch vorzeitigen Tod. Ortskrankenkasse 61:765-768
Geißler U (1980 a) Verlust an Lebensjahren durch vorzeitigen Tod nach Krankheitsarten 1952 und 1975. Wissenschaftliches Institut der Ortskrankenkassen, Bonn (WIdO-Materialien, Bd 5)
Geißler U (1980 b) Verlust an Lebensjahren: Ein neuer Gesundheitsindikator. Konzepte und Daten zur Bewertung von Krankheiten. Med Mensch Ges 5:111-118
Georg A, Stuppardt R, Zoike E (1981) Krankheit und arbeitsbedingte Belastungen. Bd 1: Voraussetzungen, Schwerpunkte und erste Ergebnisse. Bundesverband der Betriebskrankenkassen, Essen
Georg A, Stuppardt R, Zoike E (1982) Krankheit und arbeitsbedingte Belastungen. Bd 2: Ergebnisse. Bundesverband der Betriebskrankenkassen, Essen
Ghosh D, Lees D, Seal W (1975) Optimal motorway speed and some valuations of time and life. Man School Econ Soc Stud 43:134-143
Goddeeris JH (1983) Theoretical considerations on the cost of illness. J Health Econ 2:149-159
Goerttler K (1976) Motivation der Bevölkerung zur Krebsvorsorge. Kohlhammer, Stuttgart Berlin Köln Mainz (Schriftenreihe des Bundesministers für Jugend, Familie und Gesundheit, Bd 40)

Goldman L et al. (1983) The value of the autopsy in three medical eras. N Engl J Med 308:1000-1005

Graham JD, Vaupel JW (1983) The value of a life: what difference does It make? In: Zeckhauser RJ, Leebaert D (eds) What role for government? Lessons from policy research. Duke University Press, Durham/NC, pp 176-186

Grosse RN (1972) Cost-benefit analysis of health service. In: Berki SE, Heston AW (eds) The nation's health: some issues. Ann Am Acad Polit Soc Sci 399:89-99

Grosse RN (1975) Effectiveness in saving lifes as a resource allocation criterion. In: Seidler LJ, Seidler LL (eds) Social accounting: theory, issues and cases. Melville, Los Angeles, pp 330-346

Grossman M (1972) The demand for health: a theoretical and empirical investigation. Columbia University Press, New York

Grossman M (1975) The correlation between health and schooling. In: Terleckyj NE (ed) Household production and consumption. Columbia University Press, New York London (Studies in income and wealth, Vol 40, pp 147-211)

Grossman M (1982) Government and health outcomes. Am Econ Rev (Papers Proc) 72:191-195

Grossman M, Benham L (1974) Health, hours and wages. In: Perlman M (ed) The economics of health and medical care. MacMillan, London Basingstoke, pp 205-233

Grundner-Culemann AW (1980) Ergebnisse der Rechtsprechung aus dem Bereich der Krankenversicherung (Teil 1). Öff Gesundheitswes 42:167-174

Hackl H (1980) Bewußte und unbewußte Fehlinformationen der Todesursachenstatistik. Öff Gesundheitswes 42:278-280

Härö AS (1979) Strategies for development of health indices. In: Holland WW, Ipsen J, Kostrzewski J (eds) Measurement of levels of health. WHO Regional Publications, Copenhagen (European Series, No 7, pp 17-34)

Häussler S (1976) Gesundheitspolitik: Reform durch Zwang oder Einsicht? Deutscher Instituts-Verlag, Köln

Hamm W (1980) Irrwege der Gesundheitspolitik. Ordnungspolitische Kritik am Krankenversicherungs-Kostendämpfungsgesetz. Walter Eucken Institut, Vorträge und Aufsätze. Mohr, Tübingen

Hausman JA (1981) Exact consumer's surplus and deadweight loss. Am Econ Rev 71:662-676

Helberger C (1976) Soziale Indikatoren für das Gesundheitswesen der BRD. Ansätze, Probleme, Ergebnisse. Allg Statist Arch 60:29-63/113

Helberger C, Sörgel W (1980) Entwicklung praktisch anwendbarer Indikatoren für Ziele und Ergebnisse der Gesundheitspolitik in der Bundesrepublik Deutschland. Bonn (Forschungsbericht Gesundheitsforschung des Bundesministers für Arbeit und Sozialordnung, Bd 36)

Henke KD (1977) Öffentliche Gesundheitsausgaben und Verteilung. Ein Beitrag zur Messung und Beeinflussung des gruppenspezifischen Versorgungsniveaus im Gesundheitsbereich, Vandenhoeck & Ruprecht, Göttingen (Abhandlungen zu den wirtschaftlichen Staatswissenschaften, Bd 13)

Henke KD (1978) Kosten-Nutzen-Analysen und Hypertoniebekämpfung. In: Bock KD (Hrsg) Sozialmedizinische Probleme der Hypertonie in der Bundesrepublik Deutschland. Ein interdisziplinäres Gespräch, Essener Hypertonie-Kolloquium Schloß Hugenpoet 24./25. Juni 1977, Thieme, Stuttgart, S 42-68

Herder-Dorneich P (1976) Die Kostenexplosion und ihre Steuerung im Gesundheitswesen. Zentralinstitut für die kassenärztliche Versorgung in der Bundesrepublik Deutschland. Deutscher Ärzte-Verlag, Köln-Lövenich (Schriftenreihe, Bd IV)

Hesse H (1980) Nutzen-Kosten-Analyse. II: Theorie. In: Albers W et al. (Hrsg) Handwörterbuch der Wirtschaftswissenschaften, Bd 5. Fischer, Mohr, Vandenhoeck & Ruprecht, Stuttgart New York Tübingen Göttingen Zürich, S 361-382

Hylland A, Zeckhauser RJ (1979) Distributional objectives should affect taxes but not program choice or design. Scand J Econ 81:264-284

Immich H (1979) Systeme zur Klassifikation von Diagnosen. In: Blohmke M (Hrsg) Ökologischer Kurs, Teil Sozialmedizin. Enke, Stuttgart, S 41-49

Institut für Dokumentation und Information über Sozialmedizin und öffentliches Gesundheitswesen (1971) Dokumentation der periodischen medizinischen Statistiken in der Bundesrepublik Deutschland. Hrsg. im Auftrag des Ministers für Arbeit, Gesundheit und Soziales des Landes Nordrhein-Westrhein-Westfalen, Bielefeld

Jahn H, Schaefer H (1965) Die volkswirtschaftliche Belastung durch das Phänomen "Krankheit" im weitesten Sinne. Mensch Med 6:165-169

Jazairi NT (1976) Approaches to the development of health indicators. Organisation for Economic Cooperation and Development, Paris (The OECD Social Indicator Development Programme, Special Studies, No 2)

Jones-Lee MW (1974) The value of changes in the probability of death or Injury. J Polit Econ 82:835-849

Jones-Lee MW (1976) The value of life: an economic analysis. Robertson, London

Jung E (1982) Das Recht auf Gesundheit. Versuch einer Grundlegung des Gesundheitsrechts der Bundesrepublik Deutschland. Beck, München (Schriften des Instituts für Arbeits- und Wirtschaftsrecht der Universität zu Köln, Bd 44)

Kahnemann D, Tversky A (1979) Prospect theory: an analysis of decision under risk. Econometrika 47:263-291

Kaplan RM, Bush JW, Berry CE (1976) Health status: types of validity and the index of well-being. Health Serv Res 11: 478-507

Katz S et al. (1973) Measuring the health status of populations. In: Berg RL (ed) Health status indexes. Hospital Research and Educational Trust, Chicago, pp 39-59

Keil TU (Hrsg) (1978) Lexikon der Grundlagenforschung. Bd 3: Medizinsoziologie, Sozialmedizin, Statistik und Dokumentation. Werk-Verlag Banaschewski, München-Gräfelding

Keyfitz N (1977) What difference would it make if cancer were eradicated? Demography 14:411-418

Klarman HE (1974) Application of cost-benefit analysis to health systems technology. J Occup Med 16:172-186

Klarman HE (1982) The road to cost-effectiveness analysis. Milb Mem Fund Q/Health and Society 60:585-603

Klausing M (1983) Zur Effizienz und Effektivität der Therapie von Tumorerkrankungen. In: Früherkennung, Therapie und Nachsorge von Tumorerkrankungen. Wissenschaftliches Institut der Ortskrankenkassen, Bonn (WIdO-Materialien, Bd 18, S 113-130)

Knoblich B (1982) Krankenstand: Diskussion versachlichen. Bundesarbeitsblatt, Heft 9. S 5-8

Krämer T (1975) Indikatoren für das Gesundheitswesen. In: Zapf W (Hrsg) Soziale Indikatoren: Konzepte und Forschungsansätze, Bd III. Campus, Frankfurt New York, S 5-12

Krämer W (1981) Eine ökonometrische Untersuchung des Marktes für ambulante kassenärztliche Leistungen. Z Ges Staatswiss 137:45-61

Kriedel T (1980) Wirtschaftlichkeitsuntersuchungen von Gesundheitsmaßnahmen: Ein Vorschlag zur Ertragsmessung mit Hilfe eines Gesundheitsstatus-Index. Jahrb Sozialwis 31:337-354

Läge H (1972) Großbritannien: Entwicklung der Erwerbsbevölkerung bis 1981. Soz Fortschritt 21:116-117

Lampert H (1980) Sozialpolitik. Springer, Berlin Heidelberg New York

Lathrop JW, Watson SR (1982) Decision analysis for the evaluation of risk in nuclear waste management. J Oper Res Soc 33:407-418

Lee LF (1982) Health and wage: a simultaneous equation model with multiple discrete indicators. Intern Econ Rev 23: 199-221

Leibing C, Müller-Späth D (1981) Daten über den Zugang an Berufs-und Erwerbsunfähigkeitsrenten in der Deutschen Gesetzlichen Rentenversicherung. In: Brennecke R, Greiser E, Paul HA, Schach E (Hrsg) Datenquellen für Sozialmedizin und Epidemiologie. Springer, Berlin Heidelberg New York (Medizinische Informatik und Statistik, Bd 29, S 180-197)

Leipert C (1975) Unzulänglichkeiten des Sozialprodukts in seiner Eigenschaft als Wohlstandsmaß. Mohr, Tübingen (Schriften zur angewandten Wirtschaftsforschung, Bd 34)
Leipert C (1978) Gesellschaftliche Berichterstattung. Eine Einführung in Theorie und Praxis sozialer Indikatoren. Springer, Berlin Heidelberg New York
Leu R (1978) Ansätze zur empirischen Messung der relativen Effizienz von Gesundheitssystemen. Schweiz Z Volkswirt Stat 114:479-503
Leu R, Schaub T (1983) Does smoking increase medical care expenditure? Soc Sci Med 17:1907-1914
Linnerooth J (1979) The value of human life: a review of the models. Econ Inquiry 17:52-74
Longmore DB, Rehahn M (1975) The cumulative cost of death. Lancet I: 1023-1025
Low SA, McPheters LR (1983) Wage differentials and risk of death: an empirical analysis. Econ Inquiry 21:271-280
Manning WG, Newhouse JP, Ware JE (1982) The status of health in demand estimation; or, Beyond excellent, good, fair and poor. In: Fuchs VR (ed) Economic aspects of health. University of Chicago Press, Chicago London, pp 143-184
Manton KG (1982) Changing concepts of morbidity and mortality in the elderly population. Milb Mem Fund Q/Health and Society 60:183-244
Manton KG, Patrick CH, Stallard E (1980) Population impact of mortalitiy reduction: the effects of elimination of major causes of death on the 'saved' population. Int J Epidemiol 9:111-120
Manton KG, Poss SS (1979) Effects of dependency among causes of death for cause eliminating life table strategies. Demography 16:313-327
Manton KG, Tolley HD, Poss SS (1976) Life table techniques for multiple cause mortality. Demography 13:541-564
Marin A, Psacharopoulos G (1982) The reward for risk in the labor market: evidence from the United Kingdom and a reconciliation with other studies. J Polit Econ 90:827-853
McKenna SP, Hunt SM, McEwen J (1981) Weighting the seriousness of perceived health problems using Thurnstone's method of Paired Comparisons. Inter J Epidemiol 10:93-97
McKenzie GW (1983) Measuring economic welfare: New methods. Cambridge University Press, Cambridge London New York New Rochelle Melbourne Sydney
McKenzie GW, Pearce IF (1982) Welfare measurement: a synthesis. Am Econ Rev 72:669-682
McKeown T, Lowe CR (1977) An introduction to social medicine. 2nd edn. Blackwell, Oxford London Edinburgh Melbourne
Menges G (1982) Die Statistik: 12 Stationen des statistischen Arbeitens. Gabler, Wiesbaden
Metze I (1982) Gesundheitspolitik: Ökonomische Instrumente zur Steuerung von Angebot und Nachfrage im Gesundheitswesen. Kohlhammer, Stuttgart Berlin Köln Mainz
Miller JE (1973) Guidelines for selecting a health status index: Suggested criteria. In: Berg RL (ed) Health status indexes. Hospital Research and Educational Trust, Chicago, pp 243-251
Mishan EJ (1971) Evaluation of life and limb: a theoretical approach. J Polit Econ 79:687-705
Mishan EJ (1981) The value of trying to value a life. J Publ Econ 15:133-137
Mishan EJ (1983) Cost-benefit-analysis: An informal introduction. 3rd edn. Allen & Unwin, London
Möhr JR, Haehn KD (Hrsg) (1977) Verdenstudie. Strukturanalyse Allgemeinmedizinischer Praxen. Zentralinstitut für die kassenärztliche Versorgung in der Bundesrepublik Deutschland. Deutscher Ärzte-Verlag, Köln-Lövenich (Wissenschaftliche Reihe, Bd 7)
Mowbray D (1979) Planning, allocation, and monitoring. In: Holland WW, Ipsen J, Kostrzewski J (eds) Measurement of levels of health. WHO Regional Publications, Copenhagen, (European Series, No 7, pp 45-55)
Müller R (1980) AU-Meldungen. Häufigkeit, Dauer und Diagnosen bei Arbeitsunfähigkeitsmeldungen einer Ortskrankenkasse nach Berufen und Wirtschaftszweigen. Ortskrankenkasse 62:465-470
Murray JL, Axtell LM (1974) Impact of cancer: years of life lost due to cancer mortality. J Natl Cancer Inst 52:3-7

Musgrave RA, Musgrave PB (1976) Public finance in theory and practice. 2nd edn. McGraw-Hill, Tokyo Auckland Düsseldorf Johannesburg London Mexico New Delhi Panama Sao Paulo Singapore Sydney (International student edition)

Mushkin SJ (1962) Health as an investment. J Polit Econ 70 (Suppl.):129-157

Newhouse JP, Friedlander LJ (1980) The relationship between medical resources and measures of health: some additional evidence. J Human Resources 15:200-218

Ng YK (1983) Rents and pecuniary externalities in cost-benefit analysis: comment. Am Econ Rev 73:1163-1170

Oppenheimer WL (1976) Monetärer Aufwand und Nutzen von Früherkennung und Behandlung. Ortskrankenkasse 58:84-88

Organisation for Economic Cooperation and Development (1982) The OECD list of social indicators. Paris (The OECD Social Indicator Development Programme, Vol 5)

Page B (1982) Methoden der Modellbildung in der Gesundheitssystemforschung. Springer, Berlin Heidelberg New York (Medizinische Informatik und Statistik, Bd 37)

Paglin M (1974) Public health and development: a new analytical framework. Economica 41:432-441

Paringer L (1983) Women and absenteeism: health or economics? Am Econ Rev (Papers Proc) 73:123-127

Patrick DL, Bush JW, Chen MM (1973 a) Toward an operational definition of health. J Health Soc Beh 14:6-23

Patrick DL, Bush JW, Chen MM (1973 b) Methods for measuring levels of well-being for a health status index. Health Serv Res 8:228-245

Pauly MV (1972) Medical care at public expense. A study in applied welfare economics. Praeger, New York Washington London

Pauly MV (1980) Doctors and their workshops. Economic models of physician behavior. University of Chicago Press, Chicago London

Pflanz M (1973) Allgemeine Epidemiologie: Aufgaben, Technik, Methoden. Thieme, Stuttgart

Prest AR, Turvey R (1968) Cost-benefit analysis: a survey. In: Surveys of economic theory. Vol III: Resource allocation. MacMillan, London Basingstoke, pp 155-207

Randall A, Stoll JR (1980) Consumer's surplus in commodity space. Am Econ Rev 70:449-455

Reynolds WJ, Rushing WA, Miles DL (1974) The validation of a function status index. J Health Soc Beh 15:271-288

Rhoads SE (ed) (1980) Valuing life: public policy dilemmas. Westview Press, Boulder/Colo

Rice DP (1967) Estimating the cost of illness. Am J Publ Health 57:424-440

Rice DP, Cooper BS (1967) The economic value of human life. Am J Publ Health 57:1954-1966

Rice DP, Hodgson TA (1980) Social and economic implications of cancer in the United States of America. World Health Stat Q 33/1:56-100

Richterich R (1969) Klassifikation von Krankheiten nach der "International Classification of Diseases, 1965 (8th Revision)". Schweiz Med Wochenschr 99:1668-1672

Romeder JM, McWhinnie JR (1977) Potential years of life lost between ages 1 and 70: an indicator of premature mortality for health planning. Inter J Epidemiol 6:143-151

Rosen S (1974) Hedonic prices and implicit markets: product differentiation in pure competition. J Polit Econ 82:34-55

Rosenberg P (1975) Möglichkeiten der Reform des Gesundheitswesens in der Bundesrepublik Deutschland. Schwartz, Göttingen (Schriften der Kommission für wirtschaftlichen und sozialen Wandel, Bd 48)

Rosser R, Kind P (1978) A scale of valuations of states of illness: is there a social consensus? Inter J Epidemiol 7:347-358

Rosser R, Watts V (1978) The measurement of illness. J Oper Res Soc 29:529-540.

Rüth W (1976) Ursachen vorzeitiger Berufs- und Erwerbsunfähigkeit. Schwartz, Göttingen (Schriften der Kommission für wirtschaftlichen und sozialen Wandel, Bd 121)

Schach E (1981 a) Nutzung von Sekundärstatistiken durch die Forschung. In: Brennecke R, Greiser E, Paul HA, Schach E (Hrsg) Datenquellen für Sozialmedizin und Epidemiologie. Springer, Berlin Heidelberg New York (Medizinische Informatik und Statistik, Bd 29, S 29-36)

Schach E (1981 b) Daten der Gesetzlichen Krankenversicherung am Beispiel einer AOK. In: Brennecke R, Greiser E, Paul HA, Schach E (Hrsg) Datenquellen für Sozialmedizin und Epidemiologie. Springer, Berlin Heidelberg New York (Medizinische Informatik und Statistik, Bd 29, S 201-214)

Schach E (1985) Von Gesundheitsstatistiken zum Gesundheitsinformationssystem. In: Schach E (Hrsg) Von Gesundheitsstatistiken zu Gesundheitsinformation. Springer, Berlin Heidelberg New York Tokyo (Medizinische Informatik und Statistik, Bd 61, S 1-114)

Schaefer H, Blohmke M (1978) Sozialmedizin. Einführung in die Ergebnisse und Probleme der Medizin-Soziologie und Sozialmedizin. 2. Aufl. Thieme, Stuttgart

Schär M (1975) Epidemiologische Methoden. In: Blohmke M, von Ferber C, Kisker KP, Schaefer H (Hrsg) Handbuch der Sozialmedizin. Bd 1. Enke, Stuttgart, S 438-447

Scharf B (1983) Krankenstand. Mißbrauch oder Spiegelbild betrieblicher Belastungen? Soz Sicherh 32:140-144

Schelling TC (1968) The life you save may be your own. In: Chase SB (ed) Problems in public expenditure analysis. Brookings Institution, Washington/DC, pp 127-176

Schicke RK (1978) Soziale Sicherung und Gesundheitswesen. Kohlhammer, Stuttgart Berlin Köln Mainz

Schneider W, Oertel I, Unger G (1978) Die Weiterentwicklung der Todesursachendokumentation und -analyse in Verbindung mit der Einführung der 9. Revision der Internationalen Klassifikation der Krankheiten, Verletzungen und Todesursachen der Weltgesundheitsorganisation. Dtsch Gesundheitswes 33:1686-1695

Schwefel D, Schwartz FW (1978) Aussagefähigkeit und Auswertbarkeit von Diagnosen in der ambulanten medizinischen Versorgung – ein Problemüberblick. In: Schwartz FW, Schwefel D (Hrsg) Diagnosen in der ambulanten Versorgung – Eine Expertenumfrage in der Bundesrepublik Deutschland. Zentralinstitut für die kassenärztliche Versorgung in der Bundesrepublik Deutschland. Deutscher Ärzte-Verlag, Köln-Lövenich (Wissenschaftliche Reihe, Bd 9, S 7-34)

Scitovsky AA (1982) Estimating the direct cost of illness. Milb Mem Fund Q/Health and Society 60:463-491

Seyfarth L (1981) Zur Ökonomik des Gesundheitssicherungssystems und seiner präventiven Steuerung. Lang, Frankfurt Bern (Europäische Hochschulschriften, Reihe V, Bd 324)

Shapiro S, Strax P, Venet L (1971) Periodic breast cancer screening in reducing mortality from breast cancer. J Am Med Assoc 215:1777-1785

Shepard DS, Zeckhauser RJ (1980) Long-term effects of interventions to improve survival in mixed populations. J Chronic Dis 33:413-433

Siebeck T (1976) Zur Kostenentwicklung in der Krankenversicherung. Ursachen und Hintergründe. Verlag der Ortskrankenkassen, Bonn

Sindelar JL (1982) Behaviorally caused loss of health and the use of medical care. Econ Inquiry 20:458-471

Smith RS (1979) Compensating wage differentials and public policy: a review. Ind Labor Rel Rev 32:339-352

Smith RS (1976) The occupational safety and health act. American Enterprise Institute, Washington/DC

Sohmen E (1976) Allokationstheorie und Wirtschaftspolitik. Mohr, Tübingen

Stache D (1981) Zur Entwicklung von Systemen sozialer Indikatoren in den internationalen Organisationen. Wirt Stat 33:705-712

Statistisches Amt der Europäischen Gemeinschaften (1980) Social indicators for the European Community 1960-1978. Luxemburg Brüssel

Statistisches Bundesamt (1968) Internationale Klassifikation der Krankheiten (ICD) 1968. 8. Rev, Bd 1: Systematisches Verzeichnis. Kohlhammer, Stuttgart Mainz

Statistisches Bundesamt (1976) Fachserie A, Bevölkerung und Kultur, Reihe 6, Erwerbstätigkeit, II: Versicherte in der gesetzlichen Krankenund Rentenversicherung (Ergebnisse des Mikrozensus aus der EG-Arbeitskräftestichprobe), Mai 1975. Kohlhammer, Stuttgart Mainz

Statistisches Bundesamt (1980) Fachserie 12, Gesundheitswesen, Reihe 1, Ausgewählte Zahlen für das Gesundheitswesen 1978. Kohlhammer, Stuttgart Mainz

Statistisches Bundesamt (1981 a) Fachserie 12, Gesundheitswesen, Reihe S. 3, Fragen zur Gesundheit 1978. Kohlhammer, Stuttgart Mainz

Statistisches Bundesamt (1981 b) Fachserie 16, Löhne und Gehälter, Personal und Personalnebenkostenerhebungen. Heft 1: Aufwendungen der Arbeitgeber im Produzierenden Gewerbe 1978. Kohlhammer, Stuttgart Mainz

Statistisches Bundesamt (1981 c) Fachserie 13, Sozialleistungen, Reihe 1, Versicherte in der Kranken- und Rentenversicherung 1980. Kohlhammer, Stuttgart Mainz

Statistisches Bundesamt (1982) Fachserie 12, Gesundheitswesen, Reihe S. 2, Ausgaben für Gesundheit 1970-1980. Kohlhammer, Stuttgart Mainz

Stewart CT (1971) Allocation of resources to health. J Human Resources 6:103-122

Szameitat K (1970) Was kostet die Gesundheit? Zahlen und und kritische Aspekte. Öff. Gesundheitswes 32:672-690

Szameitat K, Wuchter G (1970) Was kostet die Gesundheit? Versuch einer Darstellung der im Zusammenhang mit der Erhaltung oder Wiederherstellung der Gesundheit entstehenden Aufwendungen. Baden-Württemberg in Wort und Zahl 18: 126-131

Taubman P, Rosen S (1982) Healthiness, education and marital status. In: Fuchs VR (ed) Economic aspects of health. University of Chicago Press, Chicago London, pp 121-140

Taylor V (1980) How much is good health worth? In: Rhoads SE (ed) Valuing life: public policy dilemmas. Westview Press, Boulder/Colo, pp 49-87

Thaler R, Rosen S (1975) The value of saving a life: evidence from the labor market. In: Terleckyj NE (ed) Household production and consumption. Columbia University Press, New York London (Studies in income and wealth, Vol 40, pp 265-298)

Thaler R, Selfrin HM (1981) An economic theory of self control. J Polit Econ 89:392-406

Thiemeyer T (1981) Gesundheitswesen. I: Gesundheitspolitik. In: Albers W et al. (Hrsg) Handwörterbuch der Wirtschaftswissenschaften, Bd 3. Fischer, Mohr, Vandenhoeck & Ruprecht, Stuttgart New York Tübingen Göttingen Zürich, S 576-591

Thierbach R (1972) Erfahrungen und Ergebnisse aus der Todesursachendokumentation. Z Ärztl Fortbild (Jena) 66:790-794

Timm H (1981) Finanzwirtschaftliche Allokationspolitik. In: Neumark F (Hrsg) Handbuch der Finanzwissenschaft, 3. Aufl, Bd I. Mohr, Tübingen, S 135-255

Torrance GW (1976 a) Health status index models: a unified mathematical view. Manag Sci 22:990-1001

Torrance GW (1976 b) Social preferences for health states: an empirical evaluation of three measurement techniques. Socio-Econ Plan Sci 10:129-136

Torrance GW, Boyle MH, Horwood SP (1982) Application of multi-attribute utility theory to measure social preferences for health states. Oper Res 30:1043-1069.

Troschke J von (1977) Fehlzeiten als Ausdruck des Krankheitsverhaltens. Med Mensch Ges 2:97-103

Ven WPMM van de, Gaag J van der (1982) Health as an unobobservable: a MIMIC-model of demand for health care. J Health Econ 1:157-183

Viscusi WK (1978) Labor market valuations of life and limb: empirical evidence and policy implications. Publ Policy 26:359-386

Wagenführ R (1970) Wirtschafts- und Sozialstatistik. Bd 1: Produktionsweise und güterwirtschaftliche Reproduktion. Haufe, Freiburg

Wagner G (1981) Screening-Programme bei Krebs. Inform Arzt 9:21-26

Weinstein MC, Stason WB (1977) Foundations of cost-effectiveness analysis for health and medical practices. N Engl JMed 296: 716-721

Weinstein MC; Shepard DS, Pliskin JS (1980) The economic value of changing mortality probabilities: a decision-theoretic approach. Q J Econ 94:373-396

Weisbrod BA (1968) Economics of public health. Measuring the economic impact of diseases. 2nd edn. University of Pennsylvania Press, Philadelphia

Weissenböck H (1974) Studien zur ökonomischen Effizienz von Gesundheitssystemen. Thieme, Stuttgart (Schriftenreihe aus dem Gebiete des öffentlichen Gesundheitswesens, H 36)

White KL (1967) Primary medical care for families: organization and evaluation. N Engl J Med 277:847-852

Wille E (1980) Soziale Indikatoren als Ausgangspunkte wirtschaftspolitischer Zielbildung und Kontrolle: Verbesserung oder Verschleierung politischer Entscheidungsgrundlagen? Ordo 31:127-151

Williams A (1974 a) Measuring the effectiveness of health care systems. Br J Prev Soc Med 28:196-201

Williams A (1974 b) Measuring the effectiveness of health care systems. In: Perlman M (ed) The economics of health and medical care. MacMillan, London Basingstoke, pp 361-376

Williams A (1981) Welfare economics and health status measurement. In: Gaag J van der, Perlman M (eds) Health, economics, and health economics. North-Holland, Amsterdam New York Oxford (Contributions to Economic Analysis, Vol 137, pp 361-376)

Wittkämper GW (1982) Entwicklung und Kritik der gesundheitspolitischen Programme. In: Gesundheitspolitik zwischen Staat und Selbstverwaltung. Zur Ordnungspolitik des Gesundheitswesens. Hrsg. von Ludwig Sievers-Stiftung, Hans Neuffer-Stiftung, Stiftung Zentralinstitut für die kassenärztliche Versorgung. Deutscher Ärzte-Verlag, Köln-Lövenich, S 237-326

Wolfe B, Havemann R (1983) Time allocation, market work, and changes in female health. Am Econ Rev (Papers Proc) 73: 134-139

Wong O (1977) A competing-risk model based on the life table procedure in epidemiological studies. Inter J Epidemiol 6:153-159

World Health Organization (1976) Basic documents. 26th edn. Genf

Wright KG (1979) Measurement of costs and benefits in health and health services. J Epidemiol Com Health 33:19-31

Wusterhausen W (1976) Erneute Diskussion um Lohnfortzahlung und Krankenstand: Arbeitgeberbroschüre kommt zu zweifelhaften Schlüssen. Soz Sicherh 25:137-140

Zapf W (1976) Zum gegenwärtigen Stand der "Sozialindikatorenforschung". In: Hoffmann-Nowotny HJ (Hrsg) Soziale Indikatoren. Internationale Beiträge zu einer neuen praxisorientierten Forschungsrichtung. Huber, Frauenfeld Stuttgart (Reihe Soziologie in der Schweiz, Bd 5, S 29-50)

Zapf W (1977 a) Lebensqualität in der Bundesrepublik: Methoden der Messung und erste Ergebnisse. Soz Welt 28:413-423

Zapf W (1977 b) SPES-Indikatorentableau 1976. In: Zapf W (Hrsg) Lebensbedingungen in der Bundesrepublik. Sozialer Wandel und Wohlfahrtsentwicklung. Campus, Frankfurt New York (SPES-Sozialpolitisches Entscheidungs- und Indikatorensystem, Bd 10, S 29-95)

Zapf W (1978) Angewandte Sozialberichterstattung: Das SPES-Indikatorensystem. In: Helmstädter E (Hrsg) Neuere Entwicklungen in den Wirtschaftswissenschaften. Duncker & Humblot, Berlin (Schriften des Vereins für Socialpolitik, NF Bd 98, S 689-716)

Zeckhauser RJ (1975) Procedures for valuing lifes. Publ Policy 23:419-464

Zeckhauser RJ, Shepard DS (1976) Where now for saving lives? Law and Contemporary Problems 40:5-45

Zweifel P (1978) Wieviel ist eine zusätzliche Million für das schweizerische Gesundheitswesen wert? Schweiz Z Volkswirt Stat 114:449-472

Zwer R (1981) Internationale Wirtschafts- und Sozialstatistik. Ein Lehrbuch über die Methoden und Probleme ihrer wichtigsten Teilgebiete. Oldenbourg, München Wien